Sven Flohr

DIÄT, NEIN DANKE!

Hinter jedem Dicken steht ein Schicksal

BOOKS4SUCCESS

Konzept, Layout: mg design GmbH, Werbeagentur
Umschlaggestaltung und Herstellung: Johanna Wack, Börsenmedien AG
Lektorat: Egbert Neumüller
Druck: CPI – Ebner & Spiegel, Ulm

ISBN 978-3-86470-138-2

Bibliografische Information der Deutschen Nationalbibliothek:
Die Deutsche Nationalbibliothek verzeichnet diese Publikation in der Deutschen Nationalbibliografie; detaillierte bibliografische Daten sind im Internet über ‹http://dnb.d-nb.de› abrufbar.

BÖRSEN MEDIEN
AKTIENGESELLSCHAFT

Postfach 1449 · 95305 Kulmbach
Tel: +49 9221 9051-0 · Fax: +49 9221 9051-4444
E-Mail: buecher@boersenmedien.de
www.books4success.de
www.facebook.com/books4success

Dieses Buch ist jenen Menschen gewidmet, ohne die dieses Buch nie entstanden wäre. Danke Mama! Du hast mir mein Leben geschenkt, und schon allein deshalb wirst du immer der wichtigste Mensch in meinem Leben sein. Darüber hinaus bist du auch noch die tollste Mutter der Welt. Wem danke ich noch? Im weiteren Sinne haben mir Martin Fletcher und Tim Tuchel ein neues Leben geschenkt, indem sie mir dabei halfen, mein Leben erfolgreich umzustellen. Seitdem ist »sich wie neu geboren fühlen« mehr als nur eine Floskel für mich.

Inhalt

DIÄT, NEIN DANKE!

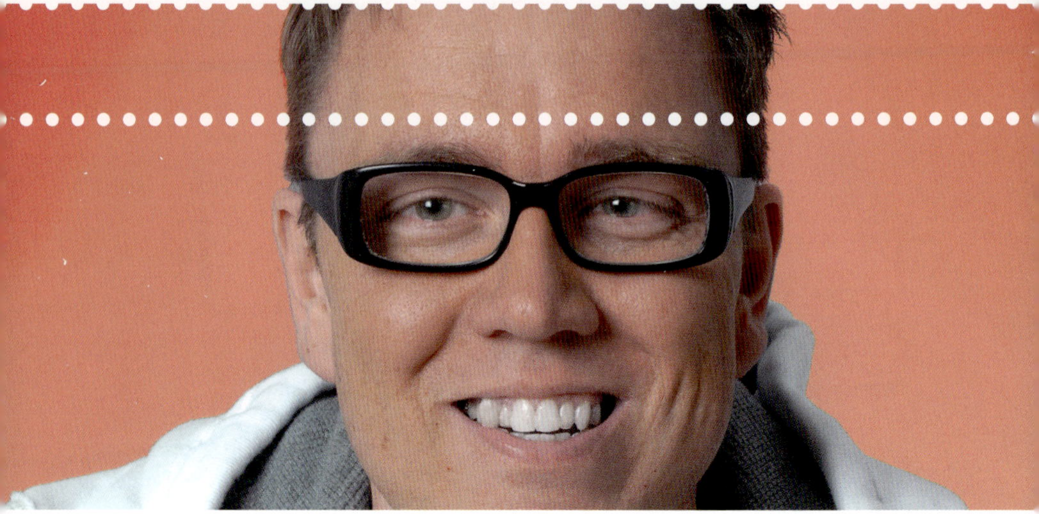

Ein unsportlicher Dicker schafft es, ganz ohne sinnlose Diät, dubiose Wunderpillen oder teure und riskante Operationen abzunehmen, schreibt ein Buch darüber und ist fest davon überzeugt, dass andere Menschen mit seinem Konzept ebenfalls erfolgreich sein werden.

Hallo, mein Name ist Sven Flohr, und wenn Sie möchten, erzähle ich Ihnen auf den folgenden Seiten meine Geschichte. Es handelt sich dabei in erster Linie um eine Abrechnung mit einem Teil von mir. Einem Teil, der endgültig der Vergangenheit angehört.

Es hatte keinen Zweck mehr, wir mussten uns einfach trennen. Er hat mich genervt. Er hat mir das Leben schwer gemacht. Er hat mich in vielerlei Hinsicht belastet. Daher war es höchste Zeit, dass wir uns voneinander lösten. Er und ich, wir passten einfach nicht mehr zusammen. Die Rede ist von mir und meinem Speck.

Warum dieses Buch – und für wen?

Ich habe ihm den Laufpass gegeben. Im Laufe von anderthalb Jahren habe ich es geschafft, mehr als 75 Kilogramm abzunehmen und mein Leben komplett umzukrempeln. Und das trotz eines Vollzeitjobs, von dem ich dachte, dass er einfach keine Zeit für Sport und gesunde Ernährung zulässt. Heute weiß ich: alles Ausreden! Ich weiß aber auch: Wenn jemand wie ich es geschafft hat, dann können auch Sie Ihr Fett wegkriegen. Wie das geht, erfahren Sie in diesem Buch.

VORWORT

Ich will ehrlich zu Ihnen sein: Ich bin kein Fitnessguru, für den zehn Stunden Training am Tag die absolute Erfüllung sind. Und ich stehe dazu, dass ich nie einer sein werde – und das ist auch gut so. Ehrlich gesagt bin ich beim Sport noch nie in Ekstase geraten. Ich habe immer vergeblich auf den Endorphinschub gewartet. Und er wohl auf mich. Zum Sport muss ich mich immer ein klein wenig aufraffen. Ich gehe nicht mit meinen Laufschuhen ins Bett, damit ich – erquickt vom gesunden 5-Stunden-Schlaf – am nächsten Morgen in aller Herrgottsfrühe aus den Federn emporschnelle und mit verzückter Miene losdüse.

Ein Dicker (kein Durchtrainierter, sondern ein Betroffener) schreibt.

Nein, Sport ist nicht mein erstes und einziges Hobby, obwohl ich mich – das muss ich ja zugeben – hinterher immer wie neugeboren fühle. Aber jetzt mal Ohren auf! Vor einem Jahr konnte ich noch nicht mal fünfhundert Meter am Stück gehen, geschweige denn einen einzigen Liegestütz machen, ohne Seitenstechen zu bekommen. Heute laufe ich den dünnen Heringen davon und kann beim Bankdrücken über 60 Kilogramm stemmen.

Mir kann kein Dicker was vormachen, denn ich habe selbst von Kindesbeinen an das volle Programm durchlebt. Jeden Tag. Ich weiß, wie es ist, dick zu sein. Ich weiß, was man als dicker Mensch denkt. Und ich weiß, wie man sich als dicker Mensch fühlt.

Aber mittlerweile habe ich gegenüber den meisten anderen Menschen eines voraus: Seit ich erfolgreich mein Leben umgestellt habe, kenne ich beide Seiten. Ich weiß nicht nur, wie es ist, als Mister Mollig zu leben, sondern ich weiß auch, wie man sich als sportlich trainierter Mensch fühlt und bewegt. Es gibt eine chinesische Weisheit, die sagt, dass man niemanden wirklich verstehen kann, bis man nicht eine Meile in seinen Schuhen gelaufen ist. Ich bin mein Leben lang in den Schuhen eines dicken Menschen gelaufen, bis ich beschlossen habe, den unnötigen Ballast einfach abzuwerfen. Seitdem sind diese Schuhe wesentlich bequemer geworden. Ich glaube, sie passen mir jetzt besser. Es läuft sich nämlich sehr viel leichter darin.

Du bist nicht allein.

Diät ist Mist.
Weil es keine Mammuts mehr gibt?

Egal ob Sie Punkte zählen, Kohlsuppe zubereiten, drei Wochen lang Rezepte aus einer Frauenzeitschrift nachkochen oder sich nur noch von Fleisch ernähren:

JEDE DIÄT FUNKTIONIERT – UND ALLE SIND SIE MIST!

Warum? Weil jede Diät irgendwann zu Ende ist und früher oder später die altbekannten Ernährungsgewohnheiten wieder Einzug in den Alltag halten. Oder wollen Sie etwa Ihr Leben lang Kohlsuppe schlürfen? Oder nach einem Croissant und einem Milchkaffee entsetzt feststellen, dass ihr Tageskontingent an Punkten bereits aufgebraucht ist? Eben.

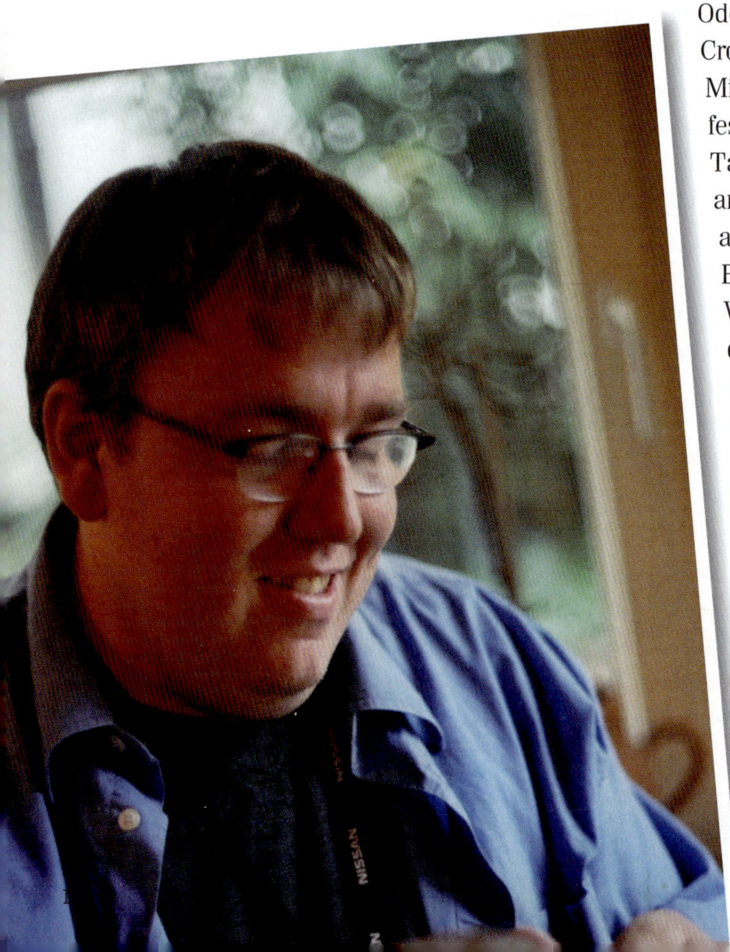

Wir alle genießen doch gern die Vorteile der modernen Welt. Um uns zum Beispiel ein leckeres Steak zu besorgen, müssen wir nicht aus der Höhle raus ins Kalte und erst mal ein Mammut erlegen. Aber: Da das längst überfällige kulturelle Update des Menschen auf sich warten lässt und unsere Körper immer noch auf das Zeitalter der Mammuts programmiert sind, passiert bei jeder Diät das Fatale: Unser Körper erkennt, dass er bei einseitiger Ernährung oder reduziertem Speiseplan nicht mehr so viel Nahrung bekommt, wie er es gewohnt ist. Darauf reagiert er, wie es einer längeren Hungerperiode in der Eiszeit angemessen war: Er fährt auf Sparflamme herunter und versucht gleichzeitig, seine letzten Energiereserven (also Ihre Fettpolster) zu verteidigen.

Vor 20.000 Jahren war Nahrungsmangel die Regel. Heute gehen wir – zumindest in unseren Breiten – wie selbstverständlich von einem üppigen Nahrungsangebot aus. Unsere Vorfahren mussten mit Hunger leben, und ihr Körper war darauf eingestellt. Diese Strategie hat die Überlebenschancen der Spezies Mensch deutlich erhöht. Mit Erfolg, denn uns gibt es immer noch.

Wir leben im Wesentlichen noch in den gleichen Körpern, die unsere Vorfahren hatten. Vielleicht haben wir hier und da ein paar weniger Haare und die Stirn flieht nicht mehr so weit nach hinten. Aber der Organismus als solcher funktioniert nach dem gleichen Prinzip, das in der Eiszeit galt. In unserer heutigen Welt, in der kalorienreiche Nahrung jederzeit verfügbar ist, gilt für jede Diät: **Ist sie erst beendet, setzt der Körper alles daran, das nachzuholen, was Sie ihm während der Diät verwehrt haben.**

Und das Ergebnis? Der Jo-Jo-Effekt schlägt gnadenlos zu, nicht selten sogar über das ursprüngliche Ausgangsgewicht hinaus. Viele Menschen wären nicht so dick, wie sie heute sind, wenn sie nicht so viele Diäten gemacht hätten, darüber sind sich die Ernährungswissenschaftler mittlerweile einig. Diäten sind Mist! Hungern bringt nichts, außer dass unser Körper daraus seine ganz eigenen Schlüsse zieht und das Fett hinterher noch effektiver anreichert und speichert.

Keine Angst, Sie kriegen Ihr Fett schon noch weg. Aber eben nicht mit der hundertsten Diät.

„DANN FRISS NICHT SO VIEL, du Dickmops!"

Das Dicksein begleitet mich durch meine Kindheit und prägt mich auf meinem späteren Lebensweg.

Keine Frage, dicke Menschen werden in unserer Gesellschaft diskriminiert. Ich glaube, man könnte sogar so weit gehen und behaupten, es ist mittlerweile die letzte Bastion, wo Menschen nur anhand von Vorurteilen ungestraft über andere Menschen urteilen dürfen. Jeder Dicke kennt das Lied von Marius Müller-Westernhagen über Dicke, das so ziemlich alle Vorurteile über Übergewichtige in konzentrierter Form zusammenfasst. Dass diese Vorurteile immer noch gepflegt werden, liegt zum Teil wohl auch daran, dass trotz gegenteiliger Befunde aus der Wissenschaft immer noch die Meinung vorherrscht, jeder Übergewichtige sei nur aufgrund mangelnder Selbstbeherrschung dick geworden. Ich verabscheue solches Denken, weil es meinem Menschenbild zutiefst widerspricht.

Aus eigener Erfahrung kann ich mit Bestimmtheit sagen, dass nicht alle dicken Menschen faul und undiszipliniert sind. Als ich das letzte Mal unter 50 Stunden in der Woche gearbeitet habe, bin ich noch zur Schule gegangen. Und Leute wie Rainer Calmund, Luciano Pavarotti, John Candy, Ottfried Fischer, Helmut Kohl, Beth Ditto oder Meat Loaf haben es auch zu einigem Erfolg gebracht.

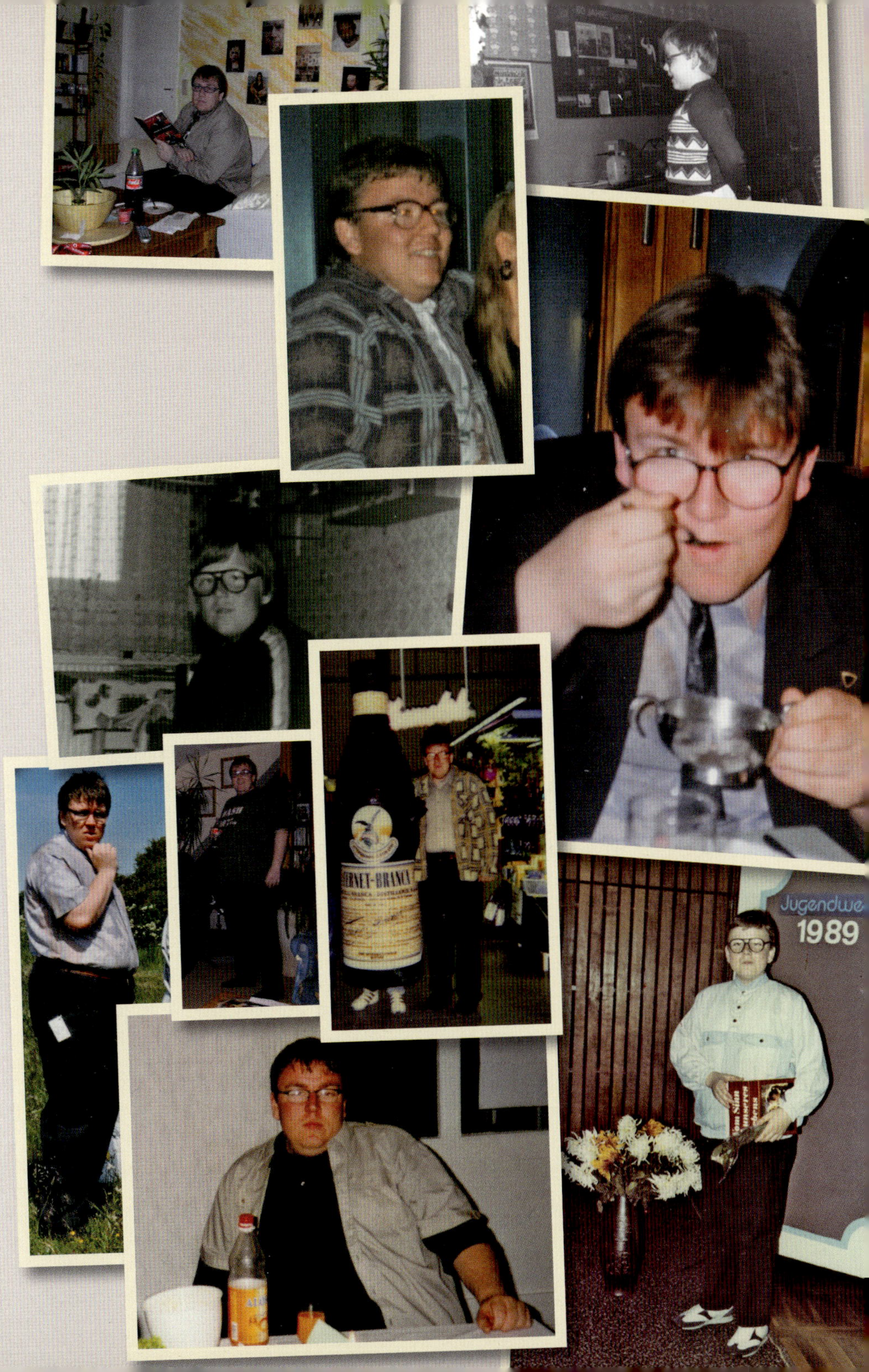
ERNET-BRANCA
Jugendwe
1989

Apropos Schule: Spätestens dort machen die meisten dicken Menschen erste negative Erfahrungen mit ihrem Umfeld. Es gibt Studien, die belegen, dass sich sogar Kinder im Vorschulalter schon extrem verunsichert über ihre Figur zeigen. Dieser Trend scheint sich innerhalb der letzten Jahre verschärft zu haben. Vermutlich spielen die Medien dabei eine große Rolle, die den Kindern zum einen vorgeben, dass eine schlanke Körperform erstrebenswert ist, und zum anderen, dass es in Ordnung ist, dicke Menschen zu stigmatisieren. Gerade Kinder können, was gemeine Sprüche angeht, sehr verletzend sein. Ich kann mich glücklich schätzen, dass dieser Kelch in meiner eigenen Kindheit an mir vorübergegangen ist. Auch wenn ich immer schon dick gewesen bin, habe ich es in jungen Jahren anders empfunden. Mein Leben drehte sich nicht um Adipositas. Unbedarft, wie Kinder nun mal sind, nahm ich mich einfach so wahr, wie ich war, und dachte über mein Äußeres nicht weiter nach. Ich war eben einfach ich.

Ich war eben einfach ich.

Sicher gab es hinter meinem Rücken Getuschel oder abfällige Blicke aus der Ferne. Aber im Gegensatz zu vielen anderen Übergewichtigen, die mit traumatischen Erlebnissen während ihrer Kindheit zu kämpfen haben, bin ich nie angefeindet oder ausgegrenzt worden. Ich bin nie ganz direkt beleidigt worden oder musste mich mit Mobbing im Klassenzimmer auseinandersetzen. Ein Grund dafür ist wohl auch die Tatsache, dass ich einen großen Bruder hatte. Das machte Eindruck und flößte Respekt ein.

Was aber viel entscheidender war: mein loses Mundwerk und mein damit einhergehendes selbstbewusstes, dominantes Auftreten. Und ich habe früh erkannt, dass ich die Wahl habe: Wenn ich als Außenseiter schon nicht mittendrin mitmischen kann, kann ich trotzdem dabei sein, indem ich ein kleines bisschen über den anderen stehe. So kam es, dass ich schon zu Schulzeiten nach Wegen gesucht habe, einflussreich zu sein. Ich wollte die Dinge mitentscheiden – und ein Stück von der Macht. Für die Politik war es noch zu früh, aber zum Klassensprecher hat es

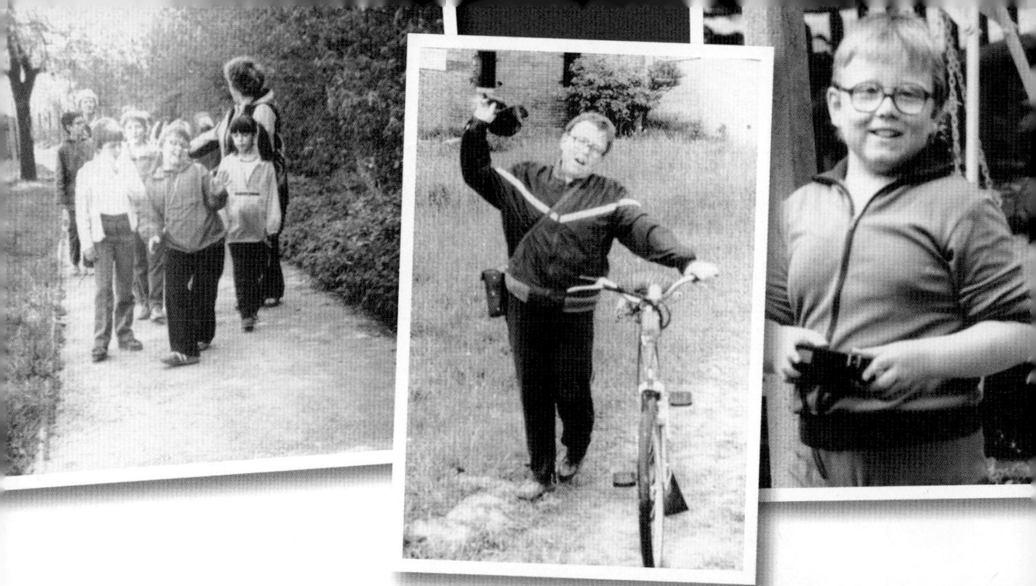

Ich wollte Macht!

schon gereicht. Fast während meiner gesamten Schulzeit hatte ich dieses Amt inne. Ich war in der Schülervertretung aktiv, schnappte mir im Sportunterricht die Trillerpfeife und übernahm beim Fußball den Part des Schiedsrichters. Im Jugendclub organisierte ich die Discoabende und Events. Ich saß außerdem am Einlass, sodass ich darüber entscheiden konnte, wer hineindurfte und wer nicht. So habe ich mir früh meine Nische als »Machertyp« gesucht, was sicherlich meinen weiteren Lebensweg entscheidend geprägt hat. Mit meinem Körperbau hatte das wenig zu tun.

Rückblickend bin ich froh, dass ich den Weg nach oben gesucht habe. Denn viele andere Ausgegrenzte gehen genau in die entgegengesetzte Richtung. Nach unten, immer tiefer hinein in die menschlichen Abgründe, in die Defensive, ins Abseits, in die innere Emigration. Was genau mich von diesen Menschen unterscheidet, kann ich gar nicht sagen. Aber ich bin unendlich dankbar dafür, dass ich den gesünderen Weg gewählt habe. Dadurch konnte ich mein Dasein als Außenseiter rechtzeitig kanalisieren, sodass etwas Positives daraus entstehen konnte.

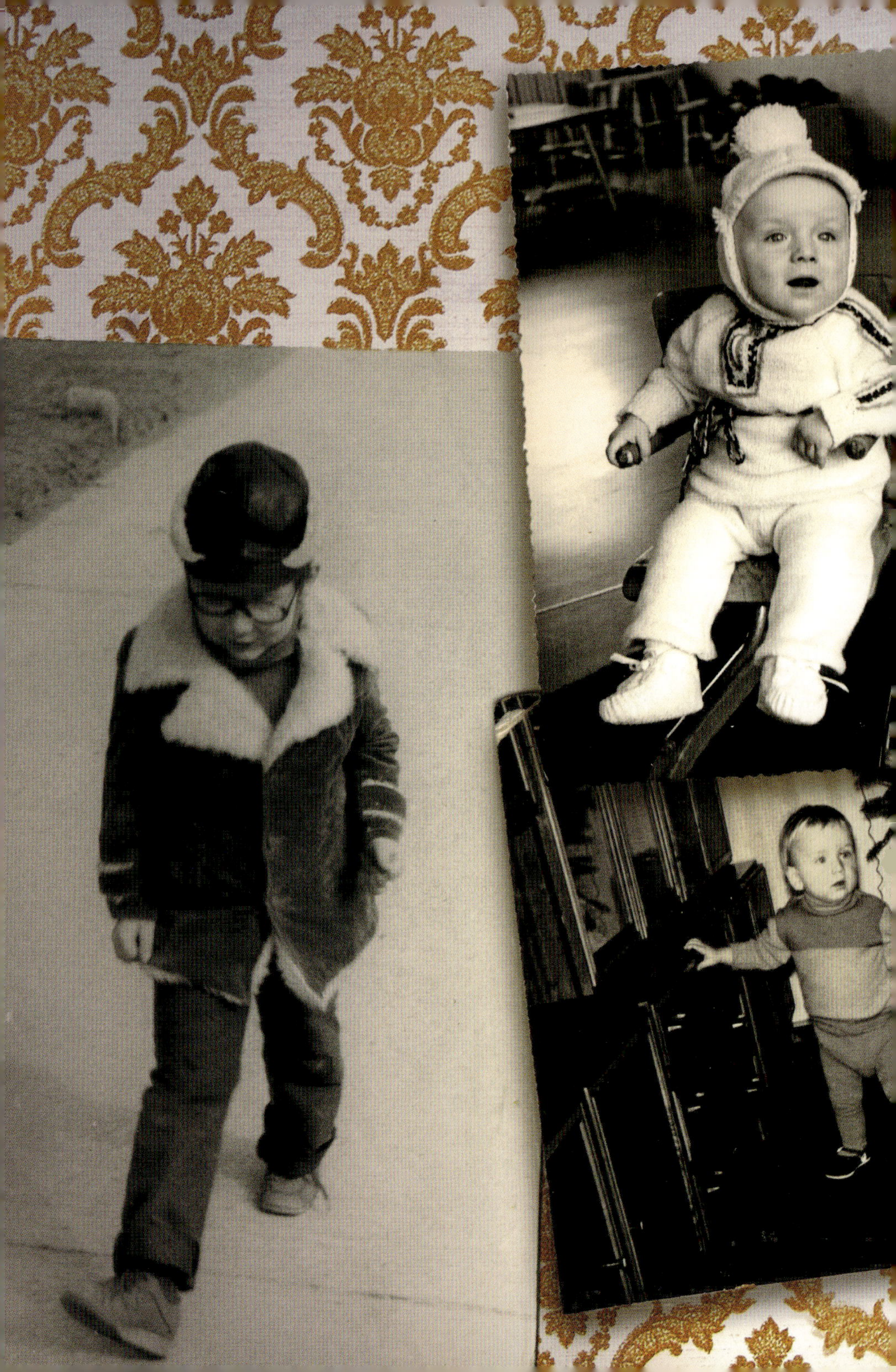

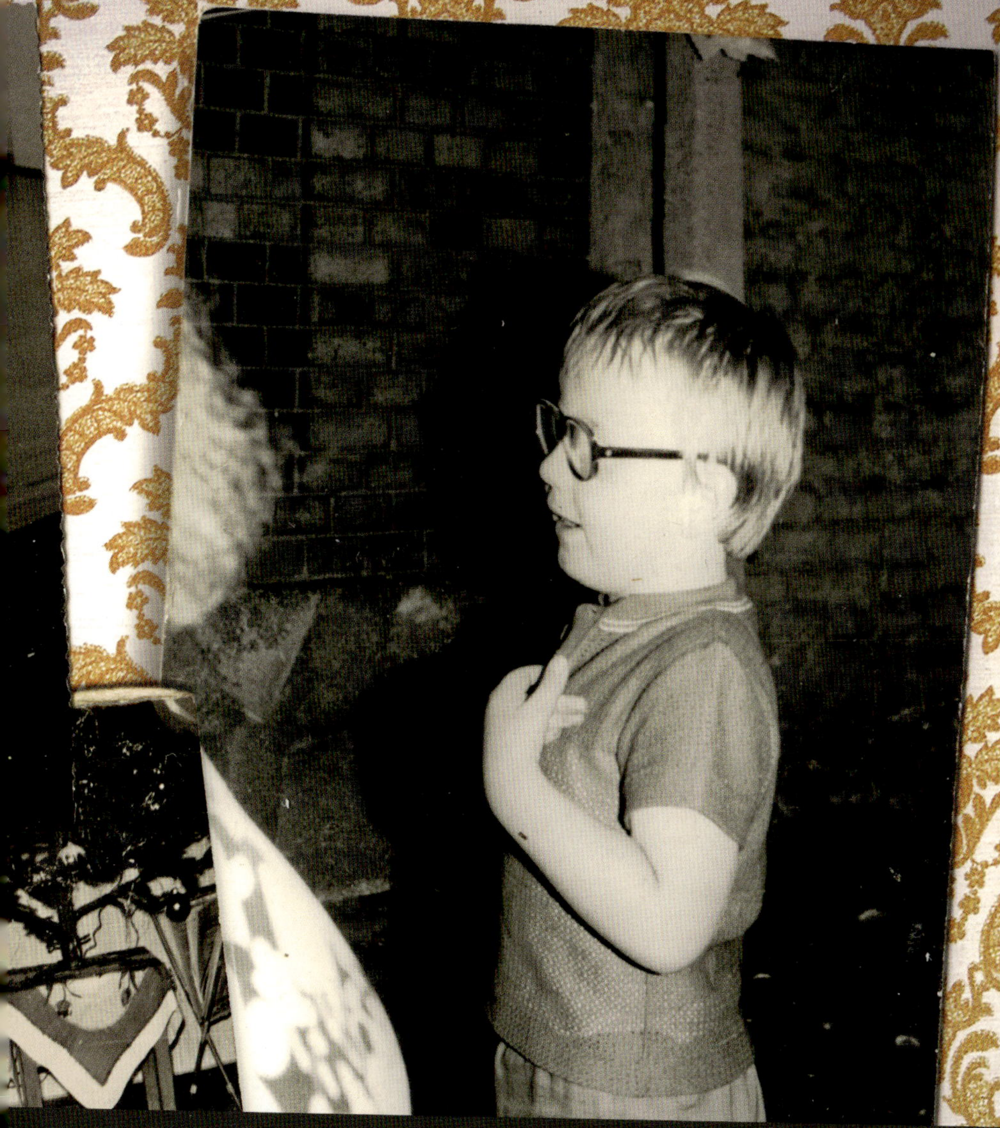

MUTTER HAT ES GUT GEMEINT

Ich lerne früh, dass Süßes die (vermeintliche) Lösung für alle meine Sorgen ist.

Meine Mutter hat es immer gut mit mir gemeint. Aber als allein erziehende, berufstätige Frau hatte sie nicht so viel Zeit für mich, wie ich es mir gewünscht hätte. Mein Bruder war neun Jahre älter als ich, er taugte also auch nicht als Spielkamerad. Ich hatte es schnell raus, dass man mir gern Süßigkeiten in die Hand drückte, um die mangelnde Zeit wiedergutzumachen. Ich musste nur ein wenig Quengelei einsetzen, schon setzte es Naschwerk. Das habe ich gnadenlos ausgenutzt.

Für viele Menschen ist Essen eine Art Kompensation, eine Ersatzbeschäftigung zum Füllen einer inneren Leere, über deren Ursprung man sich als Kind natürlich nicht bewusst ist. Rückblickend glaube ich, dass dies auch auf mich zutrifft. Trotzdem kann ich meiner Mutter keine Vorwürfe machen. Man sagt: Das Gegenteil von gut ist gut gemeint. Und gut

FOOD FOR THOUGHT

Was ist der wahre Grund dafür, dass Sie zu viel, beziehungsweise zu viel von den »falschen« Dingen essen? Ist Essen für Sie ein Ausdruck von Wut oder gibt es Ihnen ein Gefühl von Sicherheit und Geborgenheit? Hat das Fett für Sie vielleicht sogar eine Schutzfunktion, indem es einen Abstand zwischen Ihrem Inneren und der äußeren Welt schafft?

Es fällt nicht leicht, im Bermudadreieck von Essstörung, Diätversuchen und ständig schwankendem Gewicht die Orientierung zu behalten. Wenn man dann auch noch versuchen soll, sich möglichst objektiv mit der Funktion, die das Essen für einen erfüllt, auseinanderzusetzen, kann es schnell unübersichtlich und kompliziert werden. Versuchen Sie es trotzdem einmal. Hier sind ein paar Vorschläge.

gemeint hat sie es immer mit mir. Sie hat mich stets bedingungslos so akzeptiert, wie ich bin. Wenn ich Unzufriedenheit über mein Gewicht äußerte, ermutigte sie mich zum Sport oder probierte mit mir gemeinsam neue Abmagerungskuren aus. Dafür bin ich ihr sehr dankbar. Der gute Wille war also vorhanden, auch wenn es an der konsequenten Umsetzung haperte.

Aber ich habe noch nie zu den Leuten gehört, die grundsätzlich anderen Menschen die Schuld für ihre eigenen Probleme geben. Niemand außer mir selbst hat sich das viele Essen in den Mund gesteckt. Ergo lag es auch allein in meiner Hand, die vielen Pfunde wieder loszuwerden.

Trifft einer der folgenden Punkte auf Sie zu? Ist Essen für Sie manchmal:

Vorsorge: So richtig Hunger habe ich jetzt gar nicht. Aber wann gibt's wieder was? Was ist in ein, zwei Stunden? Ich esse besser jetzt ein bisschen auf Vorrat.

Stimmungsaufheller: Wenigstens beim Süßigkeitenverzehr kann ich kurzzeitig selbst über mein Vergnügen bestimmen.

Trost: Heute war echt ein ätzender Tag. Da darf ich mir auch ausnahmsweise mal eine Tafel Schokolade gönnen. Die hab ich mir jetzt wirklich verdient.

Unterhaltung: Mir ist gerade total langweilig, und eigentlich habe ich zu nichts so richtig Lust. Wo war doch gleich die Chipstüte?

Soziales Event: Eigentlich habe ich gerade gar keinen Hunger. Aber die Kollegen hauen auch alle rein, und ich will nicht der Einzige am Tisch sein, der nur an seinem Wasser nippt.

Belohnung: Ich hab mich heute bei der Arbeit echt ins Zeug gelegt, und der Chef schien auch zufrieden zu sein. Da kann ich mir heute Abend ruhig mal eine Pizza mit extra viel Käse gönnen.

Orale Befriedigung: Wenn ich schon im Büro nicht rauchen kann, will ich wenigstens auf Gummibärchen herumkauen.

Beruhigungsmittel: Ich weiß gar nicht, wie ich das alles in der kurzen Zeit schaffen soll. Ich brauch jetzt erst mal ein Stück Nervennahrung.

DER KURZATMIGE AUSSENSEITER

Ich gebe mein Bestes, aber Angst und Scham überwiegen trotzdem.

Zu sagen, ich hätte unter meinen Pfunden überhaupt nicht gelitten, wäre eine glatte Lüge. Das hätten Sie mir eh nicht geglaubt. Beim Bodenturnen gab es leider keine Rolle als Schiedsrichter zu vergeben, sodass ich wohl oder übel meinen stattlichen Körper über die muffigen Matten kullern musste, so elegant es irgendwie ging. Ich konnte auch nicht bei jedem Mannschaftsspiel den Schiedsrichter geben, sodass ich regelmäßig mit der Demütigung konfrontiert wurde, als letzter Übriggebliebener in die Mannschaft »gewählt« zu werden.

Für den Sportlehrer wie für meine Klassenkameraden war es ganz normal, dass sich eine Mannschaft das Hemd auszog, um sich von der anderen zu unterscheiden. Der freie Oberkörper: Das waren die Momente, vor denen es mir graute und in denen ich mich am meisten geschämt habe. Mein Bauch waberte bei jeder Bewegung hin und her, meine Brüste waren größer als die meiner pubertierenden Klassenkameradinnen. Und erst die Angst vor dem Duschen danach! Das war auch der Grund, warum mir die Vorstellung, nach der Schule zur Bundeswehr zu müssen, eine Heidenangst einjagte.

Trotzdem war es für mich auch im Sportunterricht immer selbstverständlich, vollen Einsatz zu zeigen. Im Gegensatz zu vielen anderen in meiner Klasse hielt ich den 3000-Meter-Lauf bis zum Ende durch, auch wenn

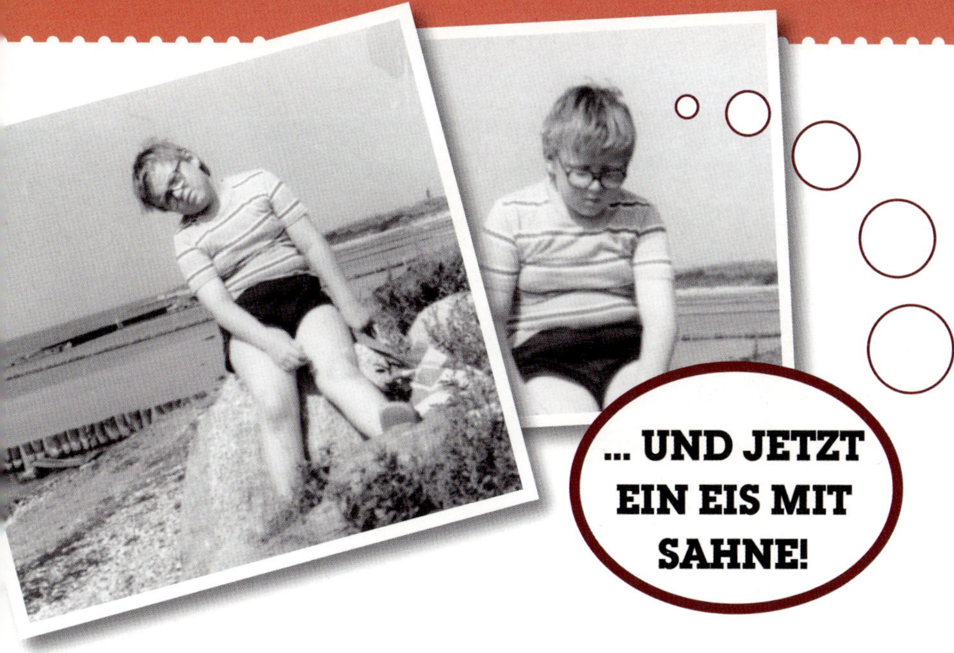

ich hinterher das Gefühl hatte, auf der Stelle tot umfallen zu müssen. Meine Lehrer wussten diesen Einsatz zum Glück zu schätzen: Ich habe im Sport nie eine schlechtere Note als eine Drei gehabt, auch nicht in der Oberstufe, als ich als junger Erwachsener bereits über 130 Kilogramm auf die Waage brachte. Ich weiß, dass viele Sportlehrer Sadisten sind. Ich hatte mit meinen einfach Glück.

Viel schlimmer als der Sportunterricht waren die Sommerferien. Aufgewachsen bin ich direkt am Meer, auf der schönen Ostseeinsel Rügen. In den vielen Sommermonaten, die ich dort verlebt habe, mit dem Strand direkt vor der Haustür, kann ich die Male, die ich badend im Wasser zugebracht habe, fast an einer Hand abzählen, so sehr habe ich mich für meinen Körper geschämt. Und wenn ich mich doch überreden ließ, behielt ich mein T-Shirt im Wasser an. Es ging sogar so weit, dass ich meinen Freunden irgendwann erzählte, ich hätte eine Sonnenallergie, um mich nicht vor ihnen entblößen zu müssen. So nahm der Teufelskreis seinen Lauf: Meine Freunde verbrachten die Ferien damit, im Wasser herumzutoben oder am Strand Fußball und Volleyball zu spielen. Ich hingegen genoss die Sonnenstrahlen vornehmlich in der Eisdiele oder entspannte bei Kakao und Kuchen unterm Sonnenschirm auf der Terrasse.

GESTÖRTES VERHÄLTNIS ZUM ESSEN

Ich nasche nicht mehr, weil es mir schmeckt, sondern weil ich es brauche.

Ich bin, seit ich denken kann, eine Naschkatze gewesen. Auch wenn es in der DDR nicht die vielfältigen Leckereien gab, die die freie Marktwirtschaft im Westen bot. Auch »bei uns im Osten« gab es eine breite Palette an süßen Kalorienbomben, an der ich mich ausgiebig bediente. Angefangen bei meiner Lieblingssüßigkeit »Zetti Knusperflocken« über Gummitiere und später nach der Wende dann Pizza und Eiscreme von Häagen Dasz.

Um es auf den Punkt zu bringen: Sie kennen diese nervigen Kinder, die vor Ihnen an der Supermarktkasse so lange den Laden vollquengeln, bis die Mutter ihnen etwas Süßes kauft? Genau, das war ich. Trotzdem würde ich mich selber nicht als Frustesser bezeichnen oder eine andere psychologische Typisierung anwenden. Bei mir war es viel einfacher: Mir hat es einfach immer gut geschmeckt. Allerdings verselbstständigte sich der Dauerkonsum an Süßigkeiten bei mir irgendwann so sehr, dass ich nicht mehr aus Genuss, sondern nur noch aus Gewohnheit aß.

> **Erst prägen wir unsere Gewohnheiten, dann prägen die Gewohnheiten uns.** (John Dryden)

TIPP

Führen Sie einmal das folgende kleine Gedankenspiel durch, um herauszufinden, welche Rolle das Essen in Ihrem Leben spielt beziehungsweise welche Funktion es hat:

- Gab oder gibt es in Ihrer Familie Menschen mit einem gestörten Verhältnis zum Essen?
- Gab es in Ihrer Kindheit feste Regeln, Abmachungen oder »ungeschriebene Gesetze« in Bezug auf das Essen, z. B. dass jeder seinen Teller leer essen musste oder es keinen Nachtisch gab, wenn man sich weigerte, das Gemüse zu essen?
- Welchen Stellenwert hatten die verschiedenen Mahlzeiten in Ihrer Familie?
- Ging es beim Essen meist harmonisch zu, oder gab es am Tisch Streitereien?
- Waren manche Lebensmittel bei Ihnen zu Hause tabu, oder können Sie sich an Lebensmittel erinnern, die Sie nur vom Besuch bei anderen Kindern kannten?
- Gab es von Ihrer Familie Kritik an Ihrem Essverhalten?
- Wurden Sie ermutigt, abzunehmen, oder wurde Ihr Gewicht kritisch oder sogar abfällig kommentiert?

Während meiner Teenagerjahre bin ich glücklicherweise nie in die Verlegenheit gekommen, mir aus dem Gruppenzwang heraus Gedanken um modische Markenkleidung machen zu müssen. Denn mit der Haute Couture war es nicht weit her im Mecklenburg-Vorpommern der DDR. Der synthetische Einheitslook aus volkseigener Produktion ließ nicht allzu viel Spielraum für modische Vielfalt. Der HO-Chic förderte aber wenigstens nicht meinen Status als Außenseiter. Es war zwar nicht immer leicht, etwas in meiner Größe aufzutreiben, aber wenn ich wie damals im Westen eine bestimmte Jeansmarke hätte tragen müssen, um dazuzugehören, hätte ich alt ausgesehen.

Aller Umfang ist

Nach dem Abitur hatte ich zunächst Lehrer werden wollen. Einer der Gründe war sicherlich, dass mir als Lehrer der Militärdienst erspart geblieben wäre. Ich entschied mich dann aber für ein Studium der Betriebswirtschaft. War ich schon damals ein Snob? Egal, ich musste mir ein Image zulegen, das zu meinem neuen persönlichen Anspruch und zum künftigen Betriebswirt passte. Was ist gediegener als maßgeschneiderte Anzüge? Ein Heidengeld gab ich dafür aus.

Letztlich war das aber nur eine Verlegenheitslösung: Hätte es in meiner Größe Anzüge von der Stange gegeben, hätte ich das viele Geld sicher für andere Dinge verwendet. Darüber hinaus blieben mir als Alternative nur geschmacklich fragwürdige Freizeitklamotten. Und Brillen. Wäre ich eine Frau gewesen, vermutlich hätte ich die mangelnde Auswahl beim Kleiderkauf durch unzählige Accessoires wie Ohrringe, Ketten, Armbänder oder Schuhe kompensiert. Als Mann – wir reden hier immerhin von den 1990er-Jahren im letzten Millennium, als es den Begriff »metrosexuell« noch nicht gab – blieben mir da nur Brillen. Ich hatte unzählige davon, ein Gestell peinlicher als das andere. Ich will ja nicht übertreiben, aber es gibt viele Indizien dafür, dass Elton John schon mal in meine Wohnung eingestiegen ist. Mit meinem – was Sehhilfen angeht – gleichermaßen geschmacksverwirrten Bruder im Geiste Elton teile ich außerdem die Leidenschaft für die Bühne.

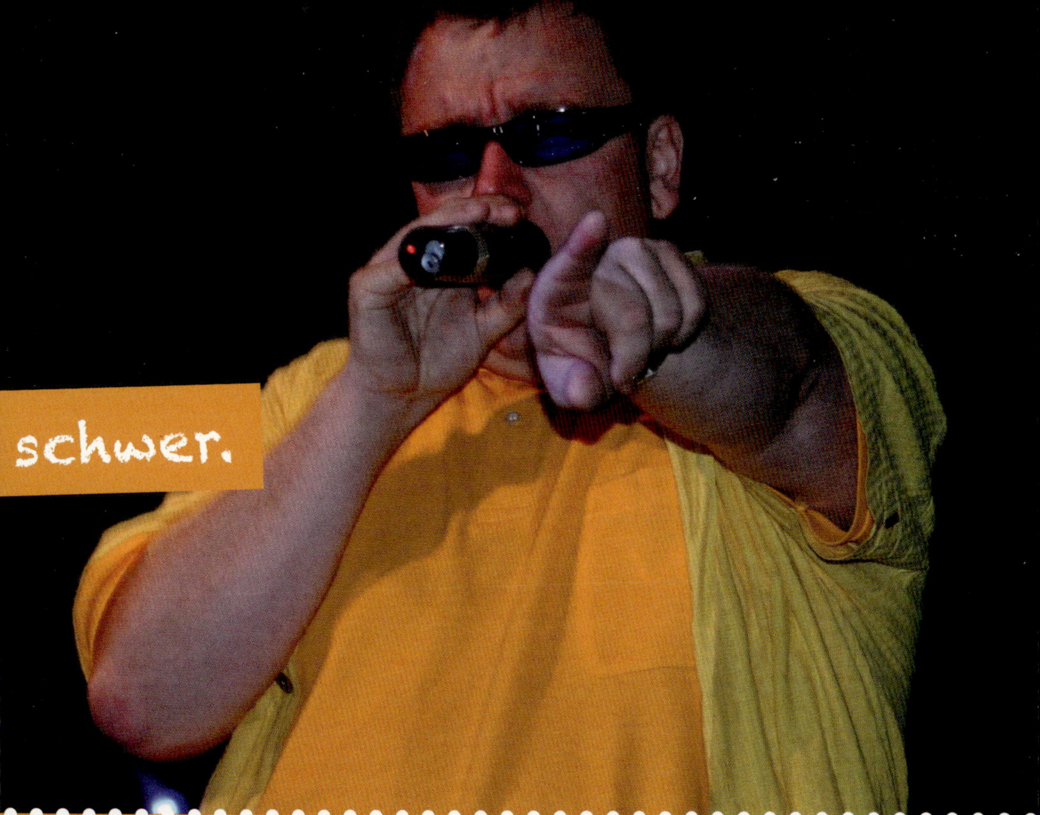

schwer.

FÜR DICKE RAMPENSÄUE GIBT ES KEINE COOLEN KLAMOTTEN.

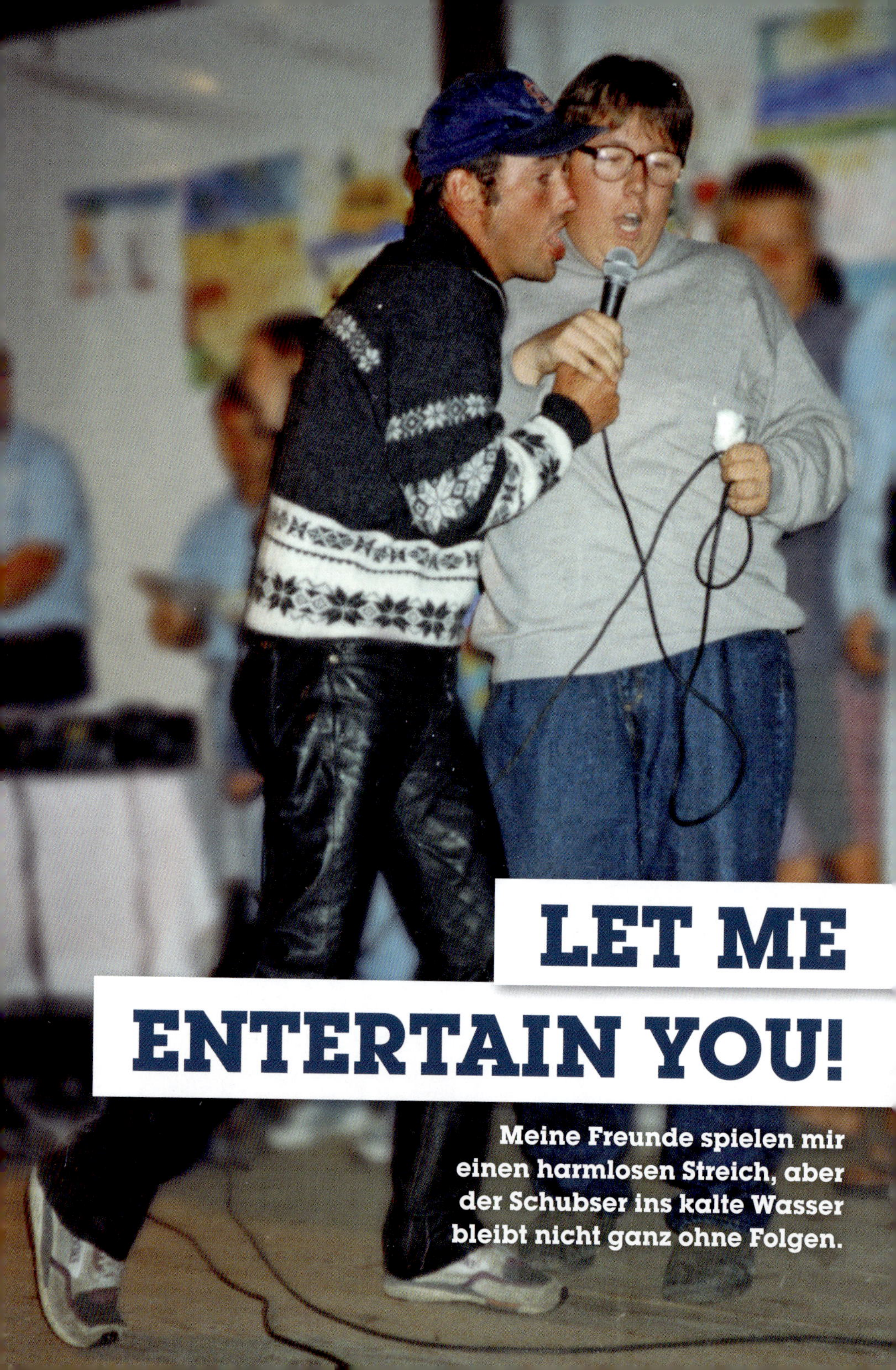

LET ME ENTERTAIN YOU!

Meine Freunde spielen mir einen harmlosen Streich, aber der Schubser ins kalte Wasser bleibt nicht ganz ohne Folgen.

Wäre ich meinem ursprünglichen Berufswunsch, Lehrer zu werden, nachgegangen, hätte ich jeden Tag im Klassenzimmer eine Bühne gehabt. Aber es sollte anders kommen.

Schon während meiner Schulzeit und auch zu Anfang meines anschließenden Wirtschaftsstudiums jobbte ich im Sommer auf einem nahe gelegenen Campingplatz. Eines Abends mischten meine Freunde und ich uns zum Feiern unter die Gäste. Teil des Abendprogramms war eine Karaoke-Show. Einer meiner Freunde, Jörg Lucas, erlaubte sich einen Scherz mit mir und meldete mich heimlich zum Karaoke-Singen an. Mein Herz blieb beinahe stehen, als ich auf einmal meinen Namen durch die Lautsprecherboxen hörte: »Und als Nächstes bitte einen kräftigen Applaus für Sven Flohr, der Another Day in Paradise von Phil Collins singt.«
Ich war der Ohnmacht nahe, fing an zu schwitzen und verfluchte innerlich meine Freunde, die schon – begleitet von rhythmischem Klatschen – dabei waren, laut meinen Namen zu brüllen. Ich wollte Unpässlichkeit vortäuschen, aber mir blieb bei der johlenden Menge keine Wahl, wollte ich nicht als größte Spaßbremse der Insel dastehen. Wenigstens waren meine »Freunde« so fair geblieben und hatten mein damaliges Lieblingslied als Wunsch angegeben. Mit vor Lampenfieber schlackernden Knien begab ich mich auf die Bühne und griff zum Mikrofon. Ich gab alles.
Ich habe keinerlei Erinnerungen mehr daran, wie ich gesungen habe, aber mit dem letzten Ton registrierte ich, was ich kaum für möglich gehalten hätte: Die Leute klatschten begeistert Beifall und schrien nach mehr.

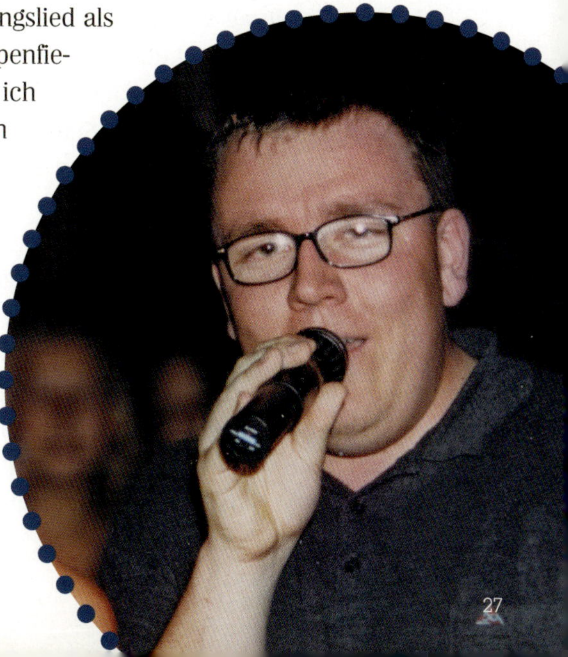

CAMPING-CARUSO

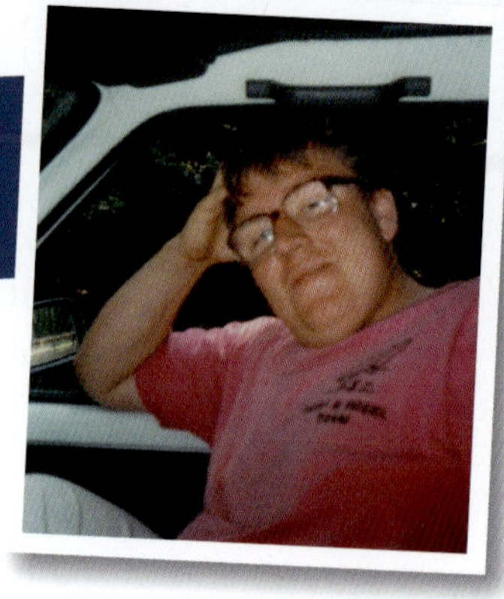

Am nächsten Morgen fuhr ich in meinem Pritschenwagen über den Campingplatz, um Müllsäcke zu entsorgen. Auf meiner Route winkten mir die Leute zu oder nickten anerkennend. Ich war mit einem Mal nicht mehr der dicke Müllwagenfahrer, ich war jetzt der tolle Sänger der letzten Nacht. Diese Erfahrung machte mir Mut und rüttelte den Entertainer in mir wach, der schon immer in mir geschlummert hatte und nun herauswollte.

War ich die geborene Rampensau? Was mit einem Riesenschrecken begonnen hatte, machte mir Spaß. Es war geil, mich vor Publikum zu präsentieren. Es dauerte nicht lange, schon hatte ich mich zum Stammgast bei den Karaoke-Shows gemausert. Nach und nach wurde ich dann als fester Bestandteil in die Gestaltung des Abends eingebunden, indem ich die Animation der anfangs sangesschüchternen Menge oder die Anmoderation für die Sänger übernahm. Mir machte es unglaublichen Spaß, mit der Menge zu spielen und das Publikum in Stimmung zu bringen. Ganz schlecht kann ich meine Sache nicht gemacht haben, denn ich erhielt Anfragen aus einer benachbarten Hotel- und Freizeitanlage, ob ich dort nicht abends die Animation für die Gäste übernehmen könnte.

War ich die geborene Rampensau?

Die ersten Schritte in meine Moderatorenlaufbahn waren getan. Nachdem ich einige Zeit in einem Hotel gearbeitet hatte, wurde ich von einem größeren abgeworben, bis mich von dort wieder ein noch größeres Freizeitzentrum mit Geld weglockte. Mit der Größe der Häuser, in denen ich arbeitete, wuchs auch die Größe der Veranstaltungen, sodass auch bald Radiosender bei den Events vor Ort waren. Dort muss sich jemand wohl gedacht haben: Mensch, wenn der Dicke live vor ein paar

Hundert Menschen so eine Polka machen kann, schafft der das sicher auch vor Tausenden auf einer Radiobühne. Und so kam ich zu meinem ersten Kontakt zum Radio – wie die Jungfrau zum dicken Bauch. Mit dem Unterschied, dass mein Bauch alles andere als ein Wunder war. Der Grundstein für den nächsten Schritt in meinem beruflichen Werdegang sollte ähnlich ungeplant gelegt werden und führte mich schließlich von der Radiobühne direkt ins Radiostudio. Meine Freunde wussten, dass es mein größter Traum war, einmal meine eigene Radiosendung zu moderieren. Steffen Schambach, seinerzeit Programmdirektor beim Sender Ostseewelle, machte zu meinem Geburtstag den Traum dann wahr.

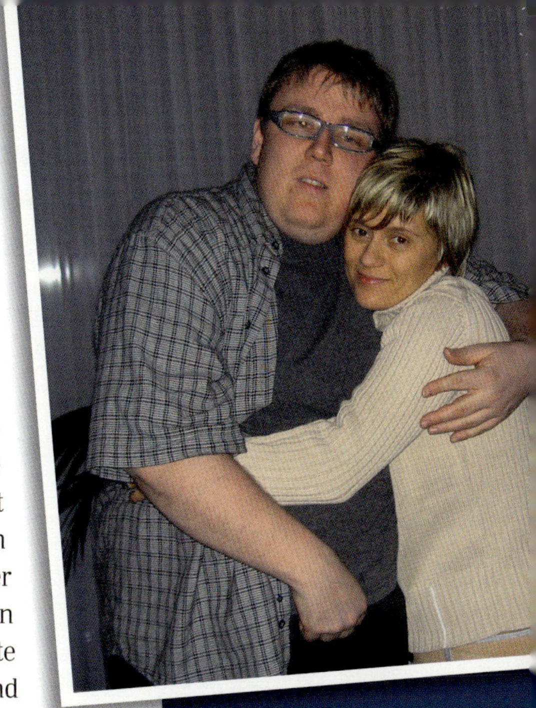
Sven Flohr mit Wenke Weber

Ich gehöre ins Radio!

Ich durfte Wenke Weber, die zu dieser Zeit beim Sender Ostseewelle arbeitete, in ihrer Sendung besuchen, einen ganzen Samstagabend lang meine Lieblingshits auflegen und selbst anmoderieren. Wahnsinn! Im Auge des Hurrikans, im Herzstück des Senders »On Air« zu sein, das war noch mal eine ganz andere Nummer als die Liveshows, die ich bisher gewohnt war. Auf der Bühne bekam ich sofort Feedback vom Publikum. Beim Sender sprach ich meine Witze gegen die weiße Wand und wusste nicht, ob sie zündeten oder nicht. Erst im Lauf der Sendung und danach trafen die Reaktionen der Zuhörer ein. Es kam wohl gut an! Und gleich war mir klar: Ich gehöre ins Radio!

EIS, EIS BABY!

Anstatt den hauseigenen Fitnesstempel zu nutzen, gehe ich lieber einen Handel mit im wahrsten Sinne des Wortes schwerwiegenden Konsequenzen ein.

Bei meinen Hoteljobs gab es die Möglichkeit, vor Ort zu wohnen und zu essen. Von ersterer Möglichkeit machte ich weniger, von letzterer dafür umso mehr Gebrauch. Dreimal am Tag gab es gute Hotelküche, oft sogar hemmungsloses Schlemmen am Buffet. Ich war voll in meinem Element.

Als fatal erwies sich eine meiner beruflichen Zwischenstationen. Eine davon war nämlich ein großes Sport- und Freizeitzentrum in Rostock. Dieses verfügte über einen großzügig angelegten Fitnessbereich, und im Keller befand sich ein hauseigener Wellnesstempel. Theoretisch hätte ich jederzeit die Möglichkeit gehabt, mich dort kostenlos sportlich zu betätigen oder nach einem langen Arbeitstag bei Sauna, Solarium und Whirlpool zu entspannen. Aber ich war einerseits einfach zu bequem, andererseits genierte ich mich, meinen dicken Körper den Gästen zu präsentieren. Was tat ich also? Ich ging heimlich nachts baden. Außerdem handelte ich mit einem guten Freund, der – wie es der Zufall wollte – Inhaber mehrerer Fast-Food-Restaurants in der Stadt war, folgenden Deal aus: Im Rahmen einer Kooperation durfte er kostenlos den exklusiven Sport- und Wellnessbereich unseres Hauses nutzen. Im Gegenzug bekam ich Eis und Burger mit Pommes satt.

Das Leben spricht fließend Ironisch, oder? Jeden Abend fuhr ich auf dem Nachhauseweg noch kurz durch das Drive-in und deckte mich mit mehreren Bechern Eis ein. Es dauerte nicht lange, und jeder Mitarbeiter wusste, wer ich war. Irgendwann fingen Sie schon an, das Eis zu zapfen, sobald sie nur mein Auto sahen. Ich schämte mich für meine unstillbare Gier und nahm manchmal sogar einen mehrere Kilometer langen Umweg in Kauf, nur um nicht jeden Abend in der gleichen Filiale aufzuschlagen. Ich behauptete immer, eine Runde Eis für meine Mitarbeiter zu holen. Wahrscheinlich wussten die Mitarbeiter ganz genau, was in Wirklichkeit Sache war. Aber es kam noch dicker.

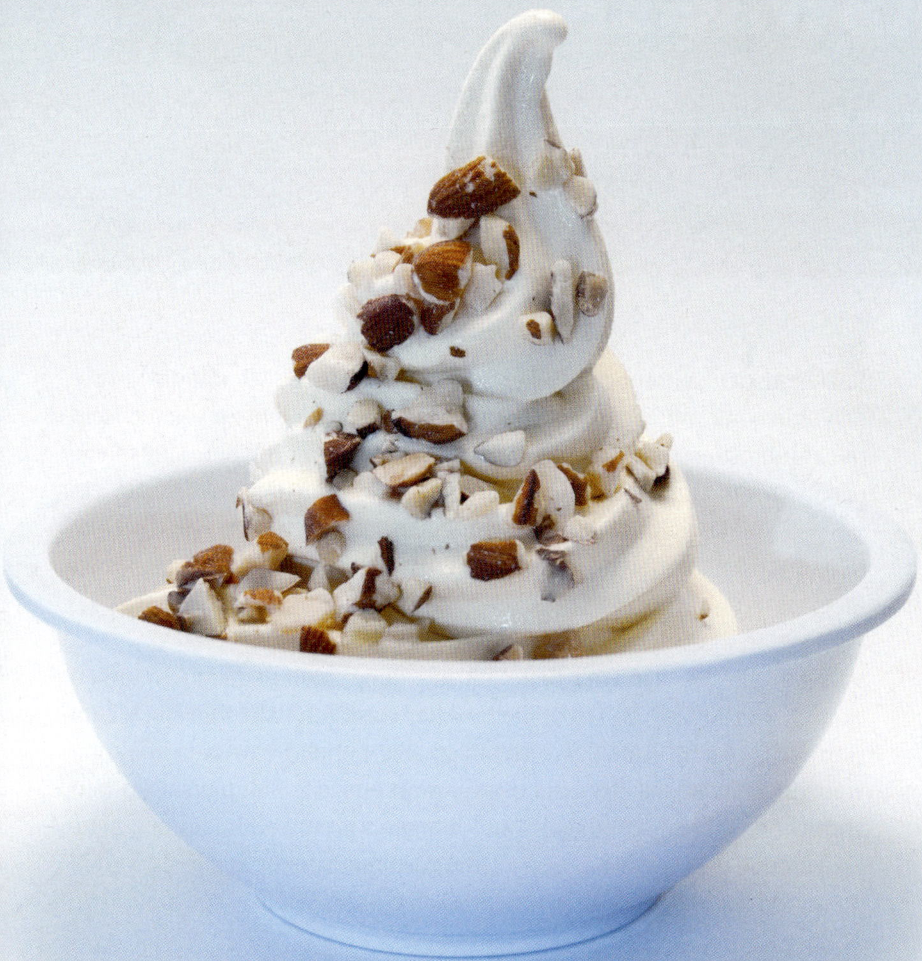

DRAUSSEN GIBT'S NUR KÄNNCHEN – EIN DICKER AUF ABWEGEN

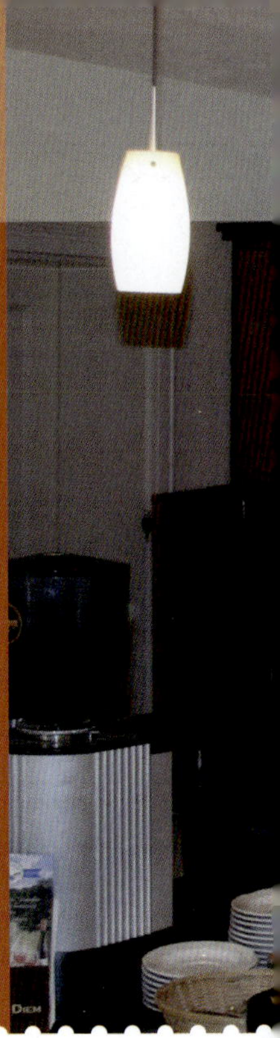

Ich wollte etwas Neues ausprobieren und versuchte mich als Coffee-Shop-Betreiber auf Rügen – mit durchwachsenen Ergebnissen.

Später, als ich schon beim Radio war, kam ich irgendwie auf die verwegene Idee, mir mit einem Coffee- und Muffin-Shop (nicht zu verwechseln mit »muffin top«, der amerikanischen Bezeichnung für den Hüftspeck, der über den Bund der Hose quillt) auf meiner Heimatinsel Rügen ein zweites Standbein aufzubauen. Sven Flohr allein mit Karamell Macchiato und tausend anderen süßen Verführungen hinter einem Tresen. Prima Idee.

Was um alles in der Welt hatte ich mir dabei bloß gedacht? Natürlich war ich von Anfang an selbst mein bester Gast. Ich hatte den Bock zum Gärtner gemacht. Trotz des verhältnismäßig hohen Schwunds aufgrund von Eigenbedarf lief der Laden zwar während der Sommersaison hervorragend, aber während der Wintermonate waren die Einnahmen mau. Hinzu kam, dass mein Job beim Radio zusehends mehr Zeit in Anspruch nahm, sodass ich das Experiment Coffee-Shop wieder beendete. Um

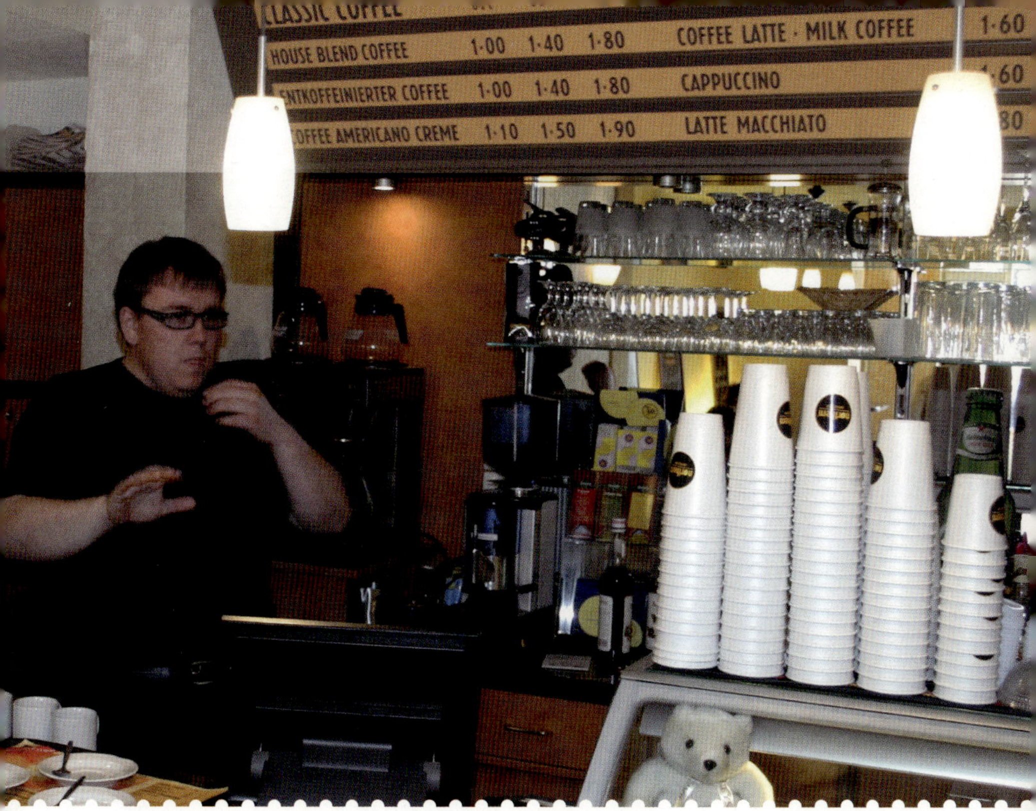

eine Erfahrung und einige Kilos reicher konzentrierte ich mich wieder in Vollzeit auf meine Karriere beim Radio.

Ein weiteres unschönes Mitbringsel nahm ich mit zurück aufs Festland: Zum ersten Mal in meinem Leben bekam ich ernsthafte Probleme mit Rückenschmerzen. Es war die Kombination aus meinem viel zu hohen Gewicht, verkürzter Muskulatur und Stress. Und ungesunden Bewegungsabläufen: Man beobachte nur einen Cafébetreiber, der in leicht gebückter Haltung an einem Kaffeevollautomaten herumfrickelt. Das alles hatte Spuren hinterlassen. Rückblickend hätte ich die Schmerzen als einen ersten Warnschuss erkennen müssen. Aber wer hätte es je für möglich gehalten, dass sich ein Dicker selbst belügt und die Wahrheit nicht wahrhaben will? Ich hatte Besseres zu tun, schließlich wähnte ich mich auf der Überholspur des Lebens. Dass ich dabei permanent im roten Bereich fuhr, wollte ich einfach nicht wahrhaben.

WIE PEINLICH: DER ZUSATZGURT IM FLIEGER

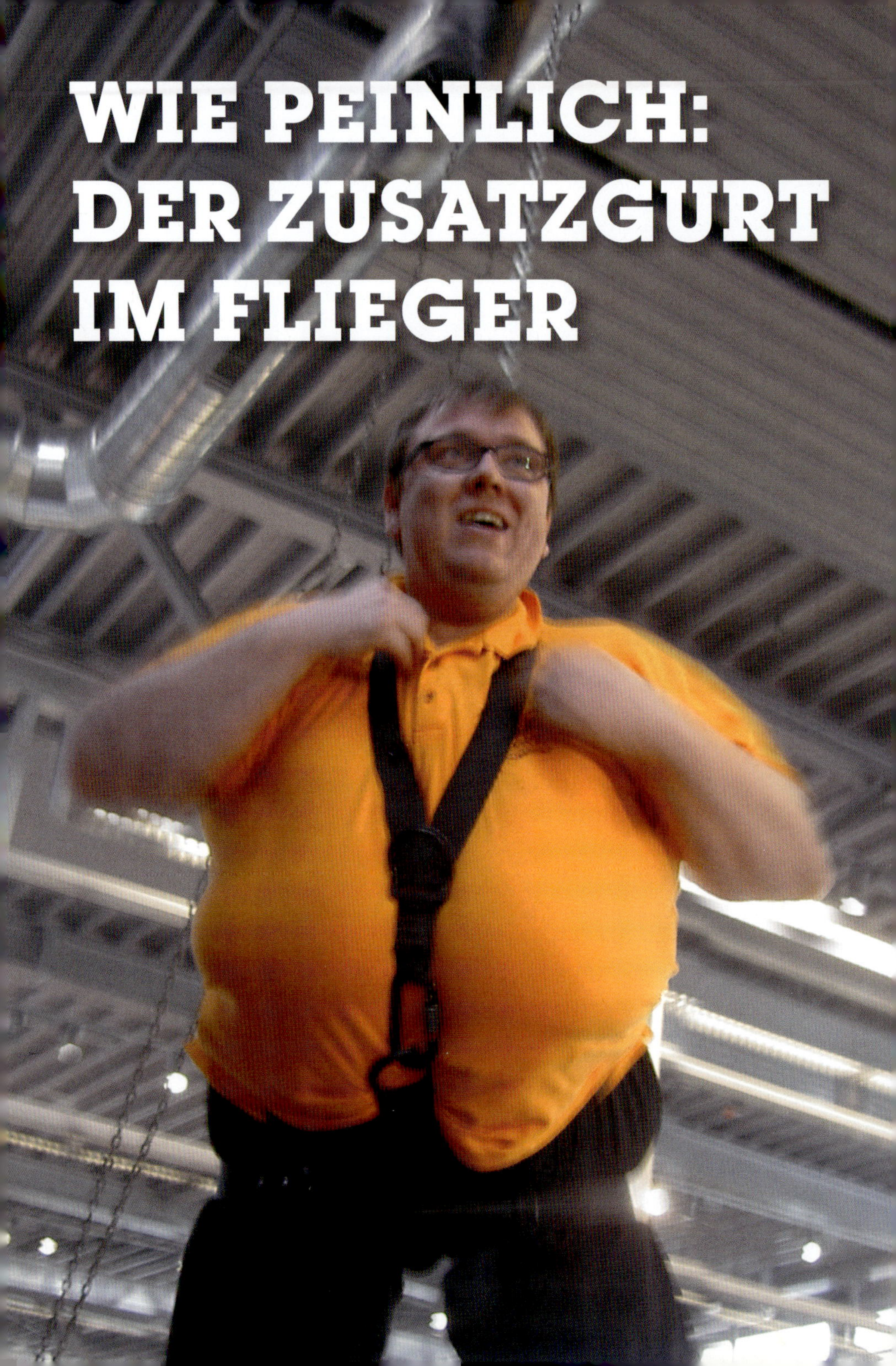

Ich bin nicht mehr einfach nur dick, ich bin zu dick für die Teilnahme am normalen Leben.

Oft gibt es Ereignisse im Leben, die symbolisch für die Gesamtsituation stehen. In meinem Fall war es das unglaublich peinliche Gefühl, als ich im Flugzeug die Stewardess vor den Augen und Ohren der anderen Passagiere nach einem Verlängerungsgurt fragen musste.

Jeder dicke Mensch verfügt über ein Arsenal an dubiosen Rechtfertigungen, Tricks und Ausreden, mit denen er anderen Menschen was vormacht, aber vor allem sich selbst in die eigene Tasche lügt. Das fängt schon bei der Frage an, warum man überhaupt so dick ist: schwere Knochen, langsamer Stoffwechsel, die Drüsen, Gen-Defekt, »ach, das liegt bei uns in der Familie«. Die Liste ließe sich beliebig fortführen. Doch nicht genug damit, dass man sich selber über die Ursachen seines Übergewichts belügt, man redet sich die Einschränkungen, die das Dicksein im Alltag mit sich bringt, auch noch schön. So wie der Fuchs aus der Fabel, der von den Trauben, die ihm zu hoch hängen, behauptet, sie seien ihm ohnehin zu sauer.

Ich konnte in normalen Geschäften keine Kleidung von der Stange kaufen. Kein Problem, ich ließ mir meine Anzüge eben für teures Geld auf Maß anfertigen. Sah ohnehin schicker aus und passte besser zu mir. Redete ich mir zumindest ein. Und irgendwie, so glaubte ich zu dem Zeitpunkt noch, ging ja auch alles noch einigermaßen gut. Die Lösung für mein übermäßiges Schwitzen war eben, dass ich mich so gut wie gar nicht mehr bewegte. Anstatt mühsam Treppen zu steigen, gab es ja auch die Möglichkeit, auf Fahrstühle und Rolltreppen auszuweichen. Und auch wenn das minutenlange Duell mit dem Sicherheitsgurt im Flieger vor den Sitznachbarn etwas unangenehm war, irgendwie brachte ich ihn am Ende mit Zerren und Zurren, Luft anhalten und Bauch einziehen doch immer noch dazu, einzuklinken und meine Speckmassen im Zaum zu halten.

Bis es eben eines Tages partout nicht mehr ging. In der Fliegersprache nennt man so etwas einen »point of no return«. Ich war an einem Punkt angelangt, wo die Ausrede »irgendwie geht es ja doch noch« endgültig nicht mehr zählte. Die Demütigung war perfekt.

KEIN KARUSSELL

**Mein Fett schließt mich aus,
ich schließe mich im Fett ein.**

Ich behaupte, dass jeder dicke Mensch ein Schauspieler ist. Entweder er sucht sich früh im Leben selbst eine Rolle als Witzemacher, gemütlicher Knuddelbär oder exzentrischer Partylöwe. Oder aber er wird von seinem Umfeld in eine Rolle gedrängt. Der verfressene Faulpelz, das einsame Mauerblümchen, der Frustfresser. Auch wenn es sicherlich wesentlich schlechtere Rollen gab als meine, an vielen Tagen hing mir die Schauspielerei schlicht und ergreifend zum Hals heraus. Ich wollte einfach nur normal sein. Wobei normal sein für mich nicht bedeutet, genau wie alle anderen zu sein. Für mich heißt normal sein, zu jeder Zeit ohne Einschränkungen alles machen zu können. Als sehr dicker Mensch ist man so gesehen weder normal noch frei.

Dann kam einer dieser Momente, in denen mir das wieder schmerzhaft klar wurde. Als mir nämlich, nachdem meine Freunde und ich mehr als eine Stunde in der Warteschlange gestanden hatten, ein Mitarbeiter in einem Freizeitpark mit dem Kommentar »Du bist zu dick!« die Fahrt im »Top Spin« verwehrte. Manchmal können ein paar wenige, einfach so dahingesagte Worte so präzise sitzen wie ein Schlag ins Gesicht – und einem noch mehr wehtun.

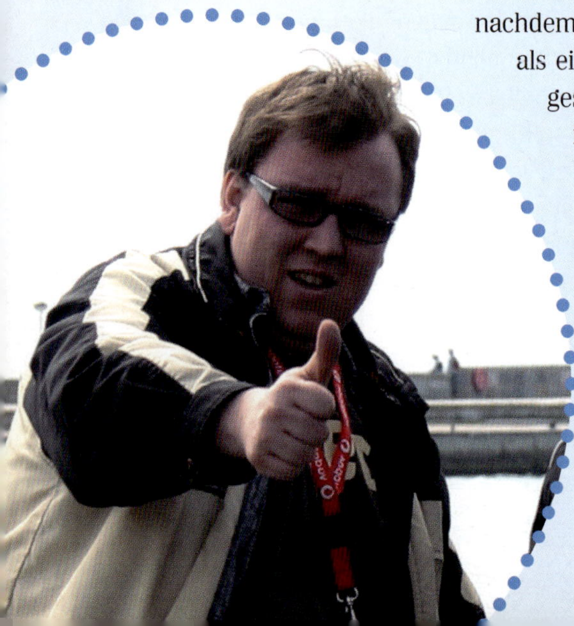

FÜR DICKE

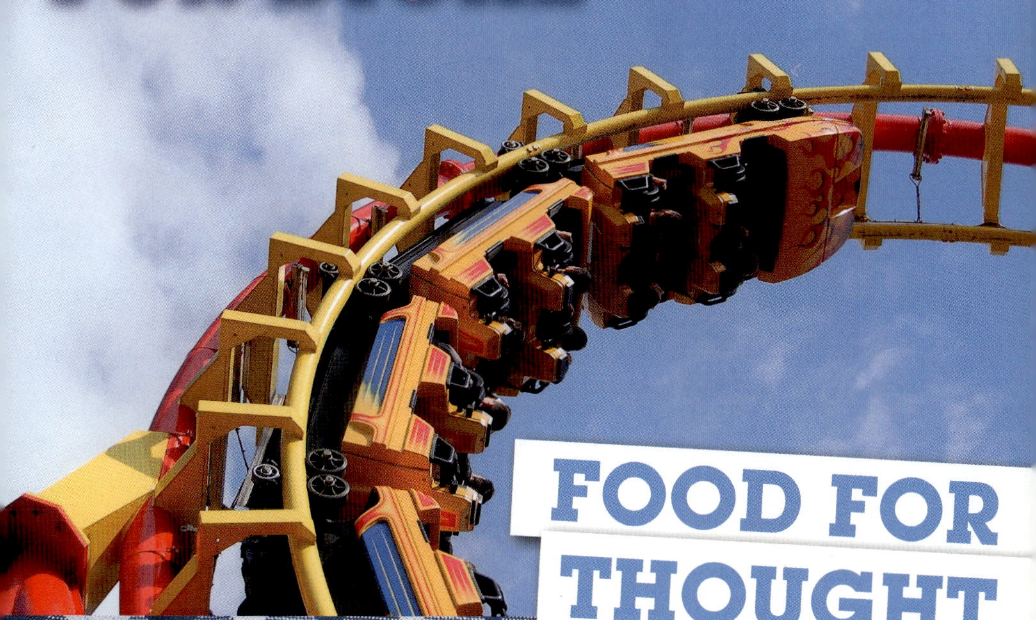

FOOD FOR THOUGHT

Im sonnigen Florida gibt es einen Freizeitpark rund um Harry Potter (»Wizarding World of Harry Potter«). Dort waren derart viele Menschen zu dick für die Fahrt in einer Achterbahn namens »Harry Potter and the Forbidden Journey«, dass der Betreiber des Parks aufgrund der vielen Beschwerden einen Teil der Sitze dickengerechter gestalten musste. Nun rasten die Sicherheitsbügel auch bei einem größeren Leibesumfang ordnungsgemäß ein. Auf der einen Seite wünsche ich jedem Menschen ein möglichst barrierefreies Leben. Die Kehrseite der Medaille bei dieser Geschichte ist allerdings, dass dicke Menschen, wenn sie in dieser Achterbahn fahren möchten, jetzt vor den Augen aller anderen Besucher in einer Art Testsitz Probe sitzen müssen und gegebenenfalls in eine gesonderte Schlange für Dicke eingewiesen werden. Der Preis für die Teilnahme an der Fahrt ist neben Geld somit das Öffentlich-zur-Schau-gestellt-werden. Letzten Endes muss man sich auch die Frage stellen, ob solche negativen Erlebnisse dicke Menschen eher zum Abnehmen motivieren oder einen gegenteiligen Effekt haben.

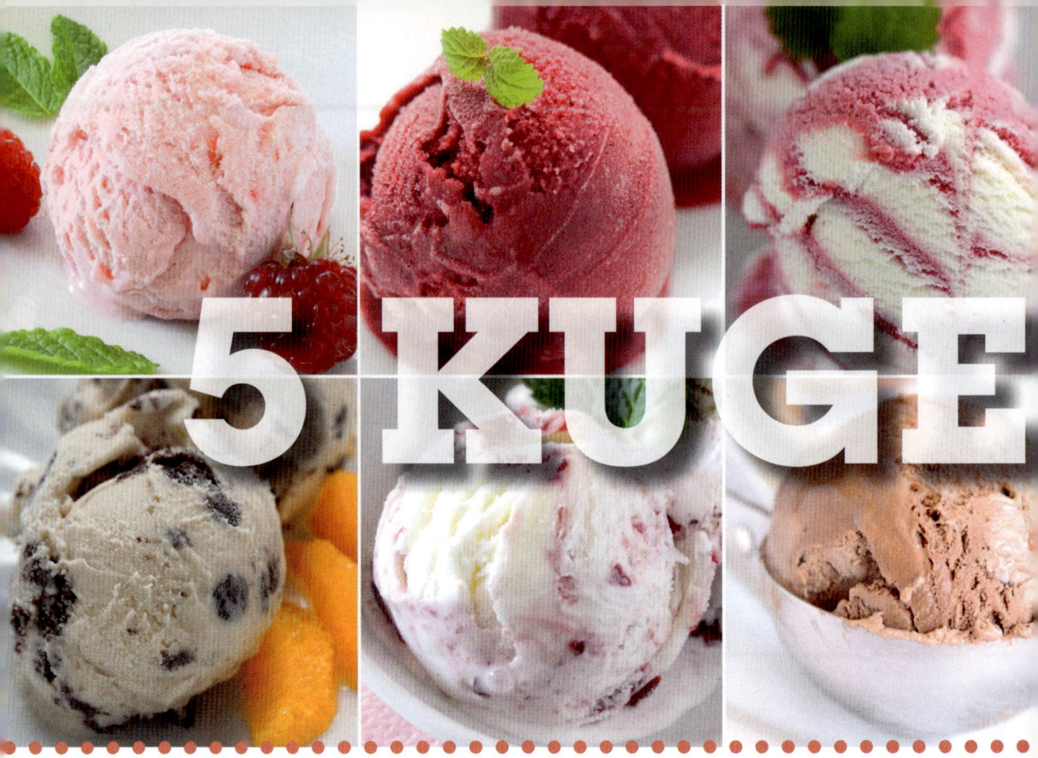

Die Gier nach gefrorenen Milcherzeugnissen veranlasst mich, wider besseres Wissen Milchmädchenrechnungen aufzustellen.

Ich esse für mein Leben gern Eis. Es gab Zeiten, in denen ich an keinem McDonald's vorbeifahren konnte, ohne am Drive-in ein McFlurry oder McSundae zu verdrücken. Teilweise verputzte ich zwei große Becher Häagen Dasz am Tag. Ein Becher Eis, um den Tag ausklingen zu lassen, war für mich, der keinen Alkohol trinkt, so normal wie für andere Menschen das Glas Wein am Abend. Das waren 2.700 zusätzliche Kalorien, die ich mir da Abend für Abend auf der Zunge zergehen ließ. »Straight from the lips to the hips« würde der Amerikaner sagen: Von den Lippen direkt auf die Hüften.

From the lips to the hips

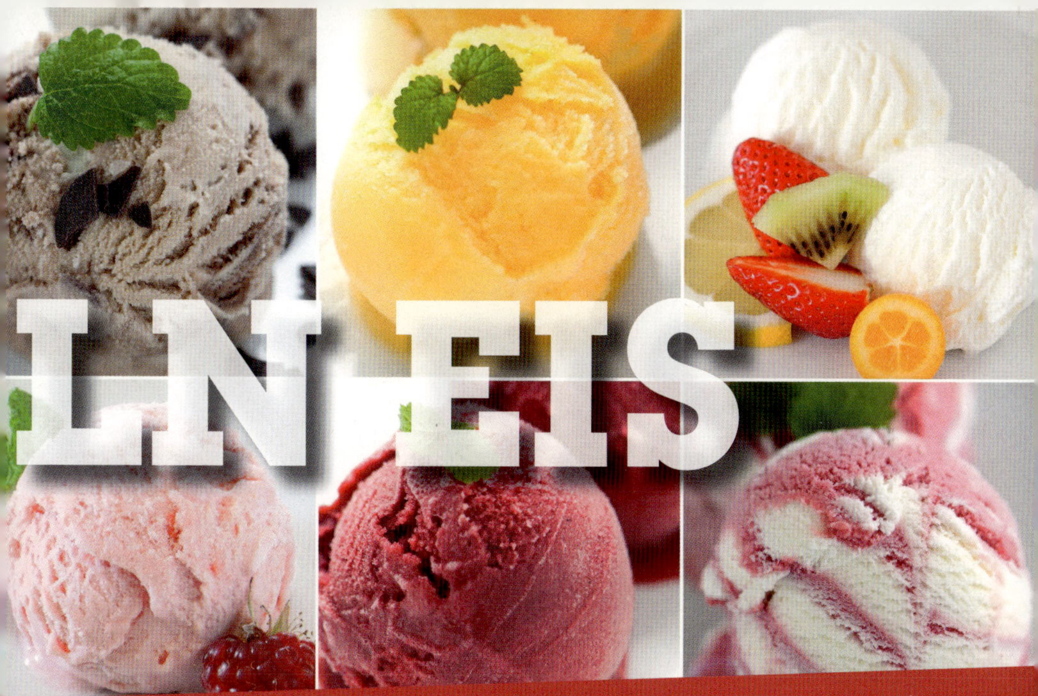

Ausreden, Ausreden, Ausreden

Wenn ich dann am nächsten Morgen früh aus dem Haus musste, ließ ich meist das Frühstück weg (schlimmer Fehler, den oft gehörten Satz »Das Frühstück ist die wichtigste Mahlzeit des Tages« ignorierte ich) und rechtfertigte vor mir mit den damit eingesparten Kalorien meine abendliche Eisorgie. Dass diese Rechnung so nicht ganz aufgehen konnte, hätte mir, der ich immer weiter zunahm, eigentlich auffallen müssen. Aber mit der Zeit lernt man eben, sich selbst zu belügen.

So wie in der Eisdiele: Dort bestellte ich mir manchmal fünf Kugeln Eis auf einmal. Am liebsten hätte ich gleich sieben bestellt, aber dafür genierte ich mich zu sehr vor den anderen Gästen. Fünf erschien mir gerade noch angemessen für einen stattlichen Kerl wie mich. Aber ganz wichtig: ohne Sahne! So erhielt ich mir die Illusion aufrecht, doch wieder Kalorien eingespart zu haben, was natürlich eine absolute Milchmädchenrechnung war. Aber wie schon gesagt: Meine Selbsttäuschung funktionierte perfekt.

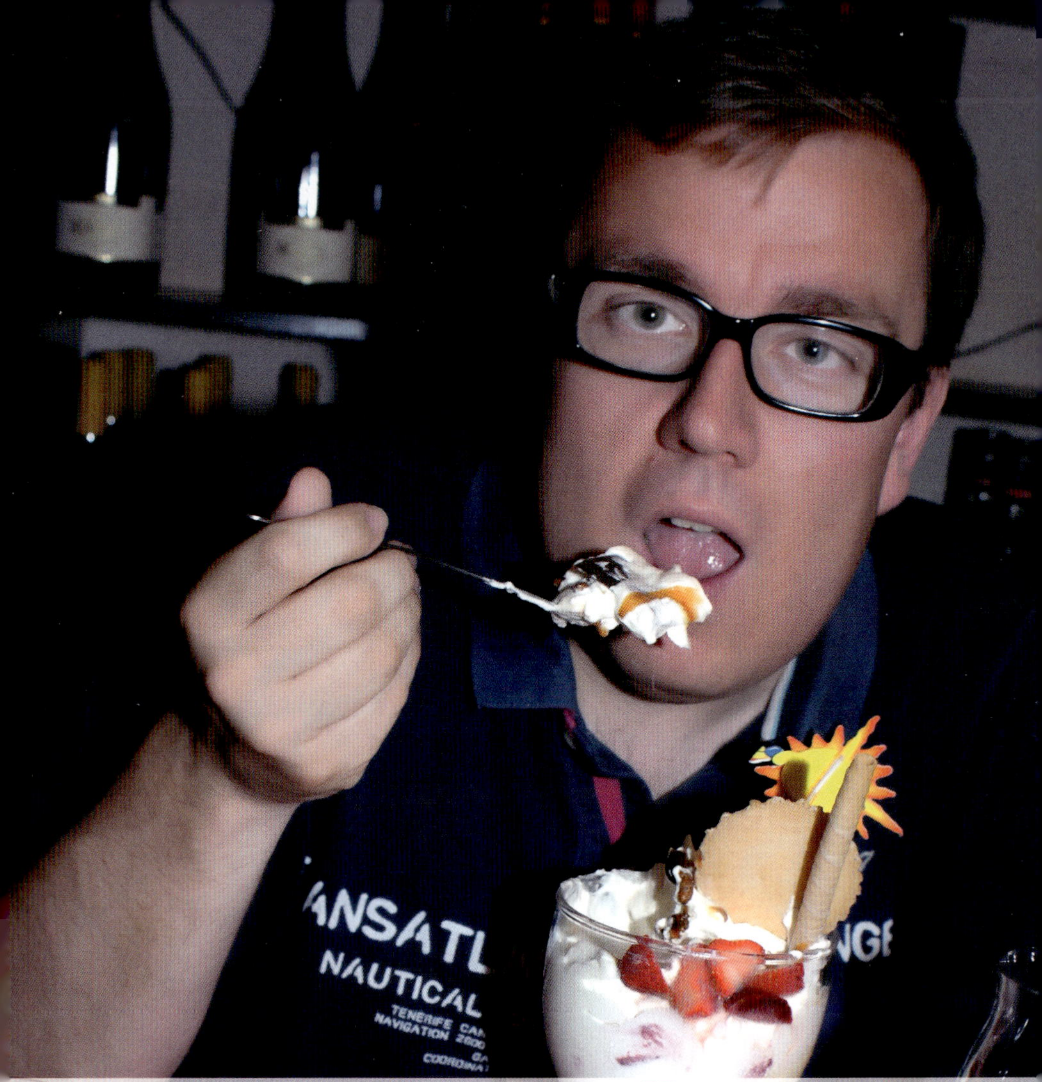

VON AMMENMÄRCHEN UND URBAN LEGENDS

Viele absurde Mythen ranken sich rund ums Thema Essen und halten sich erstaunlich lange in den Köpfen der Menschen.

Darf es noch etwas mehr sein? Nachschlag gefällig? Nichts scheint zu abwegig, wenn es darum geht, den eigenen Schutzschild aus Lügen aufrechtzuerhalten: Ein Burger hat schließlich auch ein Salatblatt, ist somit also gesund. Die Ananas auf der Pizza Hawaii zählt doch als frisches, vitaminreiches Obst. Und Schokolade wird doch aus Kakaobohnen gemacht, Bohnen sind Gemüse und wir sollen doch alle mehr Gemüse essen, oder? Und wenn ich der heißen Pizza eine kalte Cola hinterherkippe, neutralisieren sich doch die Kalorien, weil mein Körper Energie verbraucht, wenn er die Temperatur erst nach unten und dann wieder nach oben korrigieren muss, nicht wahr?

Nein, nicht wahr! Mal ehrlich, niemand nimmt diese Ammenmärchen für bare Münze, trotzdem sind sie in aller Munde. Wie kann das sein? Nun, zum einen haben sie eine gewisse Halbwertzeit aufgrund ihres Unterhaltungswerts (ein wenig wie die einschlägigen »Urban Legends«, also meist ziemlich absurde Geschichten, die man exakt so bereits gefühlte tausendmal gehört hat, die aber merkwürdigerweise jedes Mal – »echt jetzt!« - einer Person aus dem direkten Umfeld des Erzählers widerfahren sind). Zum anderen klammern sich viele dicke Menschen bereitwillig an jeden Strohhalm, der sich ihnen bietet.

Auch ich zählte früher zu den Menschen, die ihren Körper in der Öffentlichkeit nicht gern auf dem Silbertablett präsentierten. Ich trug nach Möglichkeit weite Kleidung im Format von Lastwagenplanen, um zu kaschieren, was sogar einem Blinden mit Krückstock aufgefallen wäre. Ins Schwimmbad oder in die Ostsee ging ich, wenn überhaupt, nur mit T-Shirt, zu sehr schämte ich mich für meinen Schwabbelbauch und meine hängenden Brüste. Aber vor wem versteckte ich meinen dicken Körper wirklich? Meine Ausmaße in ihrer ganzen Fülle blieben auch so den Menschen nicht verborgen.

Wer weiß, vielleicht zog ich mit dem T-Shirt sogar mehr Aufmerksamkeit auf mich, als es ohne diese notdürftige »Tarnung« der Fall gewesen wäre. Oder war auch das Teil meines Selbstbetrugs? Wollte ich einfach nur selber nicht wahrhaben, was nicht sein durfte? War ich wie ein kleines Kind, das sich beim Versteckspiel die Augen zuhält und glaubt, dann nicht mehr gesehen zu werden?

DIÄT

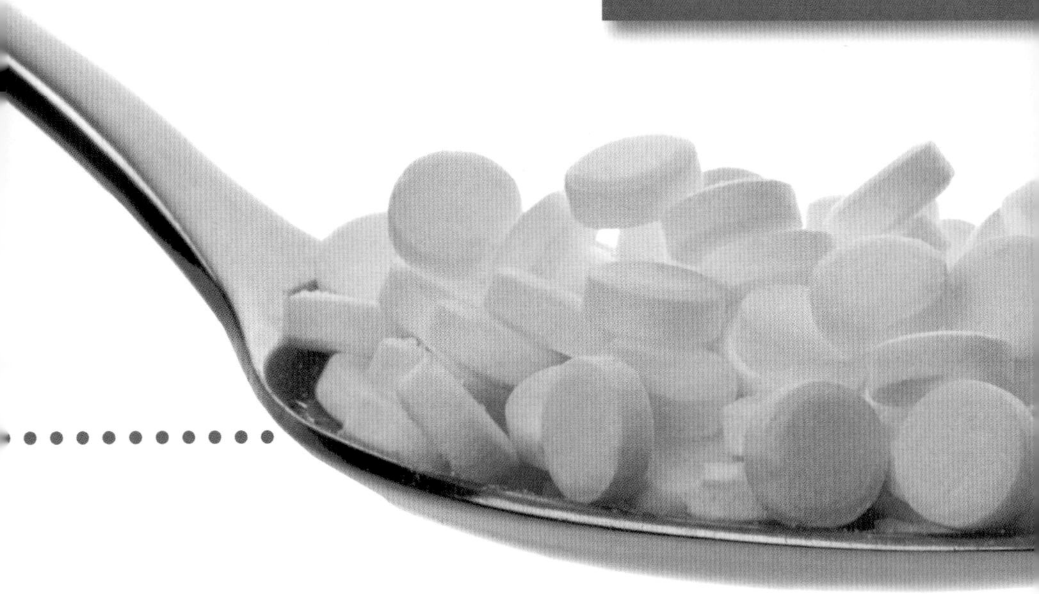

**Sie sind wie das Original, nur teurer.
Und schmecken tun sie auch nicht so gut.**

Im Laufe meiner »Diätkarriere« habe ich natürlich auch viele Diät-Produkte durchprobiert. Mittlerweile gibt es in fast jedem Supermarkt einen ganzen Gang voller Regale nur für Diätlebensmittel. Jährlich werden in Deutschland etwa 1,8 Milliarden Euro für Diätlebensmittel ausgegeben. Manche Hersteller entwerfen extra zucker- oder fettarme Imitate ihrer kalorienreichen Verkaufsschlager, die geschmacklich natürlich nie an das Original heranreichen. Beliebt sind auch Kooperationen mit »alten Bekannten«: Produkte, auf denen das Logo der Frauenzeitschrift mit der gleichnamigen Diät oder das der Punktezähler prangt.
Ein gern genommener Trick: Mit einem geringen Fettanteil werben und das daraus resultierende, entsprechend maue Geschmackserlebnis ver-

PRODUKTE: ESSEN×2

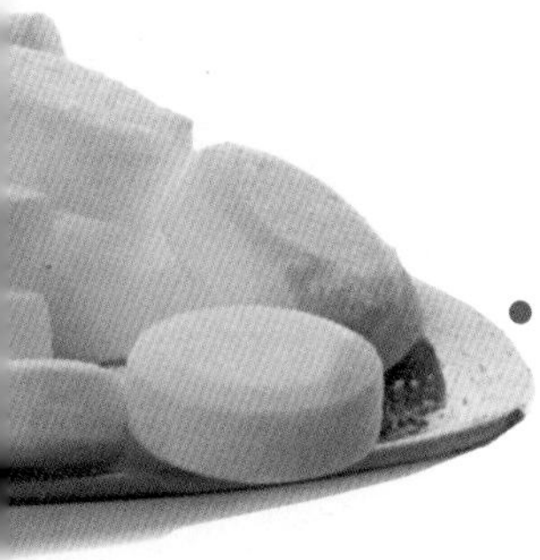

suchen, mit viel Zucker oder – noch schlimmer – mit Süßstoffen zu übertünchen. Das einzige Problem: Unser Körper ist nicht so dumm, wie wir denken (ist irgendwie auch ein peinlicher Gedanke). Er merkt, wenn er veralbert wird und wir ihm etwas vorenthalten. Das Ende vom Lied sind früher oder später die berüchtigten Heißhungerattacken oder wie in meinem Fall, dass die Dinge, die man isst, vielleicht nur halb so viele Kalorien haben, man dafür aber doppelt so viel davon isst. Und übrigens: Auch zu viel Zucker wird später in Fett umgewandelt.

Unser Körper ist nicht so dumm, wie wir denken.

ALKOHOL

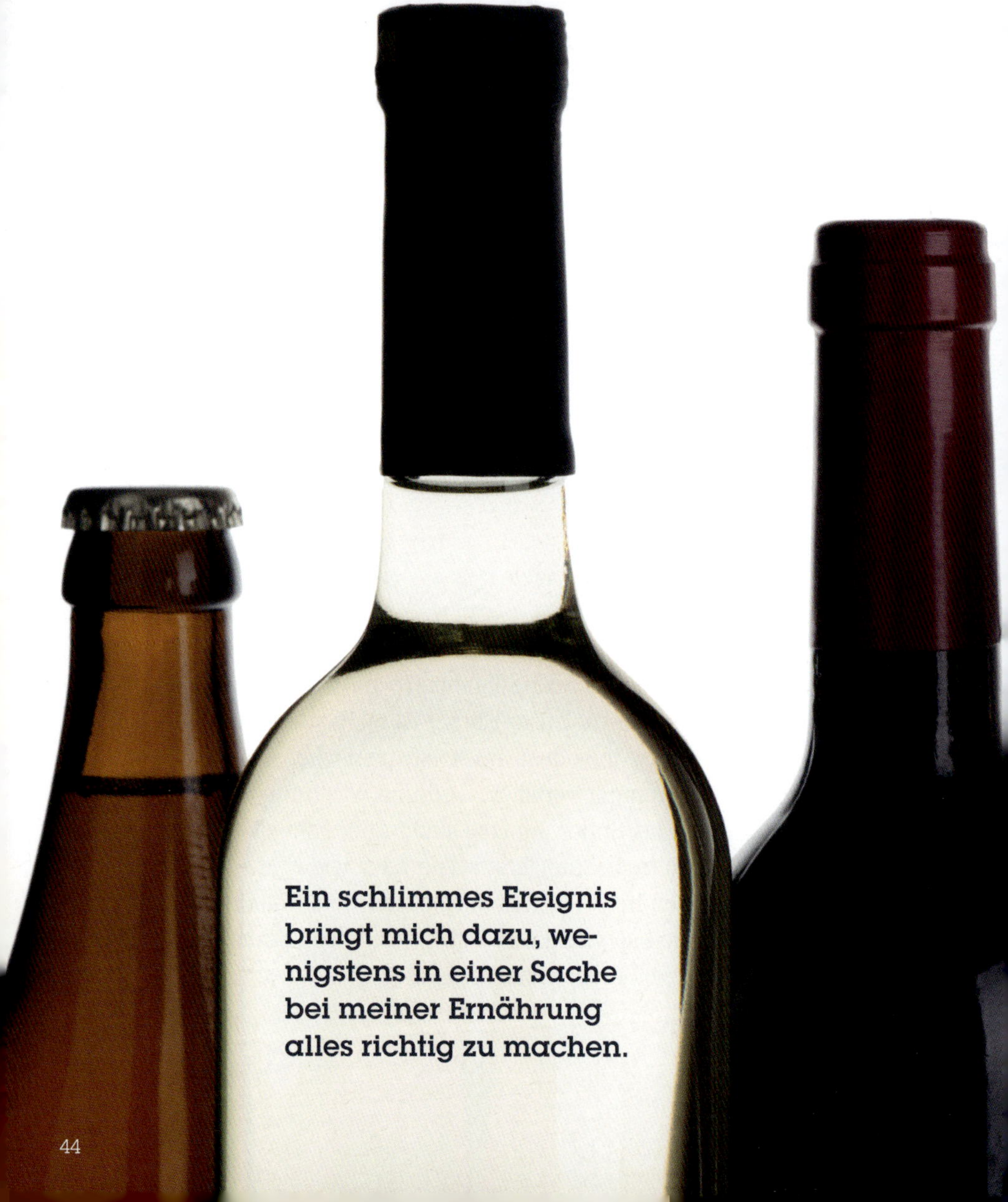

Ein schlimmes Ereignis bringt mich dazu, wenigstens in einer Sache bei meiner Ernährung alles richtig zu machen.

Alkohol ist ein hervorragendes Lösungsmittel: Es löst Familien, Ehen, Freundschaften, Arbeitsverhältnisse, Bankkonten, Leber und Gehirn auf. Es löst nur keine Probleme. **(Autor unbekannt)**

Mein Bruder trank sich zu Tode.

Auch wenn ich persönlich nicht trinke, finde ich, dass das Thema Alkohol nicht unerwähnt bleiben sollte. Probleme mit Alkohol sind weit verbreitet und haben einen direkten Einfluss, sowohl auf unsere Gesellschaft als auch die Gesundheit der Bevölkerung, auch wenn viele Menschen das nach wie vor nicht wahrhaben wollen.

Fakt ist, dass in Deutschland fast zehn Millionen Menschen Alkohol in solchen Mengen konsumieren, dass sie dadurch ihre Gesundheit ruinieren. Etwa anderthalb Millionen Menschen sind alkoholabhängig. Mein Bruder war leider einer von ihnen und ich habe es bis zuletzt nicht bemerkt. Und damit habe ich heute noch zu kämpfen. Ohne dass jemand aus seinem Umfeld etwas bemerkt hätte, trank er sich systematisch zu Tode, bis er eines Nachts auf der Bettkante zusammensackte und nicht mehr aufstand. Seine Organe waren durch das Trinken so sehr angeschlagen, das eines nach dem anderen einfach aussetzte.

Es ist eine der Tücken, die die Alkoholsucht mit sich bringt: Man sieht sie denen, die darunter leiden, nicht zwangsläufig an. Während ich meine Dämonen in Form von überschüssigem Fett für alle deutlich sichtbar mit mir herumschleppte, hat mein Bruder es sein Leben lang geschafft, was immer in ihm vorging, vor seinen Mitmenschen zu verbergen. Woran er letztlich zerbrochen ist, kann ich nicht sagen, und das ist ein schrecklicher Gedanke. Diese Unwissenheit nagt an mir, da ich ihn nicht nur vermisse, sondern mich auch frage, inwieweit ich ihm hätte helfen können oder womöglich sogar ein Teil seiner Sorgen war. Ich werde es nie erfahren.

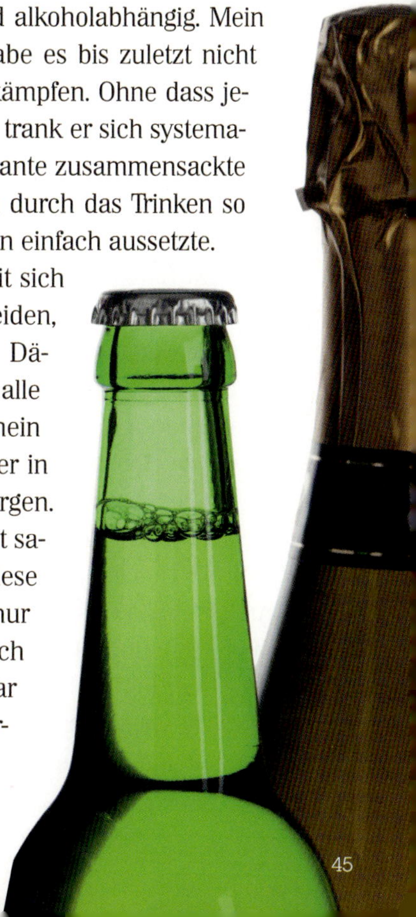

Alkohol enthält viele Kalorien, behindert die Fettverbrennung und macht hungrig.

Wegen der Erfahrung mit meinem Bruder habe ich für mich entschieden, dem Alkohol in meinem Leben keinen Platz einzuräumen. Aber auch jeder andere Mensch, der sein Gewicht dauerhaft reduzieren möchte, täte gut daran, seine Trinkgewohnheiten kritisch zu hinterfragen. Aufgedunsener Bierbauch und schwammiges Trinkergesicht kommen nicht von ungefähr: Alkoholische Getränke sind nicht nur jede Menge Kalorien in Flüssigform, sondern regen auch den Appetit kräftig an. Da kann man während eines rauschenden Festes schon mal den Überblick verlieren, wie oft die Hand im Laufe des Abends tief in die Schale mit den Chips oder den Erdnüssen eingetaucht ist. Auf diesem Weg wandert das Fett ätzenderweise auch noch direkt in die Problemzonen, weil der Körper seine Prioritäten auf den Abbau des Alkohols richtet.

Hinzu kommt außerdem, dass bei übermäßigem Alkoholkonsum der Blutzuckerspiegel rapide absinkt, weil die Leber, die normalerweise für einen ausgeglichenen Zuckerhaushalt sorgt, nun mit dem Alkohol kämpft. Für Diabetiker ist das gefährlich, für Besitzer einer Dönerbude am Hauptbahnhof besonders lukrativ: Ihre Haupteinnahmequelle sind unterzuckerte Zechbrüder und -schwestern, die nach einer durchfeierten Nacht morgens um vier – dem Alkohol sei Dank – der Heißhunger packt. Andere halten es noch aus, bis sie zurück in ihrer Wohnung sind, und fallen dann wie Raubtiere über den Kühlschrank her. Der dicke Kopf ist nach einem Tag wieder weg. Mit dem dicken Bauch hat man deutlich länger zu kämpfen.

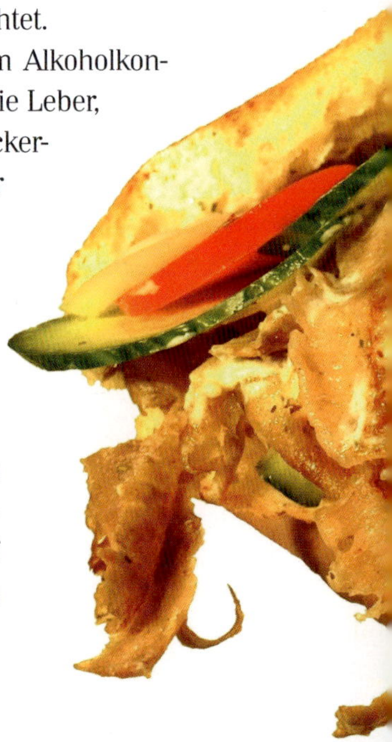

WARUM ALKOHOL DICK MACHT

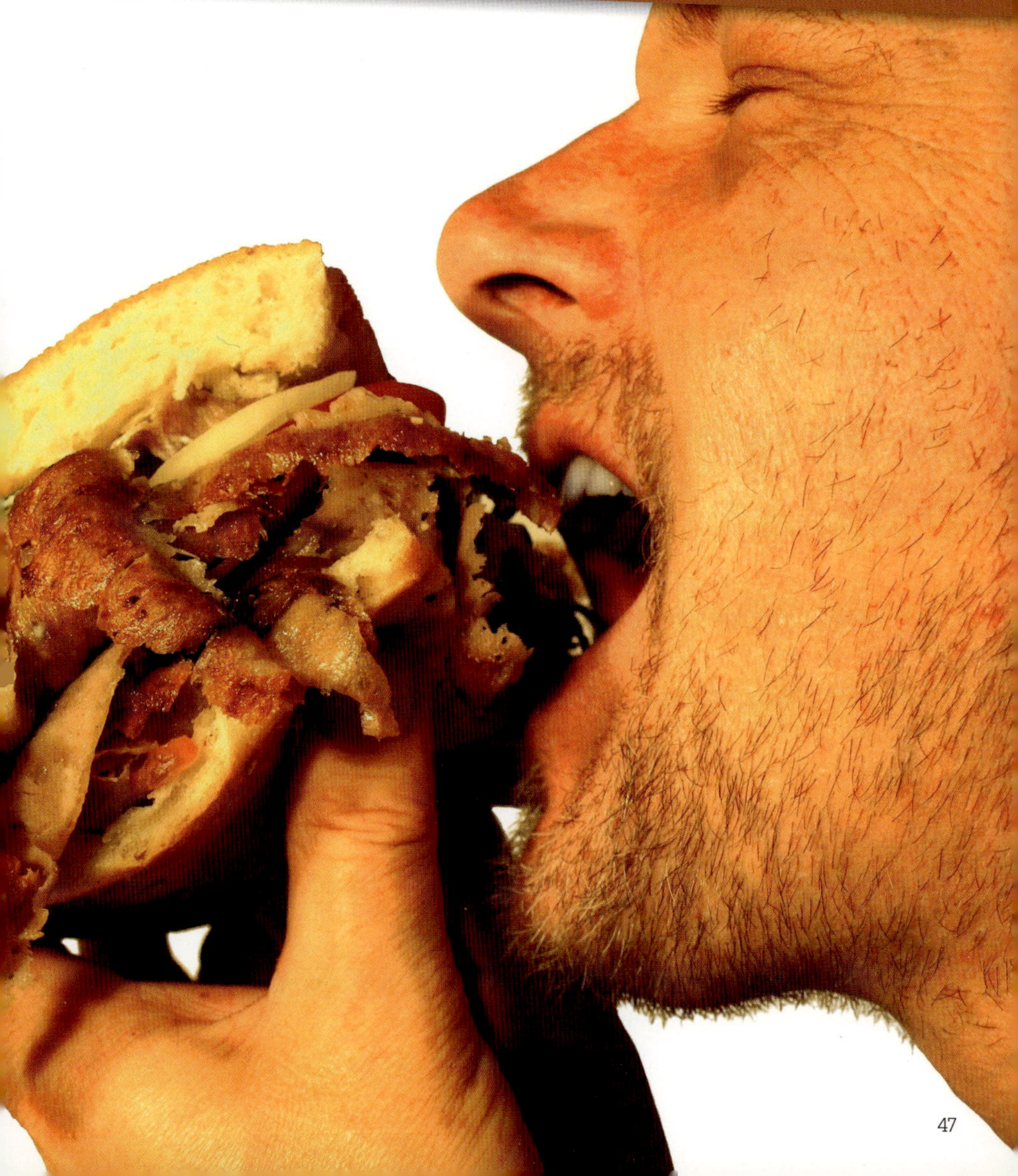

Ich fühlte mich nicht wohl in meinem Körper.

So abgedroschen es auch klingen mag: Weniger Kilos bedeuten für mich mehr Lebensqualität. Das gesamte Wohlbefinden ändert sich zum Besseren, wenn ich mir im Sitzen die Schuhe zubinden kann, ohne dass mein riesiger Bauch dabei im Weg ist und schmerzhaft auf meine Organe drückt, während mir gleichzeitig das Blut in den Kopf schießt. Seit ich mich gesünder ernähre, fühle ich mich einfach frischer und weniger

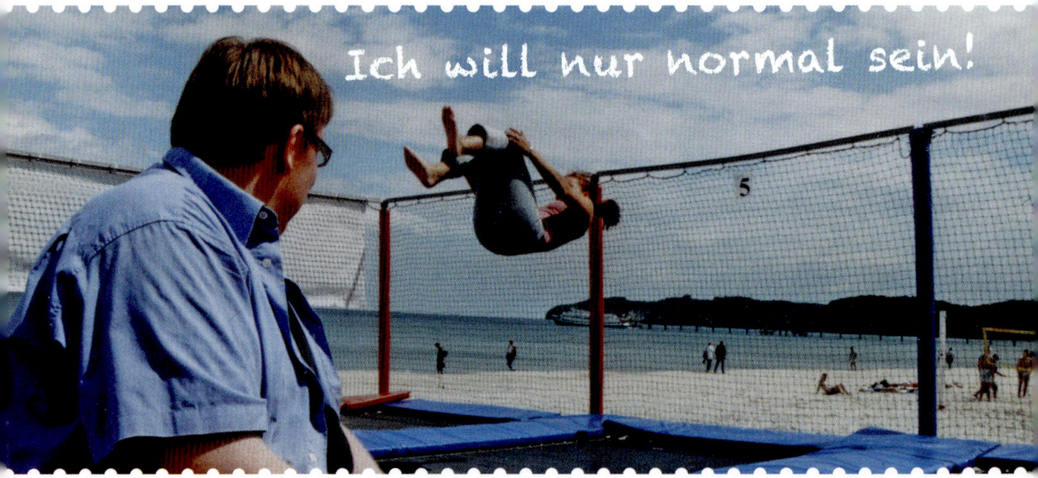

»innerlich zugemüllt«. Mein Körper dankt es mir mit erhöhter Leistungsbereitschaft, körperlich, aber auch geistig. Im Gegensatz zu früher, als ich mich nach schnellem und unüberlegtem Essen meist müde, voll und träge fühlte, bin ich heute nach dem Essen wach, aktiv und voller neuer Energie.
Man hört oft den Satz: »Jeder Dicke, der behauptet, dass er sich in seinem Körper wohlfühlt, lügt.« Letztlich kann man den Menschen nicht in den Kopf gucken. Jeder weiß selbst am besten, wie es tief im stillen Kämmerlein um das eigene Wohlbefinden bestellt ist. Ich kann nur für mich sprechen, aber auch wenn ich früher keineswegs ein schlechtes oder unglückliches Leben geführt habe: Wirklich wohlgefühlt habe ich mich nicht. Ich glaube schon, dass man sich auch als sehr dicker Mensch wohlfühlen kann, aber dafür muss man sich zuerst definitiv mit einer ganzen Menge unerfreulicher Dinge abfinden.
Dazu war ich jedoch nicht mehr bereit.

Das Dicksein schränkt mich nicht nur körperlich ein.

Viele Einschränkungen, mit denen ich als stark übergewichtiger Mensch leben musste, sehe ich mittlerweile als wiedergewonnene Freiheit an. Das können so banale Dinge sein wie mal eben in eine C&A-Filiale hineinzugehen und sich ein neues Hemd zu kaufen. Mir geht es gar nicht darum, dass ich die Klamotten dort besonders toll finde. Mir geht es darum, dass ich überhaupt die Wahl habe!

KAUFEN, WAS UND WO MAN WILL

Früher war C&A für mich von vornherein ausgeschlossen, weil es dort nichts in meiner Größe gab. Heute kann ich zumindest hineingehen und mich für oder gegen das Hemd entscheiden. Ich habe die Wahl, auch das ist für mich ein Stück Freiheit. Eine Freiheit, die ich mit 159,5 Kilogramm nicht hatte. Mich störte nicht, dass ich nicht war wie alle anderen. Das wollte ich auch gar nicht sein. »Normal« ist schließlich auch nur der Durchschnitt aller Verrückten. Mit meinem Status als Paradiesvogel konnte und kann ich gut leben. Was mich nervte, war der goldene Käfig, der durch meinen Speck immer enger wurde.

Die Wahl zu haben ist ein Stück Freiheit

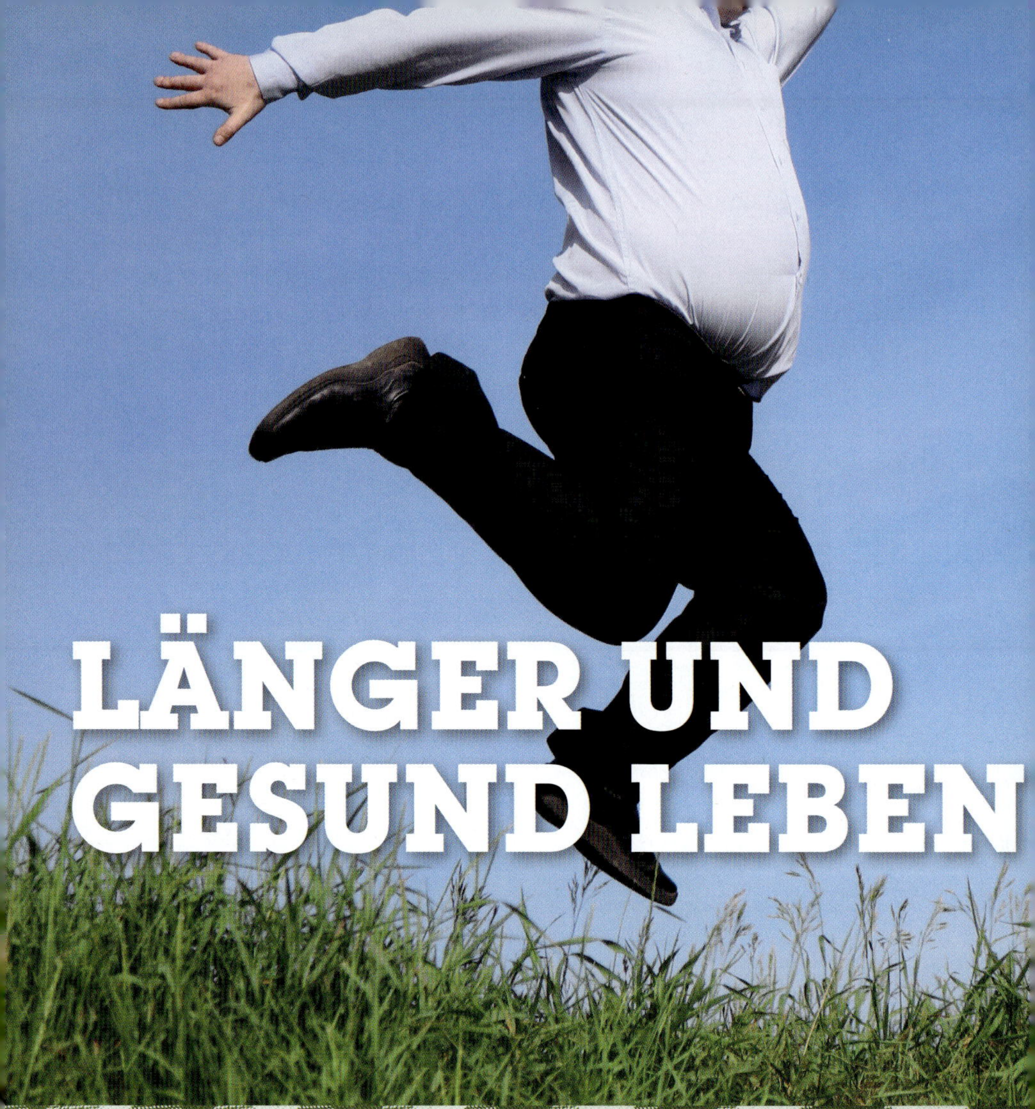

LÄNGER UND GESUND LEBEN

Eine OECD-Studie aus dem Jahr 2010 kommt zu dem Schluss, dass stark übergewichtige Menschen im Schnitt acht bis zehn Jahre früher sterben als Normalgewichtige. Angeblich sind 15 Kilogramm Übergewicht gleichbedeutend mit einem um 15 Prozent erhöhten Sterberisiko. Nebenbei bemerkt: Ironischerweise sorgt ausgerechnet diese stark verkürzte Lebenserwartung dafür, dass sich die Mehrkosten, die übergewichtige Menschen dem Gesundheitssystem verursachen, relativieren.

Dick und glücklich, das geht vielleicht noch. Aber dick und gesund, das geht auf Dauer nicht.

Mittlerweile ist sich die Wissenschaft einig darüber, dass es gesünder ist, dick und trainiert als mager und untrainiert zu sein. Allerdings reden wir hier von moderatem Übergewicht und nicht von den Dimensionen jenseits der 165 kg, in denen ich mich noch vor anderthalb Jahren bewegte. Derart starkes Übergewicht führt bei jedem über kurz oder lang zu schweren gesundheitlichen Beeinträchtigungen bis hin zu einer stark verkürzten Lebensdauer.

Dadurch, dass ich mein Leben wieder in den Griff bekommen habe, werde ich nicht nur gesünder, sondern aller Wahrscheinlichkeit nach auch bedeutend länger leben. Und das wie gesagt bei gestiegener Lebensqualität. Massives Übergewicht gilt als entscheidender Risikofaktor für viele Krankheiten, angefangen bei Bluthochdruck und Diabetes Typ 2 über Herz-Kreislauf-Schädigungen, Störungen des Fettstoffwechsels, Gallensteine und Asthma bis hin zu Krebs. Ganz zu schweigen von der erheblichen Mehrbelastung für den gesamten Knochen- und Gelenkapparat.

FOOD FOR THOUGHT

Böse Zungen würden jetzt das Unwort des Jahres 1998 in den Mund nehmen und von »sozialverträglichem Frühableben« sprechen. Volkswirtschaftlich betrachtet fallen Dicke sozusagen trotz ihrer vielen Pfunde nicht stärker ins Gewicht als andere Menschen. Die Autoren der Studie weisen allerdings darauf hin, dass sich dies ändern könnte, weil auch das Auftreten von Folgeerkrankungen, verursacht durch Übergewicht, stark zunimmt.

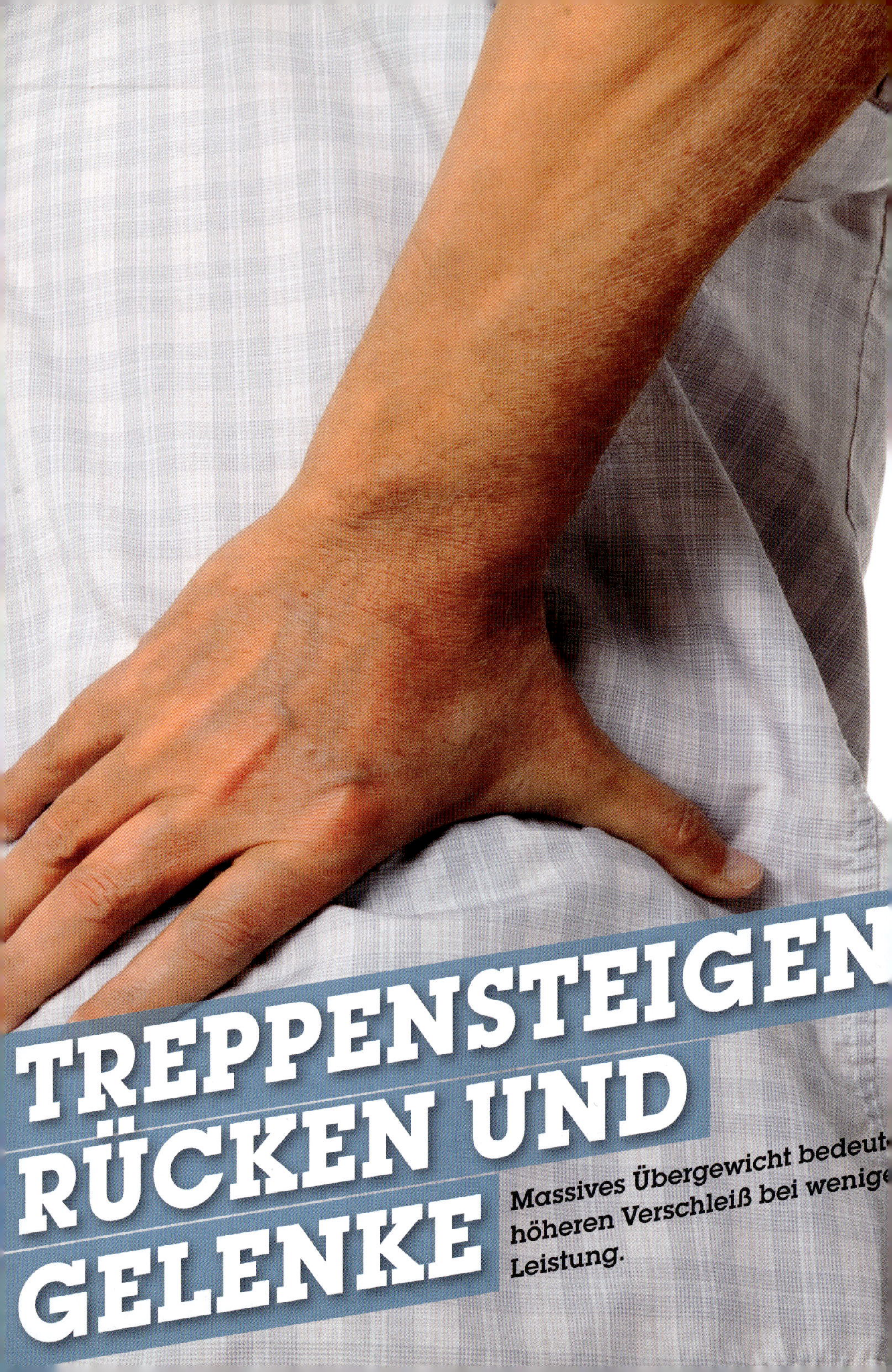

TREPPENSTEIGEN RÜCKEN UND GELENKE

Massives Übergewicht bedeut- höheren Verschleiß bei wenige Leistung.

Meine Freunde waren oft verwundert bis entsetzt, wie schnell ich beim Treppensteigen außer Atem kam und ins Schwitzen und Schnaufen geriet. Dünne Menschen tun sich oft schwer damit, sich in die Lage dicker Menschen hineinzuversetzen. Gern hätte ich meinen Freunden in solchen Momenten die Anzahl an Kilos, die ich ihnen »voraus« hatte, in Form von Kartoffelsäcken auf den Rücken geschmissen und zugesehen, wie sie sich auf der Treppe abgemüht hätten. Dass ich zu diesem Zeitpunkt noch keinerlei Sport machte, kam natürlich erschwerend hinzu. Ich hasste das Gefühl, selbst bei Kleinigkeiten wie beim Treppensteigen zur Wohnung im fünften Stock körperlich nicht mit meinen Freunden mithalten zu können. Nur eines war noch schlimmer: wenn sie aus Mitleid auf mich warteten. Denn dann bekamen sie das ganze schnaufende Elend mit, das sich da mühsam am Geländer hochzog.

Man muss kein Biomechaniker sein, um zu verstehen, dass ein Scharniergelenk wie das menschlichen Knie bei hoher Belastung (also in meinem Fall rund dem Doppelten an Gewicht, für das es eigentlich ausgelegt ist) auch einem hohen Verschleiß unterliegt oder im schlimmsten Fall irgendwann ganz den Geist aufgibt. Häufig kommt noch erschwerend hinzu, dass die durch das Übergewicht vorhandene Mehrbelastung mit akutem Bewegungsmangel einhergeht, was die Knochen und Gelenke noch einmal zusätzlich schwächt.

Bei mir war es der Rücken, der sich zuerst bemerkbar machte. Die Muskulatur war dort durch den Mangel an Bewegung und mein hohes Gewicht derart verkürzt, dass ich mir als Verschleißerscheinung eine entzündete Bandscheibe einhandelte. Eine wirklich schmerzhafte Angelegenheit, die ich nicht einmal meinen schlimmsten Feinden wünsche. Auch heute habe ich damit gelegentlich noch zu schaffen und bin nicht völlig beschwerdefrei. Aber ich will mir nicht ausmalen, wie viel schlimmer es heute um mich bestellt wäre, wenn eine bedeutend schwächere Rückenmuskulatur ein bedeutend höheres Gewicht ausgleichen müsste. Wahrscheinlich hätte ich schon mehr als einen Bandscheibenvorfall »genossen«.

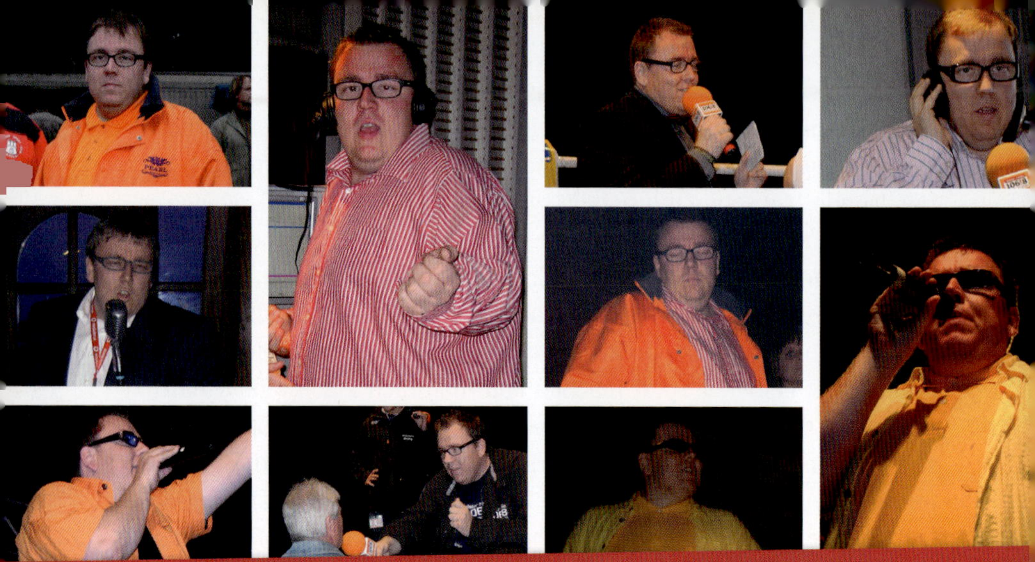

LEISTUNG IM JOB

Auch als Dicker kann ich im Job volle Leistung bringen. Aber wie lange?

Trotz meiner Pfunde habe ich es beruflich weit gebracht. Ich kann mit voller Überzeugung sagen, dass ich meinen Traumjob gefunden habe – und zwar ohne dass ich jemals eine Bewerbung schreiben musste. Für meine Karriere habe ich immer vollen Einsatz gebracht, und ich glaube mittlerweile sagen zu können, dass es sich ausgezahlt hat. Die Frage ist nur, wie lange es auf diesem Level noch weitergegangen wäre.

Mein Job ist zeitaufwendig und stressig. Dieses berufliche Dauerfeuer in Kombination mit meinem Körper, den ich über Jahre hinweg sträflich vernachlässigt hatte, kam einem permanenten Fahren im Grenzbereich gleich. Hätte ich nicht rechtzeitig die Notbremse gezogen, wer weiß, wie lange es noch gedauert hätte, bis der erste Herzinfarkt fällig gewesen wäre. Der Flohr geht so lange zum Brunnen, bis er bricht. Soweit wollte ich es nicht kommen lassen.

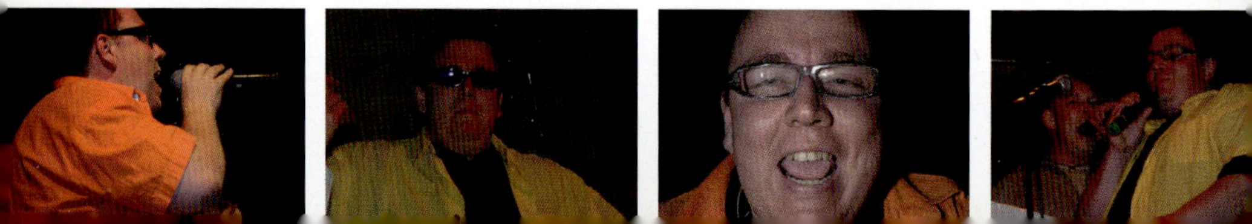

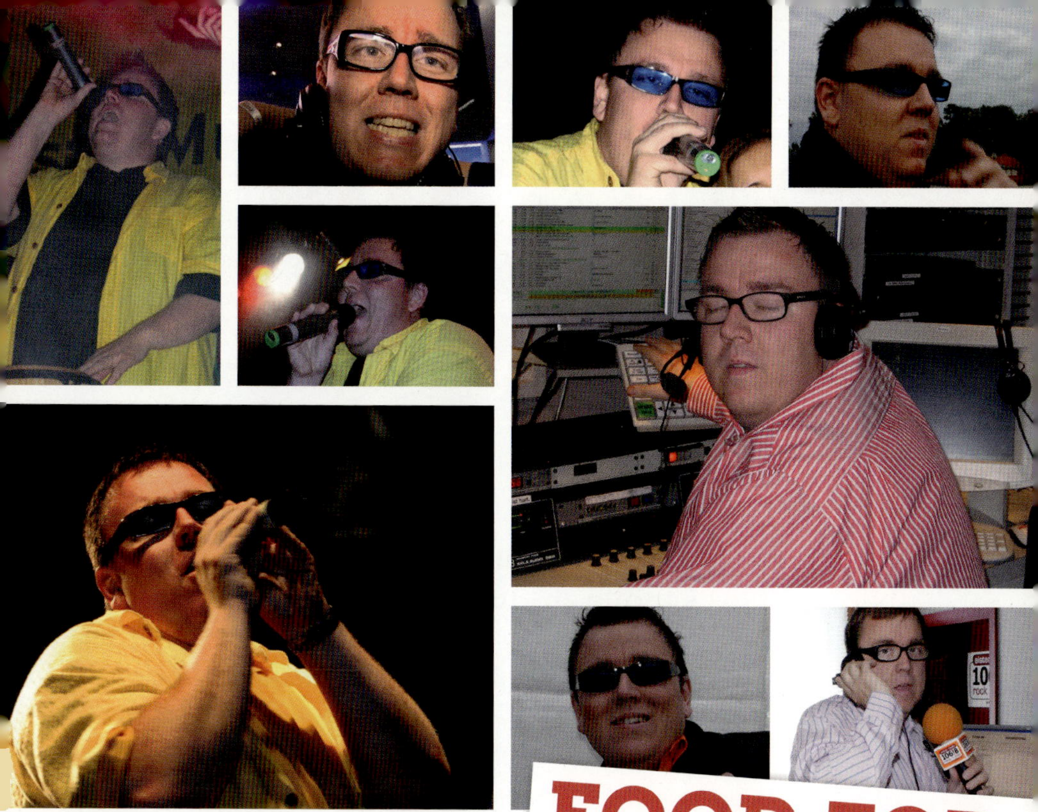

FOOD FOR THOUGHT

Ein OECD-Bericht aus dem Jahr 2010 weist darauf hin, dass dicke Menschen bei gleicher Qualifikation gegenüber normalgewichtigen Menschen häufig schlechte Karten haben, wenn sie sich um die gleiche Arbeitsstelle bewerben. Die meisten Arbeitgeber halten dicke Menschen für weniger produktiv. Die Tatsache, dass in Nordeuropa dicke Menschen im Vergleich zu Normalgewichtigen dreimal häufiger Arbeitsunfähigkeitsbezüge bekommen, scheint ihnen zumindest teilweise recht zu geben. Bleibt die Frage, warum das so ist. Liegt es nur an den physischen Folgen des Dickseins oder spielt vielleicht auch die Tatsache, dass viele dicke Menschen alltäglichen Diskriminierungen und infolgedessen womöglich psychischen Problemen ausgesetzt sind, eine Rolle?

GESUNDHEIT KOSTET GELD

Wer bereit ist, in seine Gesundheit zu investieren, bekommt als Rendite zusätzliche Lebensjahre.

Ich möchte um Gottes willen kein Buch über Gesundheitspolitik schreiben. Aber eine Sache halte ich vor dem Hintergrund dieses Buches doch für erwähnenswert: Meiner Meinung nach sind die meisten Menschen in Deutschland durch unser derzeitiges Gesundheitssystem zu sehr verwöhnt. Zumindest dahingehend, dass oftmals die Bereitschaft fehlt, Geld für die eigene Gesundheit auszugeben. Natürlich kann sich nicht jeder Mensch einen Personal Trainer leisten oder ein Ernährungsseminar besuchen.

Aber ich glaube, im Rahmen seiner Möglichkeiten sollte jeder Einzelne sich darüber Gedanken machen, was er oder sie aus eigener Kraft bzw. eigener Tasche in seine Gesundheit investieren kann, auch wenn es vielleicht über die Leistungen hinausgeht, die die eigene Krankenkasse anbietet. Gesundheit kostet nun mal Geld. Wenn ich darüber nachdenke, fallen mir keine Sachen ein, in die es sich mehr lohnen würde, zu investieren. Immerhin geht es um die eigene Zukunft und die Frage, was man sich selber wert ist.

Schon mit relativ wenig Aufwand kann man gut und gerne ein paar Jahre seines Lebens hinzubekommen. Nur sind diese Jahre eben nicht geschenkt. Man muss dafür etwas tun, man muss bereit sein, dafür etwas zu investieren – sei es tatsächlich durch käuflich erworbene Gesundheitsleistungen oder im Hinblick auf die eigene Gesundheit bewusst getroffene Entscheidungen im Lebenswandel. Letzten Endes weiß niemand von uns, wie er seine letzten Lebensjahre verbringen wird. Vermutlich ist ein möglichst langes Leben gar nicht erstrebenswert, wenn die letzten Jahre von Krankheit und Einsamkeit geprägt sein sollten. Vielleicht denkt man angesichts des nahenden Endes aber auch: »Ach, es wäre doch schön gewesen, wenn ich noch ein paar Jahre mehr gehabt hätte.« Die Frage, was man denn zu Lebzeiten aktiv dafür getan hat, kann nur jeder für sich selbst beantworten. Ebenso wie die Frage, ob ich lieber mit allen Konsequenzen ausschließlich im Hier und Jetzt leben möchte oder auch an meine Zukunft denke. Wie und in welcher Gewichtung dann die Prioritäten verteilt werden, bleibt jedem selbst überlassen.

Verantwortlich ist man nicht nur für das, was man tut, sondern auch für das, was man unterlässt. (Laotse)

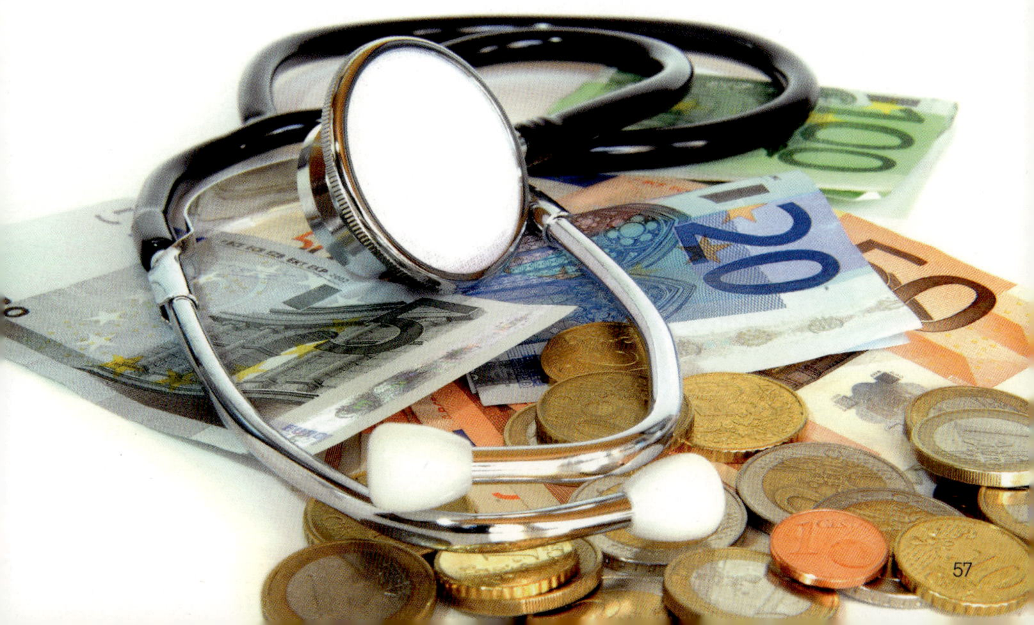

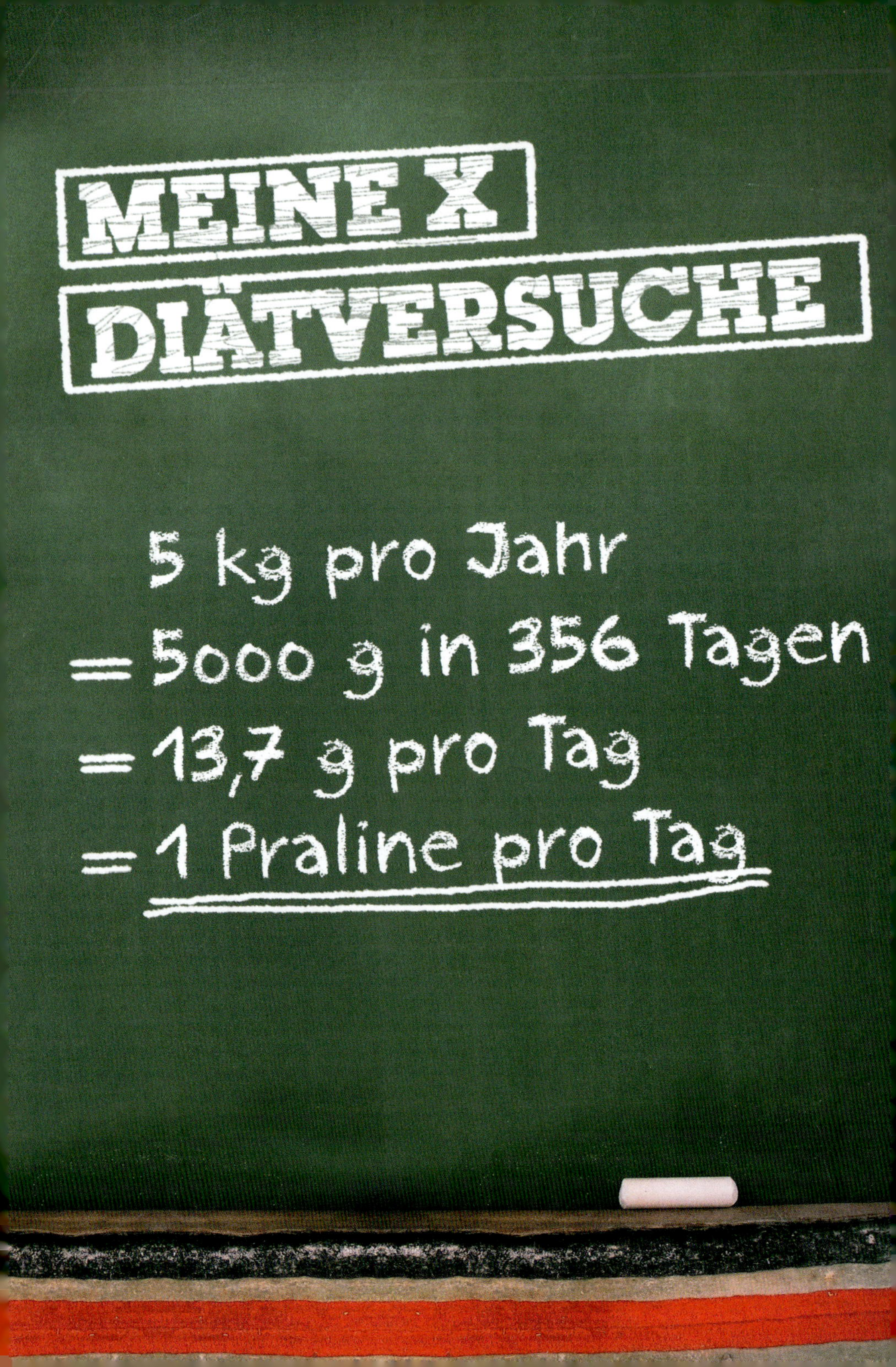
MEINE X
DIÄTVERSUCHE
5 kg pro Jahr
= 5000 g in 356 Tagen
= 13,7 g pro Tag
= 1 Praline pro Tag

Auch wenn alles auf die Energiebilanz hinausläuft, lässt sich nicht alles mit ihr erklären.

In der Theorie ist alles so einfach: Wenn ich über ein Jahr lang verteilt jeden Tag nur die Menge einer kleinen Praline weglassen würde, müsste ich am Ende des Jahres schon fünf Kilogramm an Gewicht verloren haben. Die Realität sieht wirklich anders aus. Von komplizierten Kalorientabellen, Verboten und exakten Mengenangaben bis in den Grammbereich halte ich im Übrigen nichts, doch dazu später mehr.

Bricht man es auf den einfachsten Nenner herunter, ist es wirklich nicht schwer: Wir vergleichen zwei Werte miteinander, aus denen sich unsere Energiebilanz zusammensetzt. Der erste Wert ist dabei die Summe an Kalorien, die wir an einem Tag verbrauchen. Der zweite Wert ist die Menge an Kalorien, die wir an einem Tag zu uns nehmen. Verbrauchen wir mehr Kalorien, als wir zu uns nehmen (negative Energiebilanz), nehmen wir ab. Nehmen wir mehr Kalorien zu uns, als wir verbrauchen, nehmen wir zu (positive Energiebilanz).

Mit dieser weisen Erkenntnis kann ich Sie wahrscheinlich nicht schockieren. Die einfache Formel ist jedem einsichtig. Und genau das ist das Problem: In blanken Zahlen ausgedrückt mag das alles sehr simpel erscheinen, aber es lässt zu viele Aspekte außen vor. Die ganze Wahrheit ist ungleich komplizierter.

Die Energiebilanz erklärt, was auf der physiologischen Ebene vor sich geht, nicht mehr und nicht weniger. Die berüchtigte, meist in der Mehrzahl auftretende Kalorie ist eigentlich nur ein neutraler Begriff für eine Energieeinheit (Kalorien sind nicht diese kleinen Tierchen, die nachts die Kleidung enger nähen). Angaben wie »1.000 Kalorien« bezeichnen also erst einmal einen völlig neutralen Wert, der an sich weder gut noch schlecht ist. Es kommt darauf an, worin diese tausend Kalorien enthalten sind. Das kann eine vollwertige, gesunde Mahlzeit sein oder ein Rieseneisbecher. Die Energiebilanz sagt also nichts über die Qualität unserer Nahrung aus. Die Qualität ist aber von großer Bedeutung für eine Umstellung auf eine gesunde Ernährung. Zudem klammert eine rein physische Betrachtung die mentale Ebene komplett aus. Warum essen wir zu viel? Warum essen wir das Falsche? Woher kommt der gefürchtete Heißhunger? Alles Fragen, die die Energiebilanz allein nicht beantworten kann.

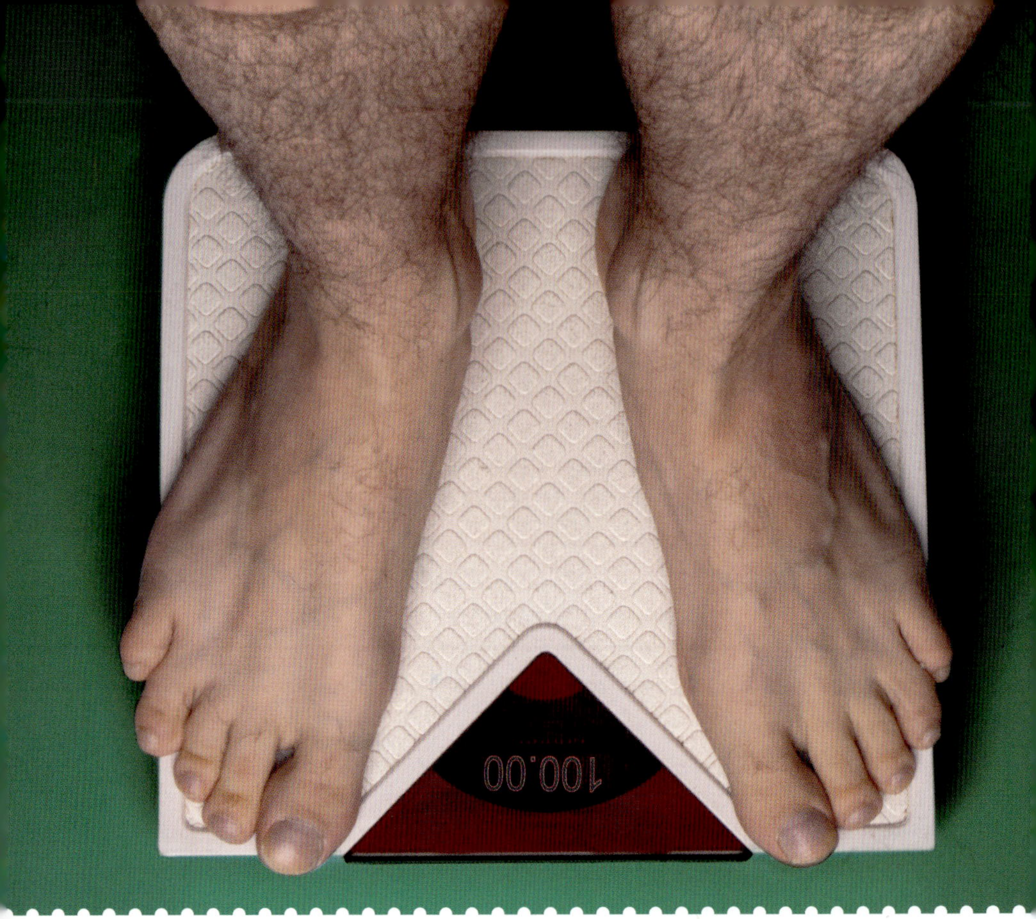

… und damit nähern wir uns dem ursprünglichen Begriff von »Diät« sogar eher an als die meisten Wald- und Wiesendiäten, die jede Woche auf den Titelseiten diverser Zeitschriften angepriesen werden. Diät stammt vom griechischen Wort »díaita« und bedeutete ursprünglich nichts anderes als »Lebensführung« oder »Lebensweise«. Das ging so lange gut, bis irgendein Mensch auf die Idee kam, dass man rund um das Thema Abnehmen eine Industrie mit Milliardenumsätzen aus dem Boden stampfen könnte. So oder so ähnlich wird es sich abgespielt haben. Fakt ist, dass das Wort »Diät« im deutschsprachigen Raum so gut wie immer die klassische (und nicht wirkende, oft sogar kontraproduktive) Reduktionsdiät bezeichnet.

A-DIÄT, B-DIÄT, C-DIÄT …

Vergessen Sie alle althergebrachten Diäten, davon werden Sie auf lange Sicht eher dicker als dünner. Die einzig sinnvolle Diät lautet: »Die ät ich, und die ät ich nich …«

PREISFRAGE:

Glauben Sie, es würde eine derart unüberschaubare Masse an Diäten auf dem Markt geben, wenn auch nur eine davon funktionieren würde? Müsste diese eine wirksame Diät sich nicht langsam herumsprechen und die anderen Konkurrenten vom Markt verdrängen? Was schließen wir daraus?

Meiner Meinung nach gibt es unzählige Diäten, mit denen Sie abnehmen, aber keine einzige, mit der Sie das neue Gewicht anschließend dauerhaft halten können. Und glauben Sie mir, ich spreche aus Erfahrung. Die klassische Reduktionsdiät, wie immer sie im Einzelfall auch aussehen mag, bringt meist folgende Probleme mit sich:

- **Eine Diät ignoriert Ihre persönlichen Bedürfnisse.** Anstatt darauf einzugehen, gibt Ihnen die Diät vor, was Sie wann zu essen haben. Das unterscheidet sich häufig sehr von dem, was Ihr Körper tatsächlich braucht. Das können nur Sie selber am besten wissen, die Menschen sind in ihren ganz speziellen Bedürfnissen viel zu unterschiedlich, als dass ein »Ernährungsexperte« in einer Zeitschrift alle Leser und Leserinnen gleichzeitig ansprechen könnte.
- **Eine Diät ist zeitlich begrenzt.** Ihnen ist kein Stück geholfen, wenn Sie sich über eine oder mehrere Wochen lang anders ernähren, dann aber wieder in Ihre alten Muster zurückfallen.
- **Eine Diät findet in einer isolierten Ausnahmesituation und nicht im Alltag statt.** Ob im Urlaub, im Sporthotel oder auf einer Kur: Jenseits des grauen Alltags fällt es immer leichter, Neues auszuprobieren. Man ist motivierter, entspannter, ist womöglich unter Menschen, die einen zusätzlich antreiben, man ist frei von Sorgen und Frust, die einen sonst vielleicht zur Schokolade greifen lassen. Aber auch der schönste Urlaub

FOOD FOR THOUGHT

Innere Widerstände? Bei all den nicht von der Hand zu weisenden Fakten, die gegen herkömmliche Diäten sprechen: Wie sieht es in Ihnen aus? Kann es sein, dass Ihre Probleme mit dem Dicksein in Wahrheit einen schönen, in sich geschlossenen Mikrokosmos darstellen, in dem Sie sich ganz gut eingerichtet haben und den Sie gar nicht unbedingt verlassen wollen? Genießen Sie es womöglich ein wenig, wenn Sie selber hart mit sich ins Gericht gehen, nachdem Sie mal wieder über die Stränge geschlagen haben? Verleihen Sie der darauf folgenden Wut auf sich selber Ausdruck, indem Sie wieder essen? Oder ersticken Sie das Gefühl der Wut auf sich selber mit noch mehr Essen?

ist mal zu Ende, und der Alltag hält wieder Einzug in unser Leben. Und da wundern Sie sich, wenn die Pfunde genauso schnell zurückkommen, wie sie beim Beach-Volleyball, beim Radeln und beim Plantschen in den Wellen verschwunden sind?

Eine Diät ist zu einseitig. Sie können sich vielleicht zwei Wochen lang ausschließlich von Kohlsuppe, Essig und Knoblauch ernähren. Aber ein Leben lang? Nein danke, auch das leckerste Steak hängt Ihnen irgendwann zum Hals heraus, wenn die Ernährung zu einseitig ist. Ganz abgesehen von den fatalen gesundheitlichen und ökologischen Folgen, die eine übertrieben fleischreiche Ernährung mit sich bringt. Andererseits wird es die Punktezähler freuen, wenn Sie ihnen ein Leben lang Geld dafür in den Rachen werfen, dass Sie sich einmal in der Woche vor anderen Menschen begaffen und wiegen lassen und die hauseigenen überteuerten Produkte kaufen, bei denen die Punktzahl praktischerweise schon auf der Packung vermerkt ist. Verständlicherweise werden Sie früher oder später das ewige Punkte zählen leid sein. Die Kilos werden sich gleich darauf dort wieder breitmachen, wo sie am wenigsten erwünscht sind. Aber die Punktezähler werden Sie mit Sicherheit gern wieder aufnehmen, wenn Sie ein bisschen Einsicht und Reue zeigen. Immerhin zahlen Sie gutes Geld.

Eine Diät ist lebensfremd. Kaum jemand hat die Zeit, jeden Tag aufwendig und frisch zu kochen. Manchmal muss es einfach schnell gehen, und oft ist die heimische Küche kilometerweit weg.

Flüchten Sie sich im Anschluss daran in Träume von einem neuen, dünnen Leben und fangen an Pläne zu schmieden, sodass vielleicht andere, viel wichtigere Sorgen, die Sie eigentlich haben, verdrängt werden? Oder werden sogar Probleme, die gar nichts mit Ihrem Fett zu tun haben, fälschlicherweise Ihrer Figur zugeschrieben? Wenn ich die Tatsache, dass meine Beziehungen nie lange halten, von vornherein mit meiner mangelnden Attraktivität begründe, muss ich mir gar nicht erst die Frage stellen, ob ich vielleicht Bindungsängste habe. Bequem, oder? Diese Erklärungsansätze müssen natürlich nicht zwangsläufig auf Sie zutreffen. Aber die menschliche Psyche geht zum Teil bemerkenswerte Wege, die auf den ersten Blick nicht immer leicht nachzuvollziehen sind.

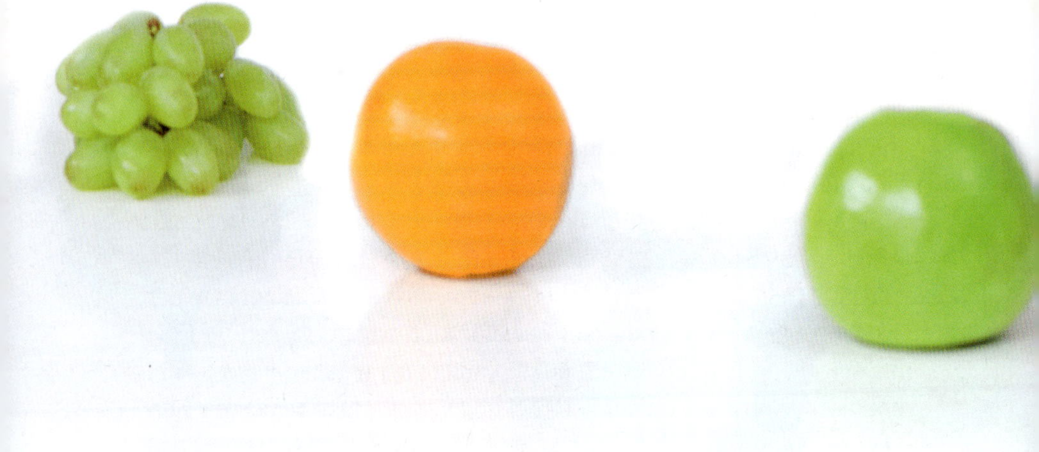

Nicht menschliche Schwäche, sondern ein Fehler im System sorgt für Rückfälle nach jeder Diät.

Rückfälle sind bei jeder zeitlich begrenzten Diät vorprogrammiert. Böse Zungen würden jetzt behaupten, das sei von denen, die mit Diäten Geld verdienen, sogar so gewollt oder zumindest ein nicht unerwünschter Nebeneffekt. Immerhin erhält man sich so seinen Kundenstamm, der regelmäßig beschämt zurückgekrochen kommt, sobald die verlorenen Kilos wieder drauf sind. Die Schuldfrage ist auch schnell beantwortet: Dicke Menschen sind verfressen, faul und nicht diszipliniert. Wer so argumentiert, macht es sich zu einfach und bedient nur die alten Vorurteile. Die »Schuld« für den Rückfall, sofern man davon überhaupt sprechen kann, ist nicht beim jeweiligen Menschen zu suchen, sondern beim mangelhaften Konzept, das der Diät zugrunde liegt.
Vergleichen Sie es einfach mal mit einer Maschine, die eigentlich fliegen soll, aber nicht nach den Gesetzen der Aerodynamik gebaut ist. Stellen Sie sich eine Art Fahrrad vor, mit dessen Pedalen Sie große Flügel an der Seite dazu bringen, sich auf und ab zu bewegen. Sie werden auf das Fahrrad gesetzt und mit einem kraftvollen Schubser über eine Klippe gestoßen. Sie strampeln und strampeln wie verrückt, die

VON RÜCKFALL ZU RÜCKFALL

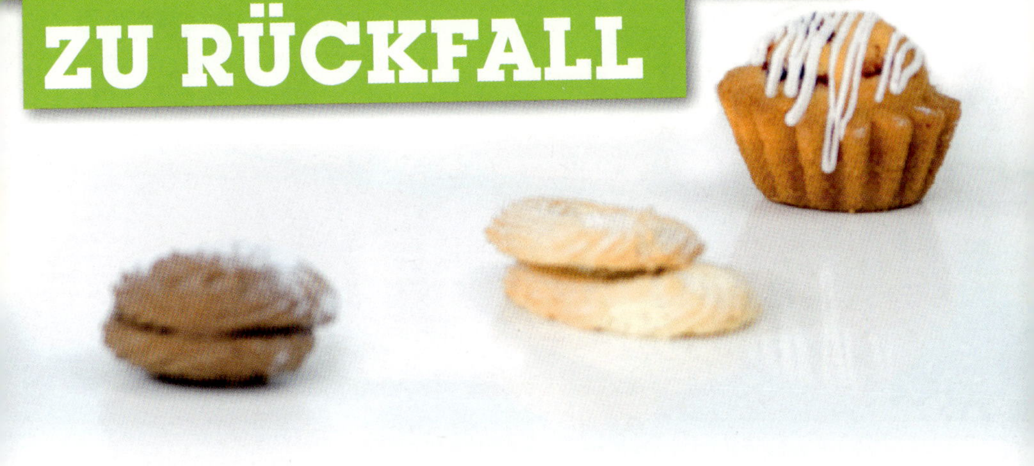

Flügel schlagen elegant wie bei einem Vogel, aber trotzdem wird Ihr Gefährt immer langsamer, bis die Spitze sich nach vorne neigt und Sie unaufhaltsam dem Erdboden entgegenrasen. Vom Klippenrand hinter Ihnen hören Sie noch aufmunternde Rufe: »Keine Sorge, das wird schon! Sie müssen nur noch doller in die Pedale treten!« Sie treten wie verrückt. Aber am Ende bleibt Ihnen nur die Erkenntnis, dass nicht der Fall wehtut, sondern nur das Aufschlagen auf dem Boden der Tatsachen. Ist es jetzt Ihre Schuld, weil Sie sich beim Treten nicht genug angestrengt haben? Oder wäre es vielleicht nicht doch angebrachter, dem Konstrukteur eines solch merkwürdigen Gefährts, das von vornherein zum Absturz verurteilt war, ein dickes Physikbuch links und rechts um die Ohren zu hauen?

Jede herkömmliche Diät ist mit so einem Flugapparat vergleichbar. Der Fehler liegt im System, nicht bei Ihnen.

LASSEN SIE SICH NICHT DIE SCHULD FÜR ETWAS GEBEN, DAS ANDERE VERBOCKT HABEN. UND NOCH VIEL WICHTIGER: STEIGEN SIE GAR NICHT ERST IN SO EINE MASCHINE EIN!

JO-JO-EFFEKT

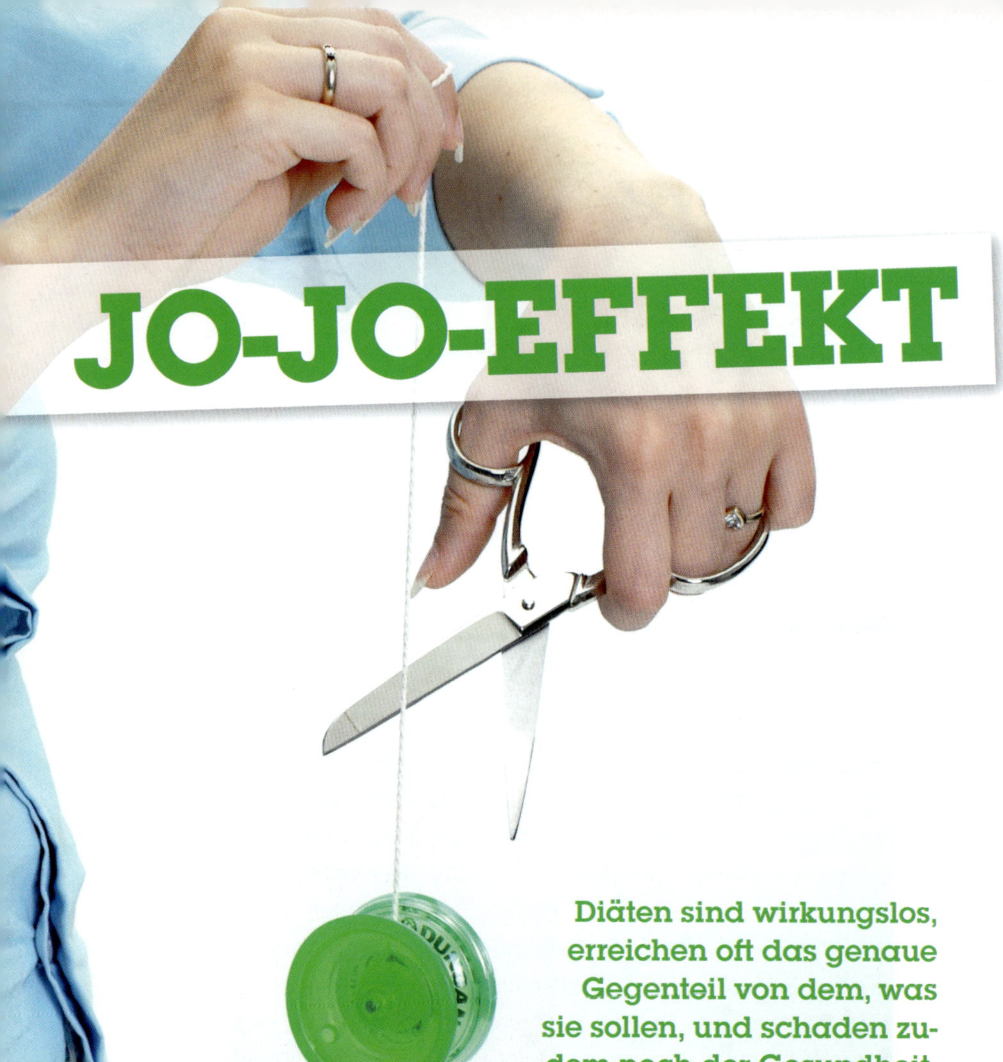

Diäten sind wirkungslos, erreichen oft das genaue Gegenteil von dem, was sie sollen, und schaden zudem noch der Gesundheit.

Er ist – neben Kohlsuppe und Selleriestangen – in aller Munde: Der Jo-Jo-Effekt. Jeder hat davon gehört. So gut wie jeder, der schon einmal abnehmen wollte, hat bereits unerwünschterweise mit ihm Bekanntschaft gemacht. Aber warum eigentlich? Um das zu erklären, müssen wir kurz auf den Energieumsatz des Körpers zu sprechen kommen.

Als Grundumsatz bezeichnet man vereinfacht gesagt die Energiemenge (gemessen in Kalorien), die der Körper pro Tag bei völliger Ruhe und konstanter Temperatur benötigt, um seine Vitalfunktionen aufrecht zu erhalten. Standgas sozusagen. Hinzu kommen noch Faktoren wie Alter,

Gewicht, Geschlecht und Muskelmasse, die den Grundumsatz bestimmen. Kommen jetzt körperliche Aktivitäten wie Arbeit oder Sport und die mit der wechselnden Belastung verbundene Temperaturregulierung hinzu, wird zusätzliche Energie verbraucht. Diesen Wert bezeichnet man als Leistungsumsatz. Aus der Summe von Grundumsatz und Leistungsumsatz ergibt sich der Gesamtumsatz.

Bei der Berechnung der Energiebilanz ist der Gesamtumsatz der Sollwert. Der Sollwert wird also aus jener Anzahl an Kalorien bestimmt, die der Körper für Standgas und Action benötigt. Und nun wird nachgezählt, wie viele Kalorien dem Körper zugeführt werden. Das ist dann der Istwert. Ist der Istwert höher als der Sollwert, wird der Körper überfüttert.

Wird jetzt der Körper infolge einer Diät leichter, sinkt auch sein Grundumsatz, also die Anzahl an Kalorien, die der Körper in völligem Ruhezustand benötigt. Dieser Effekt wird noch zusätzlich verstärkt, wenn parallel zur Diät kein gezieltes Training der Muskeln stattfindet. Die baut der Körper nämlich ebenfalls ab. Muskelgewebe verbraucht im Ruhezustand aber mehr Energie als Fettgewebe, sodass der Grundumsatz noch weiter sinkt. Es kann also passieren, dass jemand, der vor einer Diät einen Gesamtumsatz von 2400 Kalorien hatte (entspricht in etwa einem Mann mittleren Alters mit Bürojob), nach der Diät durch den abgefallenen Grundumsatz auf einmal einen Gesamtumsatz von 2200 Kalorien aufweist. Das heißt, nach Beendigung der Diät steigt sein Gewicht, sobald er mehr als 2200 Kalorien am Tag zu sich nimmt, obwohl er vor der Diät mit 2400 Kalorien am Tag sein Gewicht konstant gehalten hätte.

Mit anderen Worten: Sie können nach einer Diät noch dicker werden als vorher, auch wenn Sie zu der gleichen Ernährung zurückkehren, bei der Sie sonst Ihr Gewicht gehalten haben. So gesehen umschreibt der Begriff Jo-Jo-Effekt das Phänomen nur unzureichend. Ein Jo-Jo schnellt bis zu seinem Ausgangspunkt am Zeigefinger zurück, beim Jo-Jo-Effekt hingegen schießen viele Menschen sogar über das Ausgangsgewicht hinaus. In der Forschung wird ausdrücklich vor den gesundheitlichen Risiken dieses »Weight Cyclings« gewarnt. Diäten bringen also höchstens kurzfristige Erfolge, machen aber langfristig dicker als zuvor und schaden Ihrer Gesundheit. Lassen Sie bloß die Finger davon!

FOOD FOR THOUGHT

In einer Großstudie des *New England Journal of Medicine* haben Forscher im November 2010 ihre **Forschungsergebnisse zum Jo-Jo-Effekt** veröffentlicht. Heraus kam, dass so gut wie alle Probanden unabhängig von der ihnen verordneten Diät hinterher wieder zunahmen. Allerdings fiel der Jo-Jo-Effekt bei den Kandidaten, die eine eiweißreiche Ernährung und Kohlenhydrate mit einem niedrigen Glyx-Index (bekannt aus einschlägigen Diätratgebern, im Wesentlichen sind dies Vollkornprodukte und dunkler Reis statt Weißmehl- und Kartoffelprodukte) kombinierten, am geringsten aus. Man muss kein Hellseher sein, um zu ahnen, dass sich diese vermeintlich neuen Erkenntnisse demnächst wieder in allen möglichen, vermeintlich neuen, Diäten niederschlagen werden. Ich gehe jede Wette ein, dass dabei die Tatsache, dass der Jo-Jo-Effekt nur geringer ausfällt als sonst, schon als Erfolg gewertet wird. Das muss man sich einmal auf der Zunge zergehen lassen: Man verkündet stolz, dass das Scheitern nicht so heftig ausgefallen ist wie bei den Malen zuvor. Für mich ist das ungefähr gleichbedeutend mit dem Dorftrottel, der jeden Tag in das gleiche Loch fällt, aber trotzdem stolz verkündet, dass er es aus eigener Kraft geschafft hat, wieder herauszuklettern.

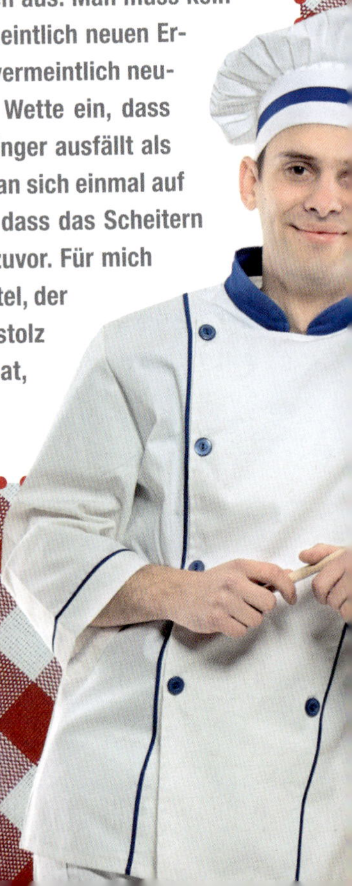

HUNGER IST DER BESTE KOCH

Wer hungrig am Buffet oder im Supermarkt jagt, fällt oft auf seine Nase rein!

Hunger mag vielleicht der beste Koch sein, er ist aber gleichzeitig der schlechteste Ernährungsberater! Hier trifft Ratio auf Instinkt. Je hungriger Sie beim Einkauf sind, desto mehr gewinnt Ihr Instinkt an Macht über Sie und Ihre guten Vorsätze. Der Verlierer ist Ihre Gürtelschnalle. Wer kennt es nicht, das Phänomen, dass der Einkaufswagen umso voller ist, je hungriger man den Gang zum Supermarkt antritt? Zudem lässt man sich bei akutem Heißhunger viel eher dazu verleiten, ungesunde Fertiggerichte zu kaufen: Es soll ja schnell gehen, schließlich knurrt der Magen schon. Anstatt sich eine gesunde, aber eventuell zeitaufwendige Mahlzeit zuzubereiten, landet dann eben doch wieder eine Pizza im Ofen oder wird am besten gleich vom Lieferservice geordert. Kein Wunder: Ist unser Körper erst einmal unten im Hungertal angelangt, meldet sich wieder die Überlebensstrategie zurück, die in der letzten Eiszeit sinnvoll gewesen sein mag, uns in der heutigen Welt aber so viele Probleme bereitet. Sie lautet: Irgendwoher möglichst schnell möglichst viel Energie auftreiben. Das bedeutet Heißhunger, vor allem auf süße und fettige Sachen. Bringen Sie sich und Ihren Körper am besten gar nicht erst in die Verlegenheit solcher Impulsiv-Einkäufe. Ein voller Bauch studiert vielleicht nicht gern, aber ein über den Tag konstant gehaltener Blutzuckerspiegel sorgt für bewusstere und gesündere Entscheidungen im Supermarkt.

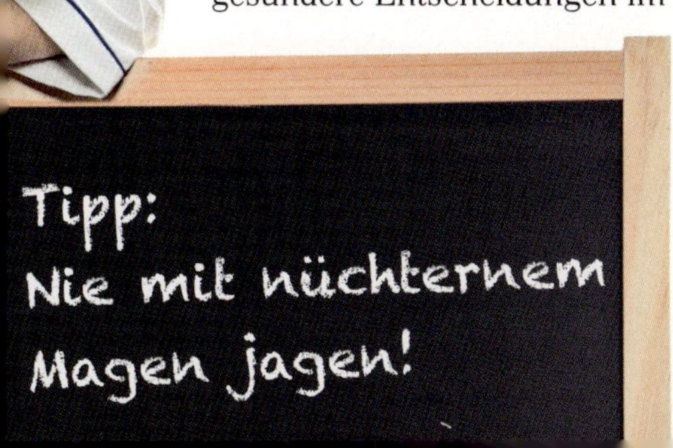

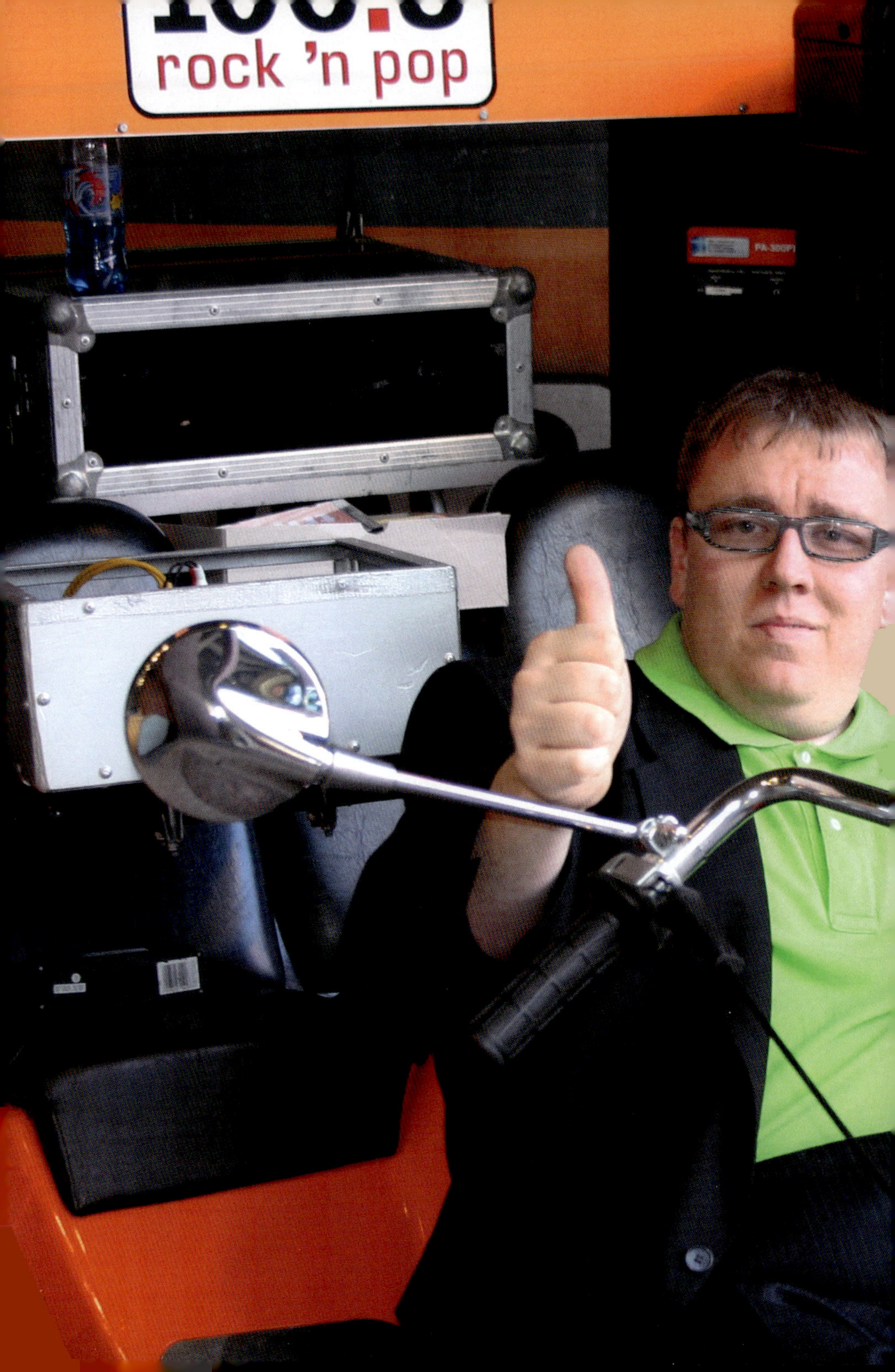
rock ’n pop

DANN: ABNEHMEN »ON AIR«

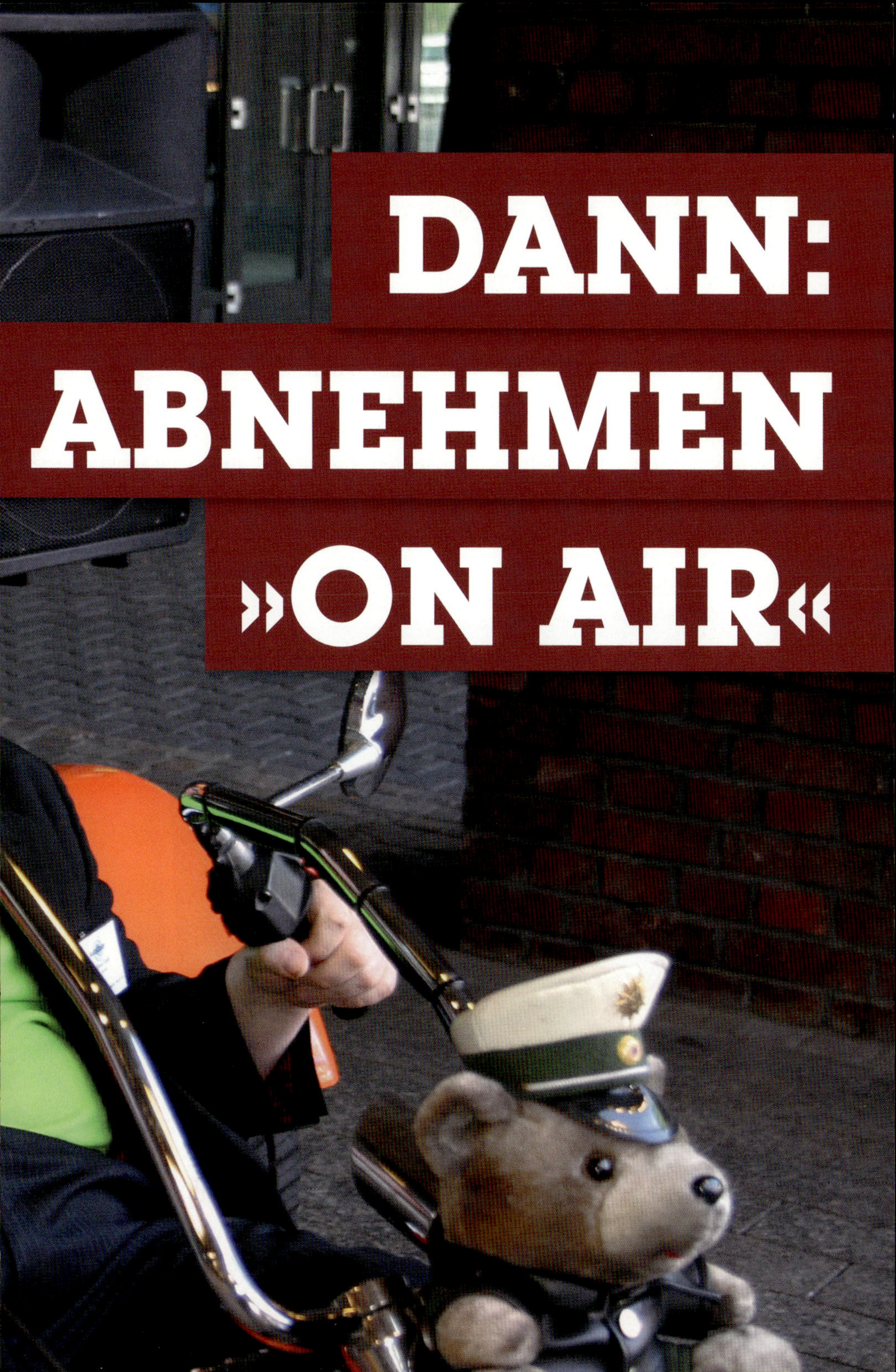

Ich gehe öffentlich eine Wette ein, was weitreichende Folgen hat.

Viele gute Ideen entstehen aus reiner Albernheit. Ein Beispiel dafür ist, wie wir bei alster radio 106!8 eines Tages herumflachsten und die Idee aufkam, ich könnte doch vor den Hörern das Versprechen abgeben, auf 106,8 Kilo abzuspecken, und den Verlauf dahin in den folgenden Sendungen dokumentieren. Je mehr wir darüber witzelten, desto besser gefiel uns allen die Idee, sodass wir uns schließlich daran machten, sie wirklich in die Tat umzusetzen, auch wenn es zunächst nur als Gag geplant war. Mit mir konnte man's ja machen.

Mit mir konnte man's ja machen.

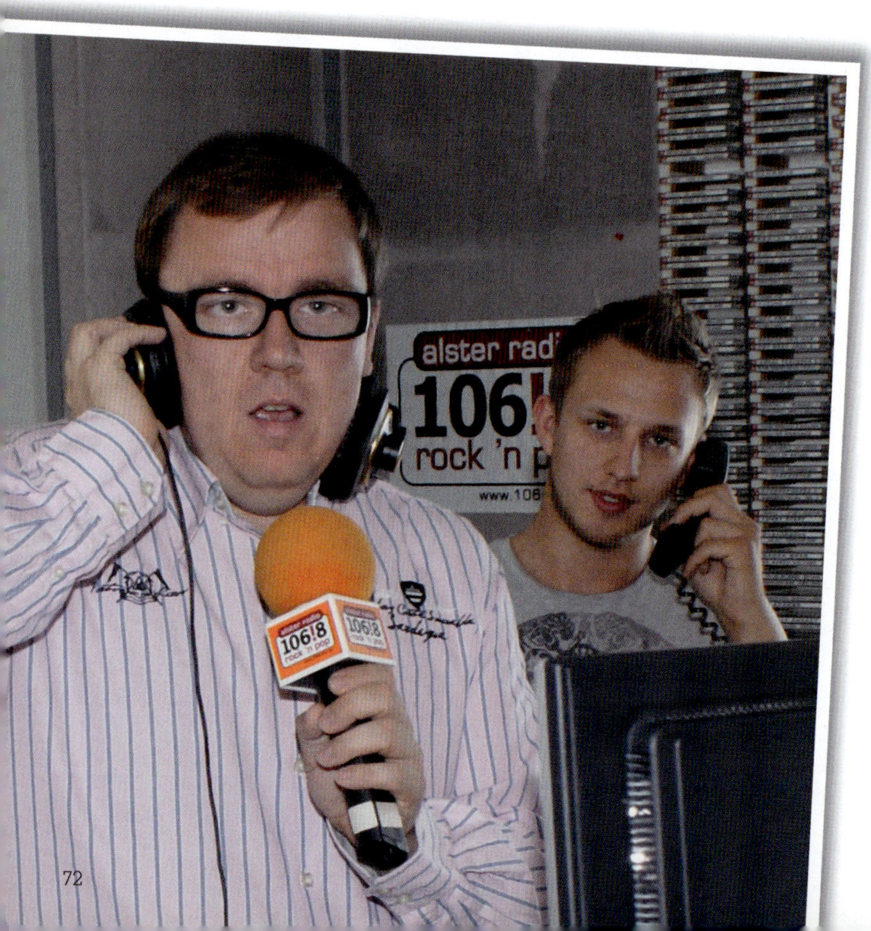

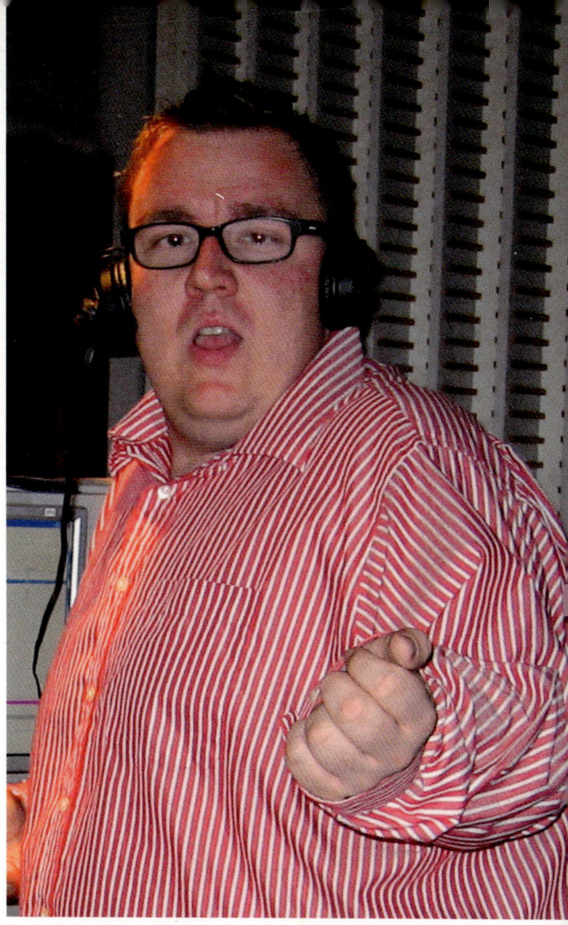

Schnell war eine bekannte Fitnesskette als Kooperationspartner gefunden. Wir rückten mit einem Kamerateam dort an und ich wurde einen Nachmittag lang dabei gefilmt, wie ich mir an den Geräten einen abstrampelte. Das Ganze war ursprünglich nur als einmalige Aktion gedacht, deshalb hatte ich auch nach nur kurzem Zögern zugestimmt. Das Feedback der Radiohörer fiel aber derart positiv aus, dass beschlossen wurde, die Sache weiterzuverfolgen. Zack, war ich in der Mühle drin.

Aber was sollte es? Ich hatte bei der Nummer schließlich nichts zu verlieren. Außer im Falle eines Scheiterns vor allen Hörern als disziplinloser Schwächling verhöhnt zu werden. Aber von genau dieser Horrorvorstellung erhoffte ich mir die nötige Motivation, es dieses Mal wirklich zu packen und endlich doch noch schlank zu werden. Unter den kritischen Augen der Hörerschaft würde der Erfolgsdruck dieses Mal so groß sein, dass es mit dem Abnehmen einfach funktionieren musste. Anstatt mir wie bisher nur selbst ein Versprechen zu geben, musste ich jetzt in aller Öffentlichkeit blank ziehen. Mit dem Versprechen »On Air« hatte ich die Verbindlichkeit auf eine neue Stufe angehoben. Und es fing alles so vielversprechend an.

Es fing alles so vielversprechend an.

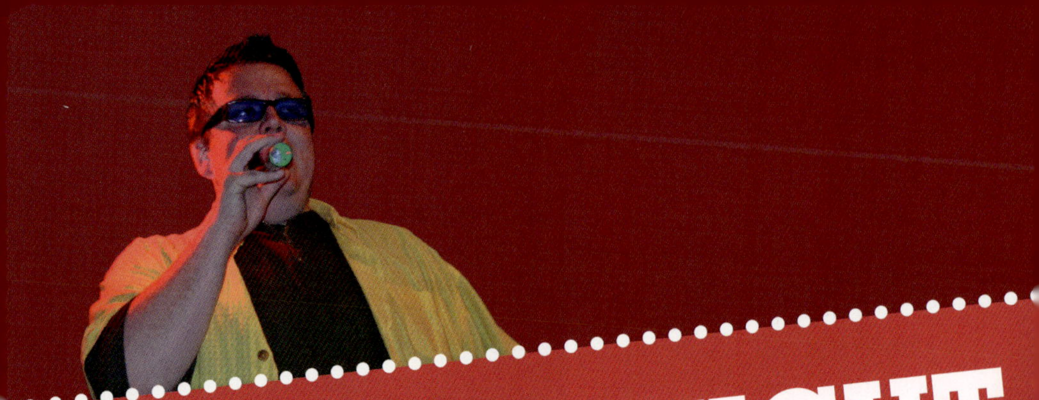

STARTGEWICHT

Ich startete mit einem Kampfgewicht von sagenhaften 163,5 kg. Man hätte mich halbieren können, herausgekommen wären immer noch zwei wohlgenährte Männer. Der Plan, sofern man davon sprechen konnte, war simpel und idiotensicher. Zumindest theoretisch. Ich sollte einfach regelmäßig im Fitnessstudio trainieren und jegliche Form von Zucker aus meiner Ernährung streichen. Hochmotiviert machte ich mich ans Werk und traute meinen Augen nicht, in welchem Tempo die Pfunde wie von Zauberhand verschwanden. Innerhalb von nur sechs Monaten nahm ich beachtliche 25 Kilogramm ab! Ich hätte die ganze Welt umarmen können, das alles schien fast zu schön, um wahr zu sein.
Wie sich herausstellte, war es das leider tatsächlich. Zu Beginn des Abspeckmarathons hatte ich von dem sprichwörtlichen Zauber profitiert, der jedem Anfang innewohnt. Dieser war aber irgendwann wieder verflogen und ich entsprechend weniger beflügelt. Als es dann mit dem Abnehmen nicht mehr in diesem Rekordtempo weiter ging, wie ich es bisher gewohnt war (das ist übrigens völlig normal, mehr dazu siehe »Die Schere« auf Seite 146), ging meine Motivation schnell den Bach runter. Meine gute Laune schickte ich den gleichen Bach hinterher, denn meine herkömmliche Frustbekämpfung in Form von Süßigkeiten hatten mir die Kollegen vom Sender ja verboten. Dabei hätten die doch wissen müssen, wie launisch manche Menschen werden, wenn sie unterzuckert sind!

163,5 kg

Langer Rede kurzer Sinn: Ich schob jede Menge Frust und hatte zu diesem Zeitpunkt nicht das notwendige mentale Fundament, um ihm angemessen entgegenzutreten. Die Konsequenz war, dass ich in eine regelrechte Abwärtsspirale aus schlechter Laune, sinkender Motivation und fehlenden Erfolgserlebnissen geriet. Ich wurde zusehends unausstehlicher, gerade in meinem hektischen Arbeitsumfeld. Für einen Moderator, der gute Laune zu verbreiten hat, war das kein tröstender Blick in die Zukunft.

Irgendwann griff ich dann vor lauter Frust, Wut, Enttäuschung und Verzweiflung doch wieder zum verbotenen Schokoriegel. »Jetzt ist es auch egal!«, sagte ich mir, und das Elend nahm erneut seinen Lauf: Innerhalb von zwei Monaten legte ich wieder zehn Kilogramm auf den Leib und Mühlsteine auf die Seele. Ich fühlte mich wie der letzte Versager. Es hatte zum x-ten Mal doch wieder nicht hingehauen.

Ich war kurz davor, alles hinzuschmeißen. Dann erinnerte ich mich zum Glück an ein altes Angebot des Personal Trainers Tim Tuchel. Ich beschloss, darauf zurückzugreifen, denn so viel stand fest: Ganz allein würde ich es nicht schaffen. Ich brauchte einen Ansprechpartner, einen Experten, einen Motivator, der im Notfall ständig erreichbar sein würde. Jemanden, auf den ich ein Stück weit die Verantwortung für meinen Erfolg oder Misserfolg übertragen konnte. Jemanden, der mich aufbaute, mir half, mich antrieb und etwas von der Materie verstand. Mit anderen Worten: einen Personal Trainer.

Ich war kurz davor, alles hinzuschmeißen.

Aber vorher kam ich noch auf den Hund.

Mein neuer vierbeiniger Freund zwingt mich dazu, über mich selber nachzudenken.

Als impulsiver Mensch trifft man häufig unüberlegte Entscheidungen, die man später bereut. Eine dieser völlig irrationalen Entscheidungen war es, mir einen Hund anzuschaffen. Dabei gab es objektiv betrachtet zu diesem Zeitpunkt, dank diverser anderer Baustellen in meinem Leben, dafür eigentlich gar keinen Platz.

Bereut habe ich diese Entscheidung trotzdem nie. Eines Tages rief mich mein Mitbewohner an. Wir hätten uns doch neulich über Hunde unterhalten. Er habe sich gerade Hundewelpen im Internet angesehen, ob ich nicht auch Interesse hätte? Kurze Zeit später stand ich auf der Straße vor unserer Wohnung. Die Hintertür des Kleintransporters wurde geöffnet, und sechs traurige, unschuldige Welpenaugen sahen voller ängstlicher Erwartung zu mir hoch. Mir ist bis heute in meinem Leben noch nichts Herzergreifenderes untergekommen als dieses hilflose, leise vor sich hin winselnde Etwas. Schließlich siegte scheinbar doch die Neugier über die Angst, denn der kleinste und dickste der drei Welpen stupste die beiden anderen zur Seite, tappste ein paar Schritte auf uns zu und blinzelte uns an. Das kleine dicke Alphatier – ich fand, das passte irgendwie zu mir. Es brauchte Liebe, meine Liebe, und es war Liebe auf den ersten Blick.

So wurde ich, besser gesagt wir, von einem Moment auf den anderen zum stolzen Besitzer einer schneeweißen französischen Bulldogge. Als ich einige Minuten später auf dem Teppich kniete und versuchte, das erste »Malheur« des neuen Mitbewohners zu beseitigen, wurde mir klar, dass wir bisher überhaupt nicht an die nötige Ausrüstung gedacht hatten, die man für einen Spontankauf eigentlich gebraucht hätte. Ich hatte das Pferd mal wieder von hinten aufgezäumt (oder den Hund von hinten angeleint?). Noch am selben Abend fuhren wir ins nächste Tiergeschäft und gaben ein kleines Vermögen für Futter, Spielzeug, Näpfe, Leinen und allen möglichen Kleinkram aus, den so ein Spezialgeschäft anbietet.
Dass ich den Hund Diamond in diesem Zusammenhang erwähne, hat

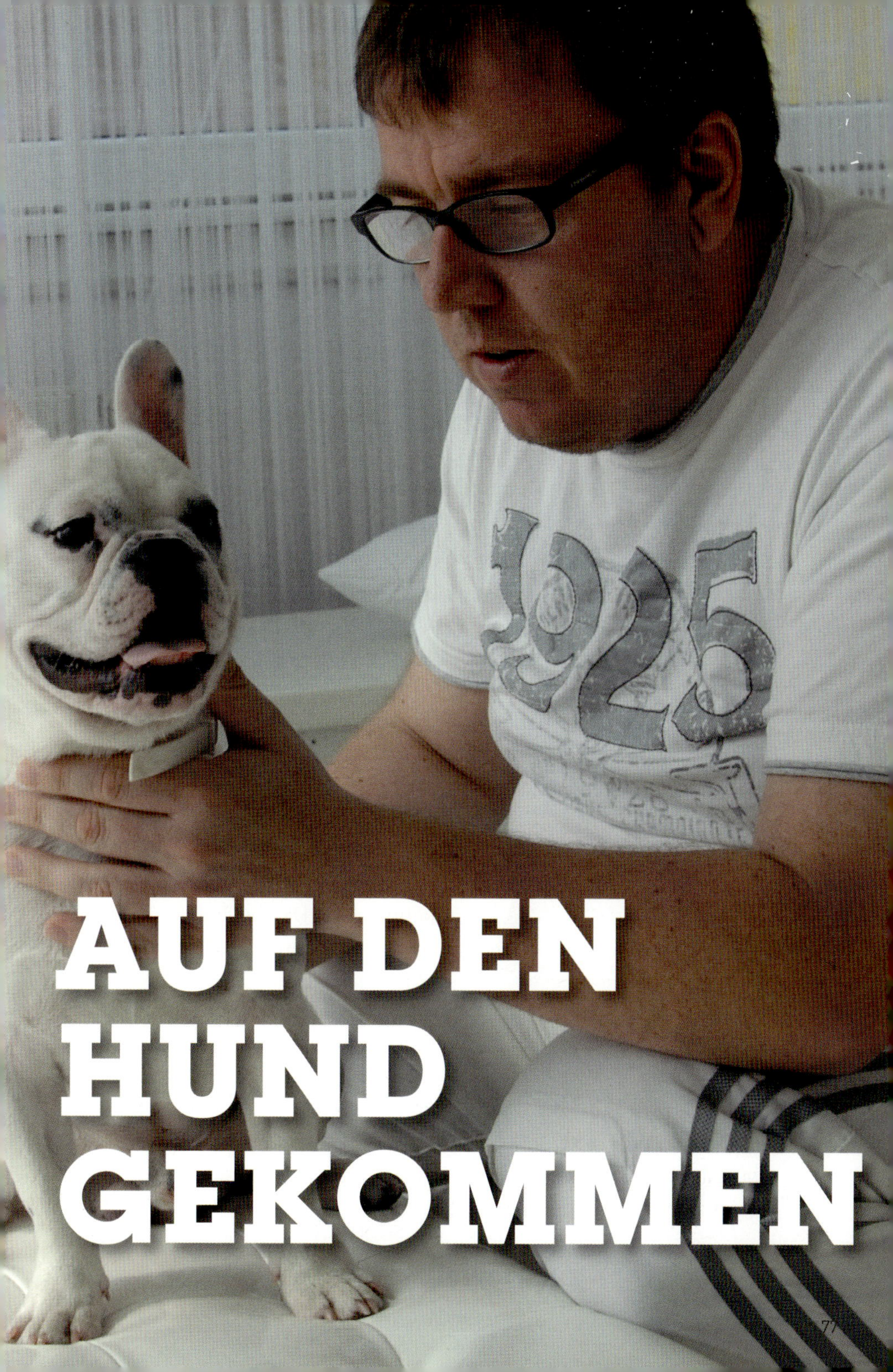

AUF DEN HUND GEKOMMEN

mehrere Gründe. Zunächst einmal ganz banal: Ein Hund, sofern es ein »echter Hund« ist und kein Modeaccessoire, das man in der Herrenhandtasche mit sich herumträgt, bedeutet regelmäßige Bewegung an frischer Luft. Die Ausreden, mit denen man sich selber davor drückt, den Hintern hochzukriegen, funktionieren mit einem Hund auf einmal nicht mehr. Sie müssen nach einem langen und anstrengenden Tag vielleicht nicht mehr vor die Tür. Ihr Hund allerdings schon – und das bei Wind und Wetter.

Das natürliche Antidepressivum

Selbst die kleine abendliche Runde um den Block ist schon viel wert und allemal besser, als bei einer Daily Soap in die Couch einzusickern. Zudem heben Bewegung und schon eine kleine Dosis Tageslicht erwiesenermaßen die Stimmung. Ein Hund ist somit ein natürliches Antidepressivum und hilfreicher Verbündeter im Kampf gegen den inneren Schweinehund zugleich.

Nicht zuletzt ist ein Hund auch ein Lehrmeister für das eigene Leben. Ein Blick in die treuen Augen des Vierbeiners wird irgendwann zum Blick in den Spiegel. Denn ich habe durch meinen vierbeinigen Freund gelernt, dass man von einem Hund sehr wohl auf sein Herrchen schließen kann. Als der Kleine in mein Leben kam, war ich auf einmal dazu gezwungen, Verantwortung für ein anderes Lebewesen zu übernehmen. Es dauerte geschlagene 14 Tage, bis der neue Weggefährte stubenrein war. Das bedeutete, 14 Tage lang Treppen runter und wieder rauf zu rennen. Dabei stieß ich schnell an meine körperlichen Grenzen und musste mir die Frage gefallen lassen, wie ich zusätzlich Verantwortung für den Kleinen übernehmen wollte, wenn ich selber so nachlässig und verantwortungslos mit mir und meiner eigenen Ge-

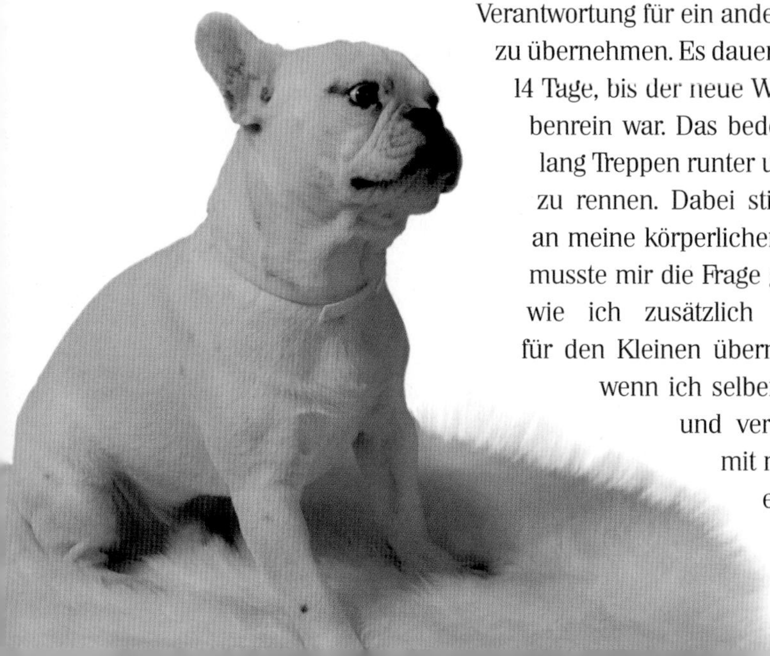

sundheit umging. Noch einmal befeuert wurden diese Bedenken, als ich einen Hundetrainer engagierte.
Wie sich nämlich schnell herausstellte, hatte ich zwar einige Erfahrung mit Hunden, aber leider so gut wie keine Erfahrung mit deren Erziehung. Was natürlich mehr über mich als über den Hund aussagt. So gestand mir der Hundetrainer nach ein paar Sitzungen, dass er genau genommen gar nicht so sehr die Hunde, als vielmehr deren Herrchen und Frauchen erzieht. Peinlich, peinlich, aber wenn man darüber nachdenkt, ergibt das durchaus Sinn: Ich kann von einem Hund nicht erwarten, dass er wohlerzogen ist, wenn sein Herrchen selber jeden Tag nachlässig mit Disziplin und Konsequenz umgeht (angeblich drehen sich auch viele Gespräche zwischen Lehrern und Eltern um dieses Thema).

ICH HATTE DAS GEFÜHL, ALS SÄSSE MIR DIE SUPERNANNY GEGENÜBER, DIE MIR ALS VÖLLIG ÜBERFORDERTEM ELTERNTEIL DEN SPIEGEL VORHIELT UND DIE SIMPELSTEN GRUNDSÄTZE AUS DER ERZIEHUNG NOCH EINMAL GANZ LANGSAM UND DEUTLICH ZUM MITSCHREIBEN ERKLÄREN MUSSTE.

Wenn es bei mir zu Hause klingelte, der Hund sofort aufsprang und mich freudig bellend auf dem Weg zur Tür im Flur überholte, hatte ich mich immer gefreut, wie agil und lebendig der Kleine war. Bis mir der Hundetrainer erklärte, dass das ein reines Dominanzverhalten des Hundes war. Diamond wollte mir damit zeigen, wer der Herr im Hause ist (so wie in der Geschäftswelt immer der Ranghöhere zuerst dem Rangniedrigeren zur Begrüßung die Hand reicht). Nach und nach begann ich die neu gewonnen Erkenntnisse aus dem Hundetraining umzusetzen. Und siehe da: Die erwünschten Erfolge ließen nicht lange auf sich warten.
Das musste doch auch auf mich anwendbar sein? Würde ich es schaffen, die Konsequenz und Disziplin, die ich vor dem Hund an den Tag legte, auch auf mein Leben anzuwenden? Den Hund hatte ich in den Griff bekommen. Jetzt musste ich nur noch die Macht über seinen Partner, das Schwein, gewinnen, mit dem der Hund zusammen das gefürchtete dynamische Duo bildete: den gemeinen Schweinehund.

DAS GEDICHT VOM SCHWEINEHUND

Ach, ich bin in großen Nöten,
denn die Figur, die ging mir flöten.
Allmählich werd ich kugelrund,
und Schuld hat nur der Schweinehund!

Ess ich statt Eisbein jetzt Salat,
so knurrt der Hund: „Wie fad, wie fad!"
Knabbre ich Möhrchen, quietscht das Schwein,
schon zieh ich mir Pralinen rein.

Will ich zum Sport gehn früh um sieben,
so brummt das Vieh, und ich bleib liegen.
Ließ' sich das Biest nur einmal blicken –
ich würd es in die Wüste schicken!

(gefunden auf www.workout.de)

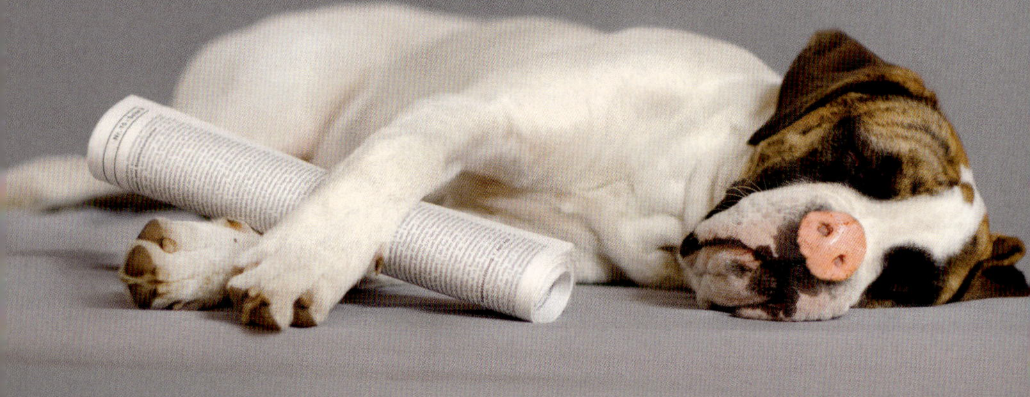

Der Knoten platzt

TUCHEL KOMMT ...

... INS SPIEL

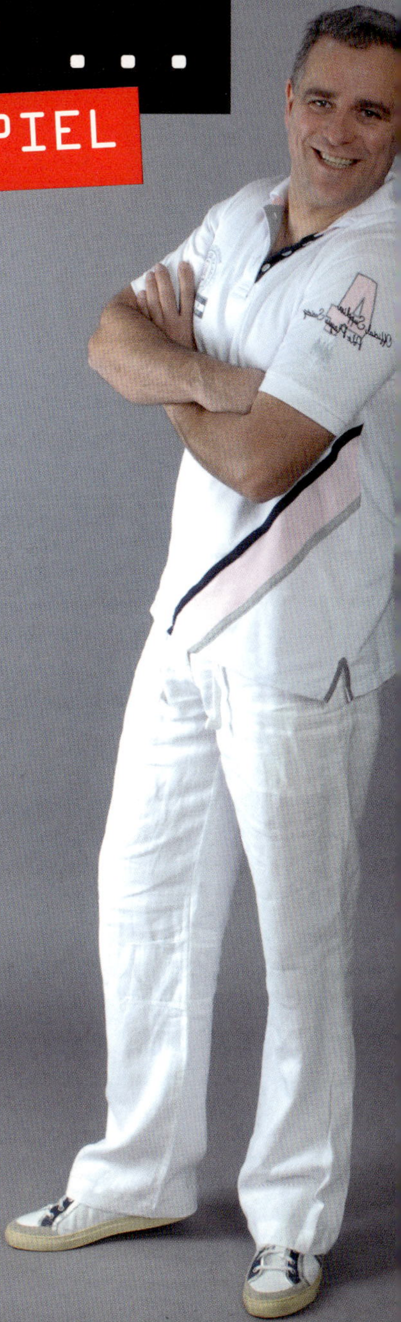

Ich besinne mich auf ein altes Angebot, was sich als die beste Entscheidung meines Lebens entpuppt.
Ich hatte Tim Tuchel erstmals auf einer Veranstaltung in seinem Fitnessstudio »Kraftwerk« kennengelernt. Dort machten wir Promotion für seine »White Collar Boxing«-Events, eine Mischung aus Box-Workout und Motivationstraining, das auf Führungskräfte zugeschnitten ist. Ich war als Moderator engagiert und kam so mit Tim Tuchel als einem der Veranstalter ins Gespräch. Wir beiden Schnacker verstanden uns gut, und am Ende der Veranstaltung drückte er mir einen Gutschein für zehn Einheiten Boxtraining im »Kraftwerk« in die Hand. Vermutlich nicht ganz ohne Hintergedanken: Als fuchsiger Geschäftsmann hat er mich womöglich damals schon ködern wollen. Aber zu dem Zeitpunkt war ich noch nicht so weit, mich freiwillig unter seine Fittiche zu begeben.

DIE VIER SÄULEN

1. Motivation

2. Sport

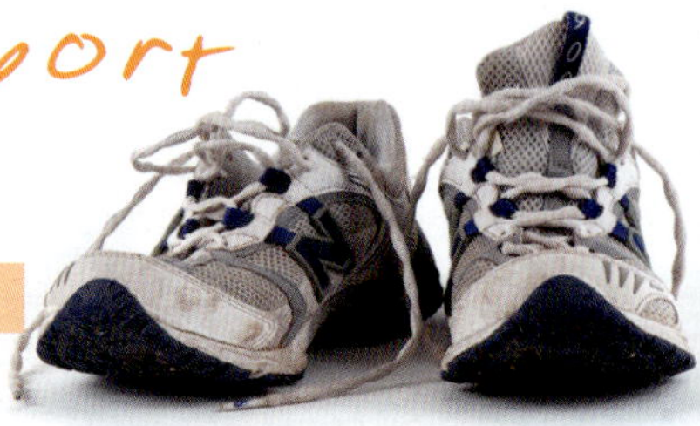

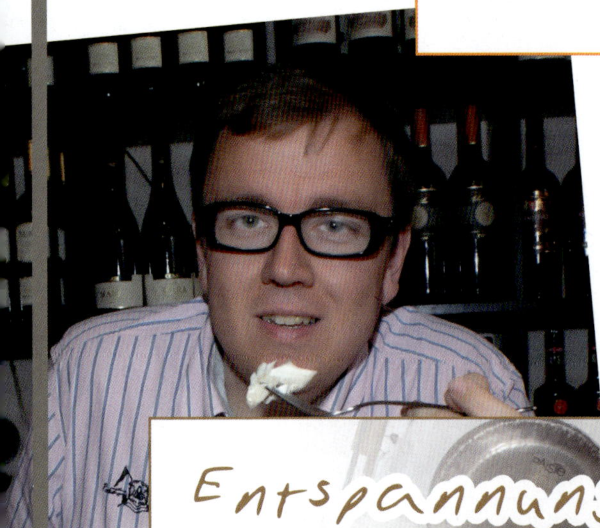

3. Ernährung

Entspannung

4.

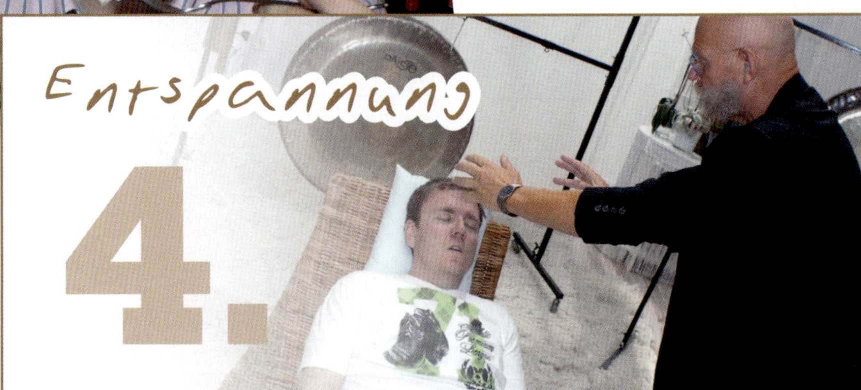

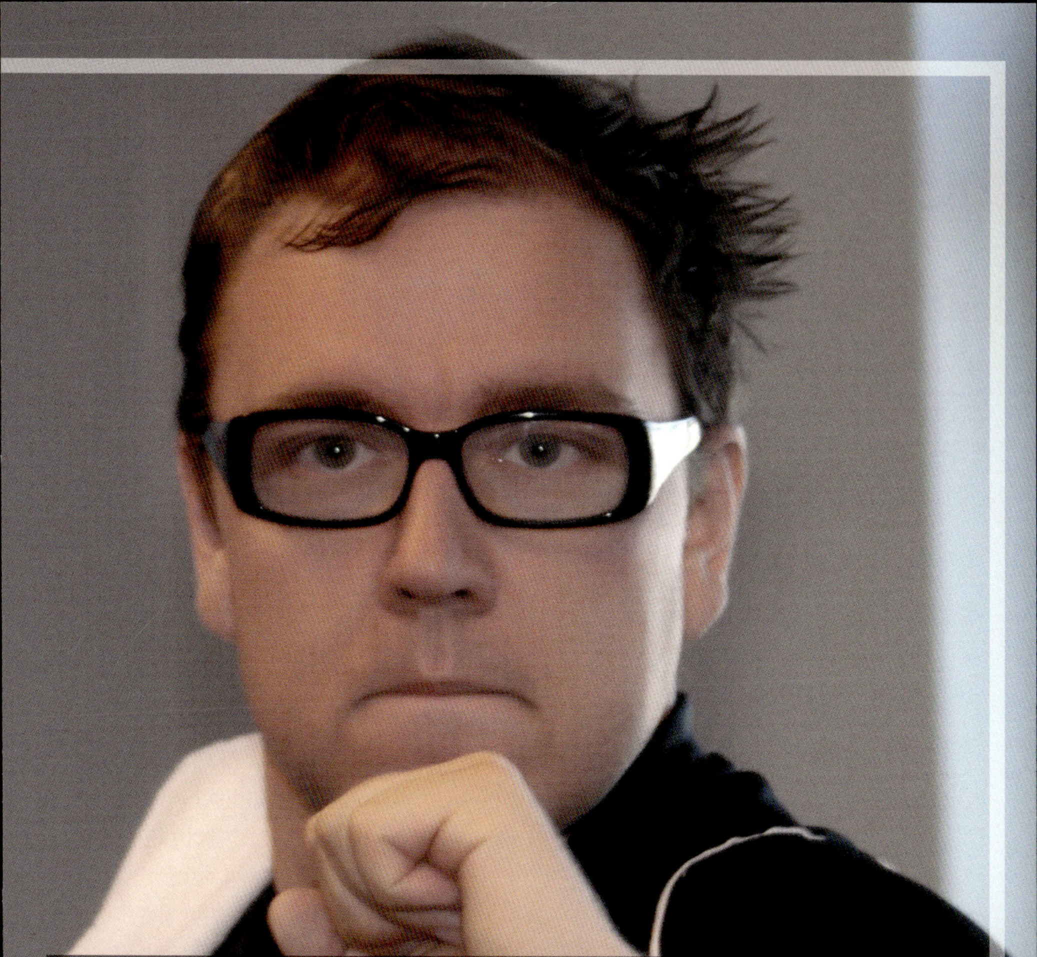

Von vier Seiten in die Zange genommen:
Vier Eckpfeiler geben Ihnen Halt und Unterstützung.

Das Konzept, mit dem ich erfolgreich mein Leben umgestellt habe, fußt auf vier Säulen: Motivation, Sport, Ernährung und Entspannung. Diese vier Säulen bilden das Fundament, das heißt alle vier bedingen einander und sind gleichermaßen wichtig. Ohne das eine wird das andere nicht funktionieren und der Traum von einem gesünderen, fitteren Ich wie ein Kartenhaus zusammenfallen. Nur zusammen bilden sie eine sinnvolle Einheit, ein solides Bollwerk, das Sie vor Rückschlägen schützt und auf das Sie aufbauen können.

Beweg

SPORT

Was soll das heißen, ich bin nicht in Form? Rund ist auch eine Form!

Treiben Sie gern Sport? Dann können Sie die folgenden Absätze bis zur nächsten Überschrift getrost überspringen. Für alle notorischen Sportmuffel, Grobmotoriker und Bewegungsgünther geht es hier weiter.

Wer kennt ihn nicht, den Spruch »Sport ist Mord«. Und vielleicht ist der bekannteste Spruch Winston Churchills neben »blood, sweat and tears« (Blut, Schweiß und Tränen – auch das verbinden viele Menschen übrigens mit Sport) seine Antwort »no sports« auf die Frage, wie er sein hohes Alter erreicht habe. Dabei war Churchill zumindest in jungen Jahren ein begeisterter Sportler. Wenn Sie zu den Leuten gehören, die den beiden Aussagen zustimmen, bin ich der Letzte, der versuchen wird, Sie mit missionarischem Eifer vom Gegenteil zu überzeugen. Es steht mir nicht zu. Für mich selber habe ich zwar mittlerweile erkannt, dass Sport mir gut tut und mich gesund hält. Aber ich bin immer ein Bewegungstheoretiker gewesen und konnte nie verstehen, mit was für einer Begeisterung einige meiner Mitmenschen in körperlicher Ertüchtigung aufgingen. Das hat sich im Kern bis heute nicht wirklich geändert.

Muss Sport Spaß machen?

Aber muss Sport überhaupt Spaß machen? Natürlich erleichtert es eine Sache ungemein, wenn ich mich dafür erwärmen kann und von Anfang an motiviert zur Sache gehe. Aber mal anders gefragt: Putzen Sie sich

ung

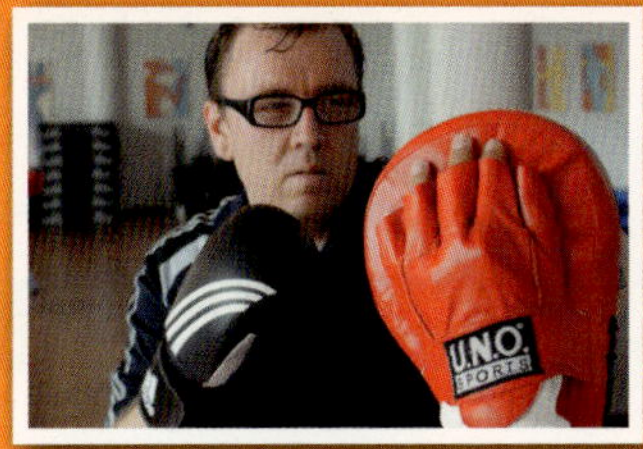

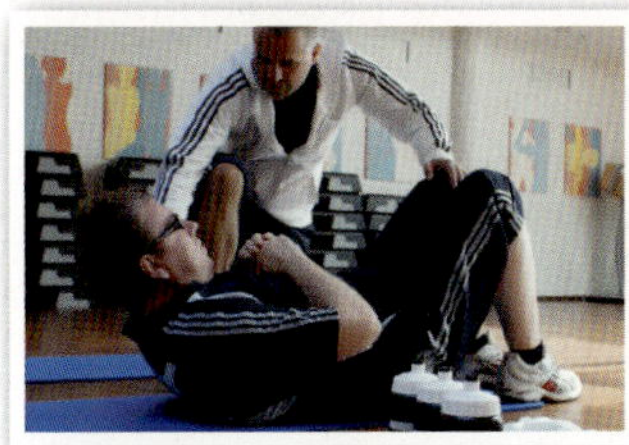

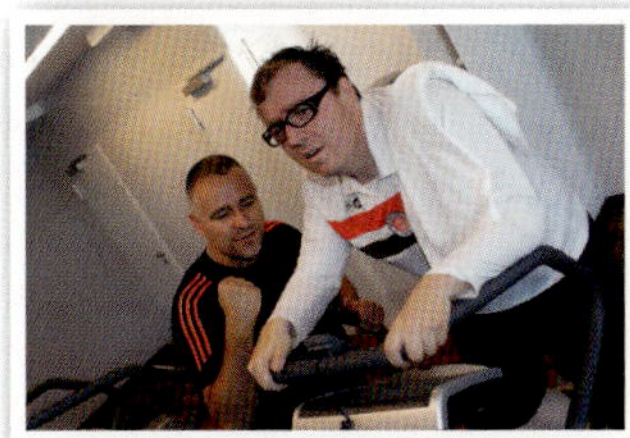

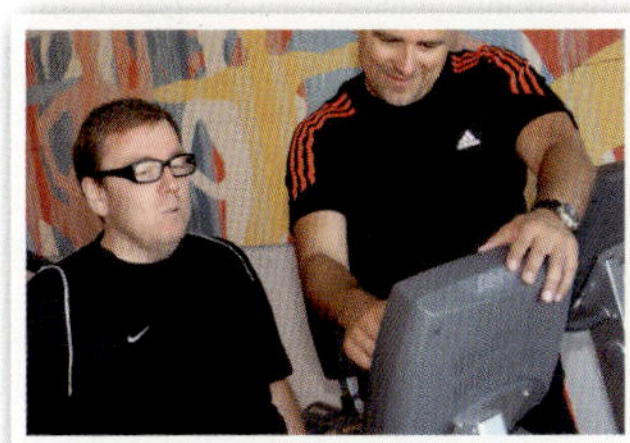

zwei Mal am Tag die Zähne, nur weil es Ihnen Freude bereitet? Ich bezweifle es. Bei den meisten Menschen wird das Gegenteil der Fall sein: Viele Menschen empfinden das Zähneputzen als eine etwas lästige Angelegenheit, oder zumindest nicht als etwas, das ihnen explizit Spaß macht. Trotzdem sehen die meisten ein, dass es sich dabei um eine durchaus sinnvolle und notwendige Tätigkeit handelt, und gehen ihr täglich ganz selbstverständlich nach. Zumindest, wenn es sich um vernünftige, erwachsene Menschen handelt.

Wenn Sport treiben Ihnen beim besten Willen keine Freude macht, sehen Sie es wenigstens als eine Art »Zähneputzen für den ganzen Körper« an. Sie sind mit Ihrer fehlenden Begeisterung übrigens nicht allein: In Sportvereinen und Fitnessstudios werden die Ziele, deretwegen die zahlenden Kunden anfangs eintreten, gerade einmal zu vier Prozent erreicht. Da verwundert es auch nicht weiter, wenn 40 Prozent aller Kunden das Training im Fitnessstudio bereits innerhalb des ersten Jahres wieder abbrechen. Da läuft offenbar etwas mächtig schief.

Umso wichtiger ist es, dass Sie eine Trainingsform finden, die für Sie funktioniert und Ihnen wenigstens ein Mindestmaß an Spaß bietet, sodass Sie am Ball bleiben.

Immer noch nicht überzeugt?

Dann werfen Sie einmal einen Blick auf die folgende Liste, die die Vorteile des Sporttreibens einmal kurz und knapp auf den Punkt bringt:

Optimierte Fettverbrennung: Durch gezielten Muskelaufbau verbrennt der Körper sein Fett sehr viel effektiver.

Straffes Gewebe: Muskeln formen mehr als Fett. Sport entstaut das Gewebe.

Jugendliches Aussehen: Wenn das Stoffwechselfeuer brennt, baut der Körper auch Abfallstoffe besser ab. Sport ist eine Verjüngungskur für Ihre Zellen.

Vergrößerung des Atemvolumens: Mehr Puste dadurch, dass man sich regelmäßig selbst aus der Puste bringt. Der Trainingseffekt sorgt dafür, dass Ihr Körper sich an höhere Belastungen gewöhnt und Sie nicht mehr so schnell außer Atem kommen.

Verringerung der Rückenschmerzen: Ein starker Rücken kann nicht nur entzücken, sondern kennt auch keine Schmerzen. Muskeln im Rücken sorgen für eine bessere Haltung und fangen die Stöße ab, die sonst Ihre Wirbelsäule dämpfen muss. Zudem braucht der Rücken regelmäßige Bewegung als Ausgleich für einseitige Sitzhaltung, zum Beispiel bei Büroarbeit.

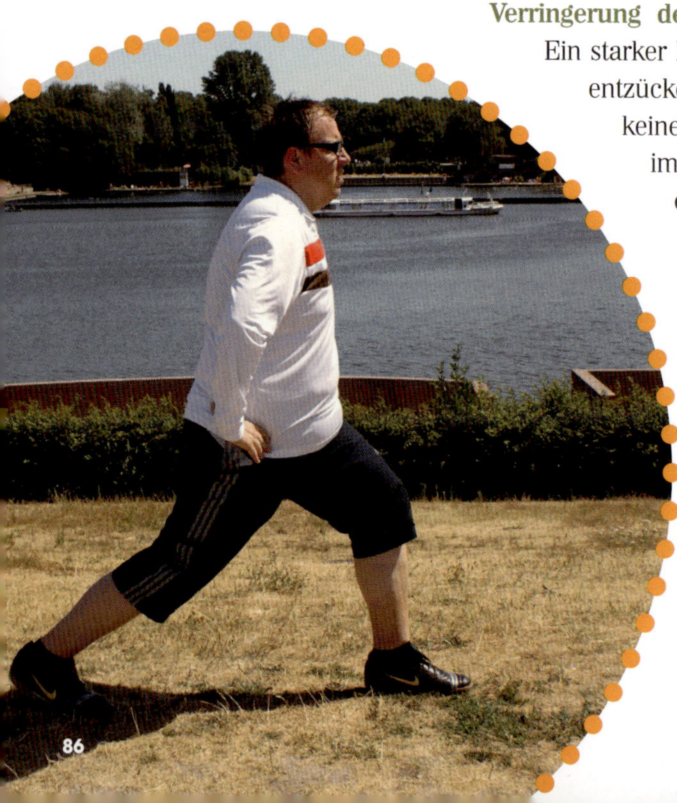

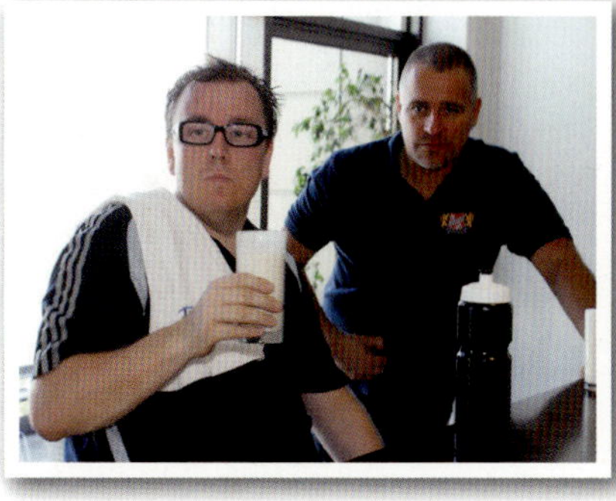

Stärkung des Herz-Kreislaufsystems: Sport erfreut das Herz – und das nicht nur im übertragenden Sinne. Noch vor Krebs stellen Herz-Kreislauferkrankungen in Deutschland die häufigste Todesursache dar, und zwar bei Männern und Frauen. Sport stärkt das Herz-Kreislaufsystem und senkt erwiesenermaßen das Risiko, einen Herzinfarkt oder einen Schlaganfall zu erleiden.

Vorbeugung gegen Bluthochdruck, Übergewicht und Diabetes: Nicht nur Herz-Kreislauf-Erkrankungen an sich, sondern bereits den beiden Risikofaktoren Bluthochdruck und Übergewicht kann mit Sport entgegengewirkt werden. Auch chronischen Krankheiten wie Diabetes kann regelmäßiger Sport vorbeugen, da Bewegung und ein niedrigeres Körpergewicht die Glukosetoleranz des Körpers begünstigen.

Stärkung des Immunsystems: Durch Sport lernt der Körper, sich besser an Belastungen anzupassen. Das Immunsystem wird gestärkt, man wird seltener krank.

Optimierung der Cholesterinwerte: Die Cholesterinhysterie, die in den 90er-Jahren des vergangenen Jahrhunderts grassierte, hat sich zum Glück gelegt. Man weiß mittlerweile, dass es verschiedene Cholesterinarten gibt, von denen einige den Körper sogar vor Herzerkrankungen schützen. Die gute Nachricht: Sport senkt das »böse« LDL-Cholesterin, während gleichzeitig der Spiegel des gefäßschützenden HDL-Cholesterins erhöht wird.

Vorbeugung gegen Krebs und Arterienverkalkung: Wer sich regelmäßig bewegt, beugt einer Gefäßverengung und sogar einigen Krebsarten vor: Der Deutsche Krebsinformationsdienst informiert darüber, dass Menschen, die sich viel bewegen, statistisch gesehen seltener als die Durchschnittsbevölkerung an Dick- und Enddarmkrebs oder Brustkrebs erkranken. Bei weiteren Tumorarten besteht ebenfalls ein Zusammenhang, wenn auch weniger ausgeprägt.

Kräftigung der Knochen: Jedes Mal, wenn bei sportlicher Betätigung die Knochen belastet werden, werden gleichzeitig auch Zellen aktiviert, die die Knochensubstanz auf- und umbauen. Etwas verallgemeinernd kann man sogar so weit gehen und sagen, dass alles, was den Gelenken schadet, die Knochen stärkt.

Abbau von Stress und Depressionen: Vor allem Ausdauersportarten und Sport, der in der Gruppe betrieben wird, wirken sich positiv auf Depressionen und Stressabbau aus. Die Gründe dafür sind noch nicht eindeutig gefunden, dafür aber die positive Wirkung hinreichend belegt.

Verbesserung der Schlafqualität: Der Mensch ist wie alle Lebewesen ein sich selbst regenerierendes System. Viele dieser Regenerationsprozesse finden im Schlaf statt, besonders in der Tiefschlafphase. Sportler schlafen besser, weil sie eine intensivere Tiefschlafphase haben. Trotzdem benötigen sie weniger Schlaf als inaktive Menschen. Die Qualität, nicht die Quantität des Schlafes ist nämlich entscheidend. Wer eine Stunde früher aufsteht, um morgens Sport zu machen, ist also häufig sogar ausgeschlafener als seine Mitmenschen. Und auch bei Schlafstörungen kann Sport Abhilfe schaffen.

Viele Regenerationsprozesse finden im Schlaf statt

Mehr Selbstbewusstsein: Eine Umfrage von TNS Infratest unter 10.000 Frauen ergab, dass drei von vier Frauen, die Sport treiben, sich auch mental gestärkt, erfolgreicher und selbstsicherer fühlen. 62 Prozent gaben an, dass sie durch Sport eine höhere Selbstachtung haben. Bei Männern dürfte die positive Wirkung aller Wahrscheinlichkeit nach ähnlich ausfallen.

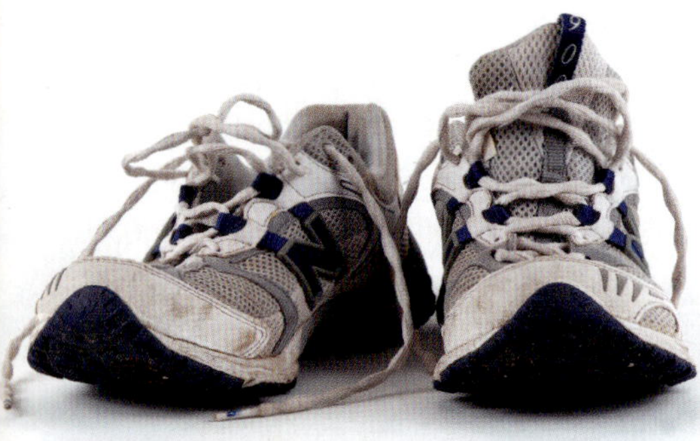

Bei all den unterschiedlichen Expertenmeinungen, die in der Wissenschaft zum Thema Abnehmen kursieren, ist man sich zumindest über zwei Sachen einig.

Erstens: Ohne Sport wird es nichts.
Zweitens: Nur mit Sport wird es auch nichts.

Kommen wir noch einmal auf die Energiebilanz zu sprechen. Der Anteil des Grundumsatzes (wir erinnern uns: die Anzahl an Kalorien, die der Körper bei völliger Ruhe braucht, um einfach nur »auf Sparflamme« zu laufen) am Gesamtumsatz beträgt etwa 60 bis 70 Prozent. Das ist eine ganze Menge und bedeutet im Umkehrschluss, dass uns für Sport und Bewegung nur ein Fenster von maximal 30 bis 40 Prozent des Gesamtumsatzes übrig bleibt. Das bedeutet nichts anderes, als dass der direkten Wirkung von Sport natürliche Grenzen gesetzt sind. Die gute Nachricht lautet: Sport, der sinnvoll ausgeführt und dosiert wird, erhöht den körpereigenen Grundumsatz. Und mit höherem Grundumsatz nimmt es sich leichter ab.

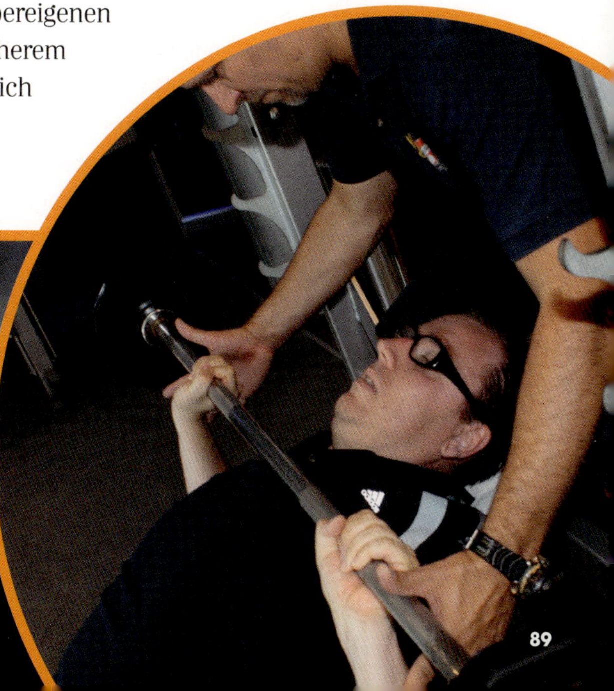

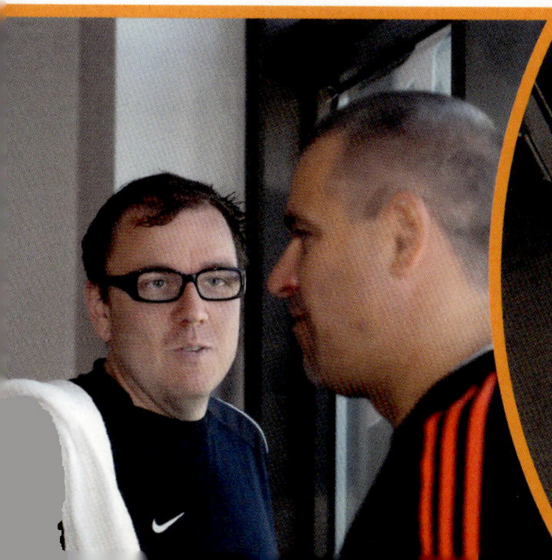

Vorsicht Falle!

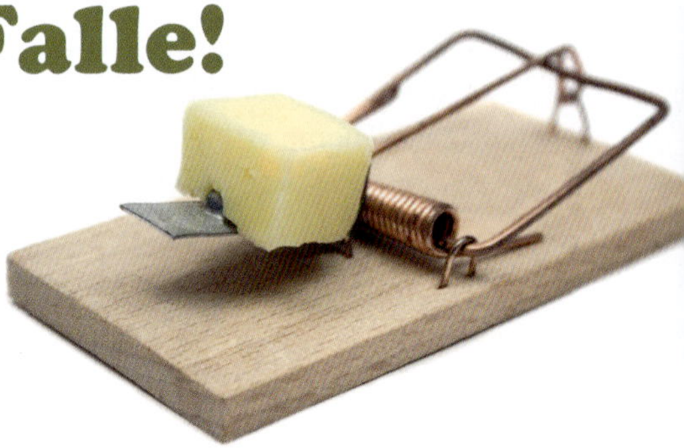

Bewegung vs. Sport

Die Menschheit teilt sich in drei Klassen. Solche, die unbeweglich sind, solche, die beweglich sind, und solche, die sich bewegen. (Arabisches Sprichwort)

Bewegung ist schön und gut, sie ersetzt aber kein vernünftiges Training. Bewegung ist nicht gleich Sport. Viele Menschen glauben, weil sie im Beruf oder in ihrem Alltag schon viel Bewegung haben, bräuchten sie nicht zusätzlich Sport zu treiben, um abzunehmen. Diese Bewegungen, beispielsweise beim Kellnern, sind aber häufig sehr einseitig. Die Muskulatur wird dabei nicht gezielt aufgebaut, sodass trotz viel Bewegung nur wenig Fett verbrannt wird. Wenn man einen körperlich anstrengenden Job hat, fällt es einem natürlich besonders schwer, sich nach getaner Arbeit noch zum Sport aufzuraffen, aber es lohnt sich. Umgekehrt nützt Sport Ihnen auch: Langfristig wird Ihnen auch die körperlich anstrengende Arbeit leichter fallen, wenn Sie richtig trainieren. Bewegung ist trotz alledem gut und wichtig, denn Sie wissen ja: Jeder Gang macht schlank. Und alles ist besser, als sich gar nicht zu bewegen.

TIPP: Bringen Sie durch viele kleine Einzelaktionen mehr Bewegung in ihr Leben: Nehmen Sie statt Fahrstuhl oder Rolltreppe die Treppe. Für Fortgeschrittene: Nur jede zweite Stufe nehmen, dabei nicht am Geländer festhalten. Für kurze Strecken nicht mit dem Auto von A nach B fahren, lieber zu Fuß gehen oder das Fahrrad benutzen.

Im Büro: Nichts von den Kollegen mitbringen lassen, alles selber holen. Steigen Sie eine Station vor Ihrem eigentlichen Ziel aus dem Bus oder der U-Bahn und gehen Sie den Rest zu Fuß.

Beim Kochen: 30 Mal auf die Zehenspitzen stellen, 30 Mal auf die Hacken. Tragen Sie beim Einkaufen die Waren in Einkaufstaschen oder in einem Korb, statt sie in den Einkaufswagen zu legen. Fahren Sie mit dem Fahrrad zum Einkaufen. Wenn Sie viel sitzen, stehen sie ab und zu auf und strecken Sie sich kräftig.

Planen Sie Ihre Mittagspause: Nach dem Essen tut ein kleiner Verdauungsspaziergang gut. Zehn Minuten sind toll. Im Bürodrehstuhl: Hände in den Nacken, mit dem Kopf fünf Sekunden nach hinten stemmen. Spannung langsam lösen und den Kopf auf die Brust sinken lassen. Mehrmals wiederholen.

Stehen Sie beim Telefonieren auf: Drücken Sie sich mit den Zehen langsam nach oben, bis Sie Ihre Waden spüren. Langsam und mehrmals wiederholen. Für Fortgeschrittene: alles auf einem Bein. Die gleiche Übung funktioniert auch beim Fernsehen.

Während des Zähneputzens: Spannen Sie Ihre Muskeln im Po und in den Oberschenkeln an, halten die Spannung für ein paar Sekunden und entspannen sich wieder. Diese Übung machen Sie so lange, bis die Zähne sauber sind. Auch gut beim Zähneputzen: auf einem Bein und mit geschlossenen Augen.

Im Stuhl: Aufrecht hinsetzen, Finger auf die Schultern legen und mit den Ellenbogen kreisen. Wenn Sie beim Bügeln stehen, heben Sie die Ferse nur wenig an. Dann senken Sie die Ferse wieder so weit ab, dass sie eben nicht den Boden berührt. Jetzt wieder die Ferse anheben etc.

Beim Parken: Parken Sie zwei Blocks von der Haustür entfernt und gehen Sie den Rest zu Fuß (Sie beschweren sich doch eh immer, dass vor dem eigenen Haus nie ein Parkplatz frei ist).

An der Haltestelle: Drücken Sie den Griff Ihrer Aktentasche langsam mit aller Kraft und lassen ebenso langsam wieder los. Mit jeder Hand mehrmals wiederholen.

An der Ampel: Legen Sie die Hände bei 9 und 3 Uhr ums Lenkrad. Schultern lockern. Nun drücken Sie das Lenkrad zusammen. An der nächsten Ampel ziehen Sie das Lenkrad auseinander.

TIM TUCHEL SAGT: »WIR

Der Trainer stellt Forderungen und spricht ein paar unangenehme Wahrheiten an.

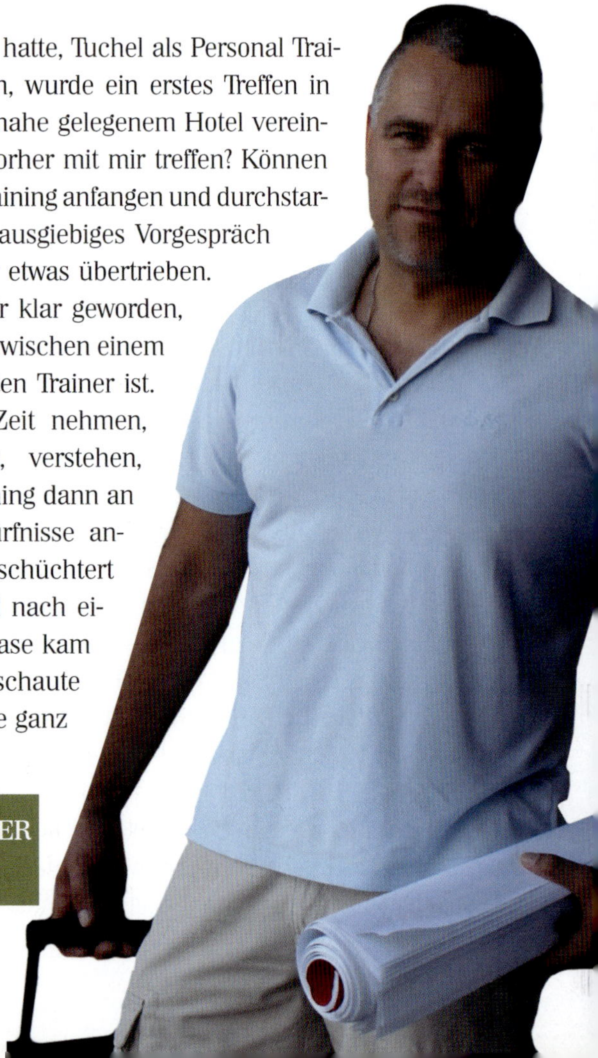

Nachdem ich beschlossen hatte, Tuchel als Personal Trainer eine Chance zu geben, wurde ein erstes Treffen in einem dem Fitnesscenter nahe gelegenem Hotel vereinbart. »Wieso will er sich vorher mit mir treffen? Können wir nicht gleich mit dem Training anfangen und durchstarten?«, dachte ich mir. Ein ausgiebiges Vorgespräch hielt ich ehrlich gesagt für etwas übertrieben. Erst im Nachhinein ist mir klar geworden, dass das der Unterschied zwischen einem guten und einem schlechten Trainer ist. Tim Tuchel wollte sich Zeit nehmen, mich erst kennenlernen, verstehen, wie ich ticke, um das Training dann an meine individuellen Bedürfnisse anzupassen. Ein wenig eingeschüchtert betrat ich den Raum, und nach einer kurzen Begrüßungsphase kam Tim schnell zur Sache. Er schaute mir in die Augen und sagte ganz ruhig:

»SVEN, WIR MÜSSEN ÜBER DEIN LEBEN REDEN.«

ÄNDERN DEIN LEBEN!«

Upps. Das saß. Als Boxtrainer war er es gewohnt, kurze, harte Schläge zielgenau auszuteilen. Aber er hatte recht, das wusste er so gut wie ich.

Wir sprachen dann über das Thema Motivation und wie wichtig es ist, sich Ziele zu setzen. »Was stellst du dir denn vor, wie viel soll runter?«, fragte er mich. Ich wollte angesichts meiner bisherigen Erfahrungen realistisch und bescheiden bleiben. Selbst mit kleinsten Erfolgserlebnissen hätte ich mich schon zufriedengegeben. Ich überlegte kurz und nannte ihm eine Zahl, die in meiner Vorstellung ziemlich weit weg, aber vielleicht gerade noch im Bereich des Möglichen lag. »Na ja, so 15 Kilogramm wären schon toll«, erwiderte ich ihm. Wieder ein kühler Blick, wieder eine nüchterne Antwort: **»Das ist mir zu wenig, Sven! Das mach' ich nicht«.**

Ein seltener Moment in meinem Leben: Ich war sprachlos.

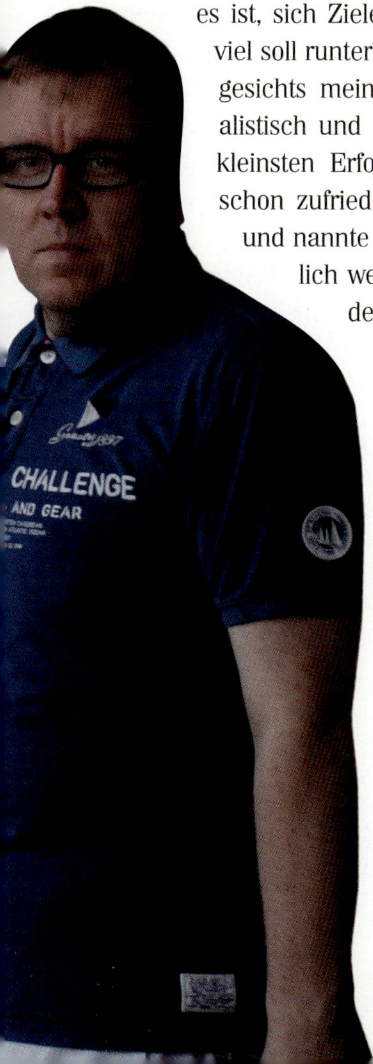

Es folgte einer der seltenen Momente in meinem Leben, in denen ich sprachlos war. Tuchel nutzte die Pause und kostete diesen dramaturgischen Moment bewusst aus, als wenn er vorher schon gewusst hätte, welchen Verlauf unser Gespräch nehmen würde. Dann fuhr er fort: »Ich sag dir was, Sven. Entweder machen wir es so, wie ich es sage, oder gar nicht. Dein Ziel: Es müssen mindestens 30 Kilogramm runter. Das wird nicht von heute auf morgen gehen. Deswegen geben wir uns ein Jahr Zeit, um dieses Ziel zu erreichen. Du wirst mindestens dreimal die Woche mit mir trainieren. Ausreden akzeptiere ich nicht. Über deine Ernährung werden wir auch sprechen.«

Ui, das war mal eine klare Ansage. Trotzdem sagte ich nicht gleich zu, denn sofort begann das Gewohnheitstier in mir, sich instinktiv gegen die drohende Veränderung zu wehren. Sofort lagen mir die alten Ausreden auf der Zunge: Ich arbeite jeden Tag von 8 bis 23 Uhr, da habe ich schlicht und ergreifend keine Zeit, um Sport zu machen. Außerdem sind Meetings und Geschäftsessen fester Bestandteil meines Jobs, wo soll da noch Platz für gesunde Ernährung sein? Nein, nein, so hatte ich mir das ja nun auch nicht vorgestellt. Abnehmen, ja. Aber das hört sich an, als wollte Tim mich komplett aus meiner kulinarischen Komfortzone kegeln. Ganz abgesehen davon, dass 30 Kilogramm für mich unvorstellbar weit weg waren. Es erschien mir völlig illusorisch. Ich hatte dann gleich den Verdacht, dass Tim einen seiner Marketingtricks auf mich anwenden wollte. Aber er fing ums Verrecken nicht an zu lachen: Der meinte das vollkommen ernst!

Er fing nicht an zu lachen, er meinte es vollkommen ernst!

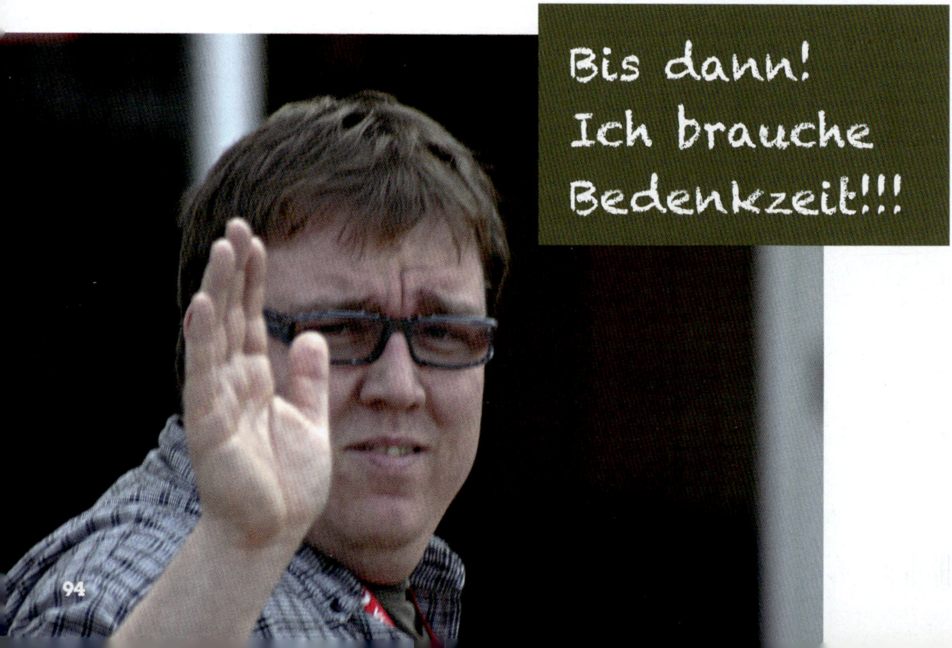

Ich bat ihn um Bedenkzeit und verließ diesen unheiligen Ort. Das alles musste gut bedacht werden, sehr gut sogar. Und sehr gründlich. In allen Details und mit allen Konsequenzen. Das würde dauern. Ich war fest entschlossen, diese Phase des Abwägens und Sinnierens bis zum Sanktnimmerleinstag auszudehnen. Lange hielt dieser Vorsatz nicht, denn abends bot sich mir das gleiche Schauspiel wie immer: Auf dem Weg zu meiner Wohnung mühte ich mich auf den Treppen ab, und zu Hause erwartete mich nur ein leerer Kühlschrank. Leer bis aufs Eisfach, wo meine Häagen-Dasz-Eisbecher auf mich warteten.

So konnte es nicht weitergeben.

Ich beschloss, es mit Tim und mit mir zu versuchen.

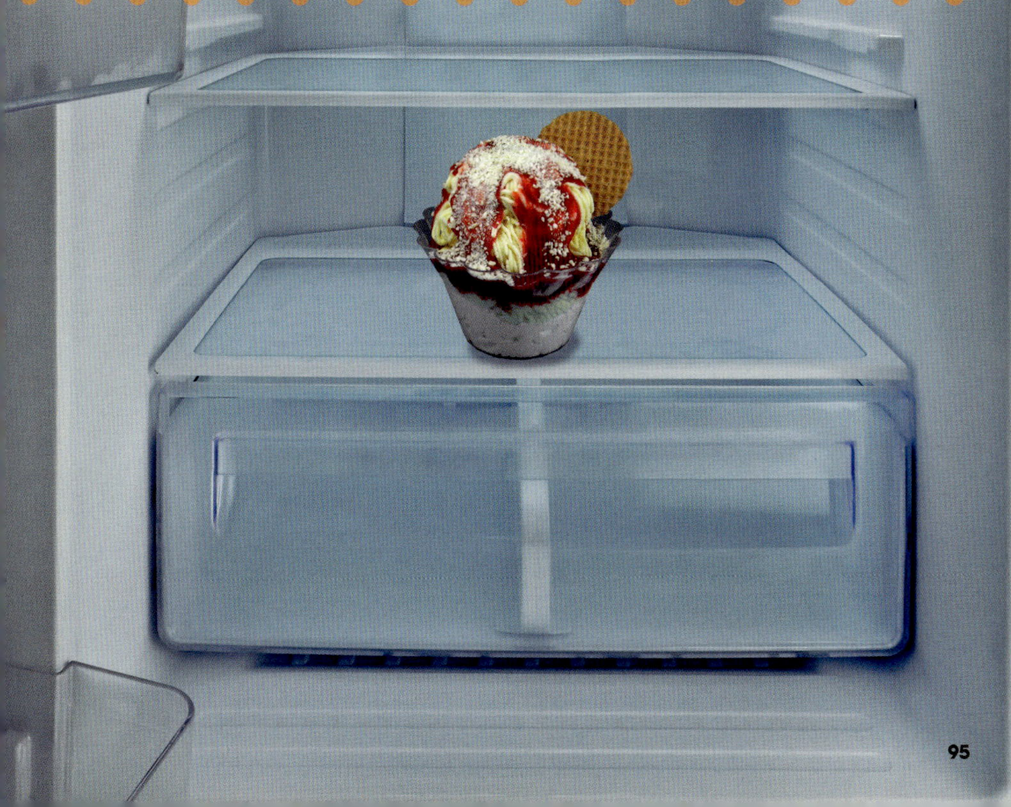

Der frühe Vogel kann mich mal!

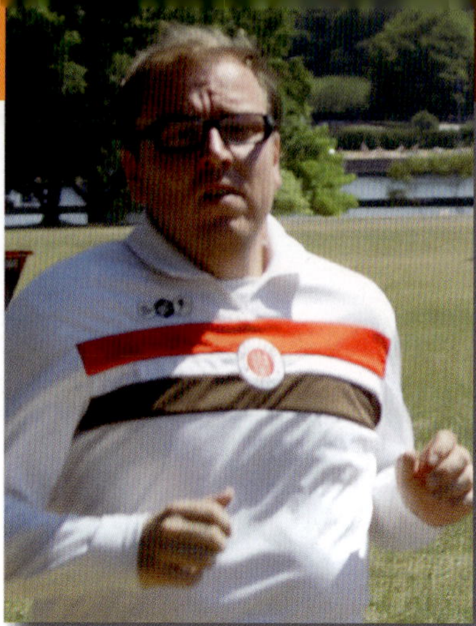

Aller Anfang ist schwer, und ich muss feststellen, wie schlimm es tatsächlich um mich bestellt ist.
Ein paar Tage später war es Zeit für das erste Training. Eine Stunde vorher als gewohnt klingelte der Wecker. Ich empfand den Tag bereits als Zumutung. Der frühe Vogel, so ein Schwachsinn. Der fängt vielleicht den Wurm, aber nur die zweite Maus kriegt den Käse, so sieht's aus! Ich hatte mit Tim vereinbart, das erste Training vor die reguläre Öffnungszeit seines Studios zu legen, sozusagen unter Ausschluss der Öffentlichkeit. Da stand ich also in der Umkleidekabine und zwängte mich zum ersten Mal seit einer gefühlten Ewigkeit wieder in Sportklamotten hinein. Alte, längst verdrängt geglaubte Bilder tauchten vor meinem geistigen Auge wieder auf: Folterinstrumente wie Pferd und Springbock aus morschem Holz, ächzende, angerostete Springfedern, die bei jedem Trampolinsprung ein warnendes Quietschen von sich gaben, der Geruch vergilbter Turnmatten, die strenge Sportlehrerin. Visionen, die mir klarmachten: Hier gehörst du nicht her! Sport ist Mord, und dieses Studio ist der größte Sado-Maso-Laden der Stadt! Aber es war zu spät. Wir beide waren allein. Ich war noch viel alleiner, als Tim mir lächelnd wie ein Henker zu einer ersten Bestandsaufnahme entgegen trat. Nacheinander wurden mein Blutdruck, mein Ruhepuls und mein Körperfettanteil gemessen.
Dann ging es ans Training. Heute kann ich mir kaum noch vorstellen, in was für einem desolaten Zustand ich damals gewesen bin. Nach zehn Minuten auf dem Ergometer war ich bereits kaputt. Dabei hatte Tim

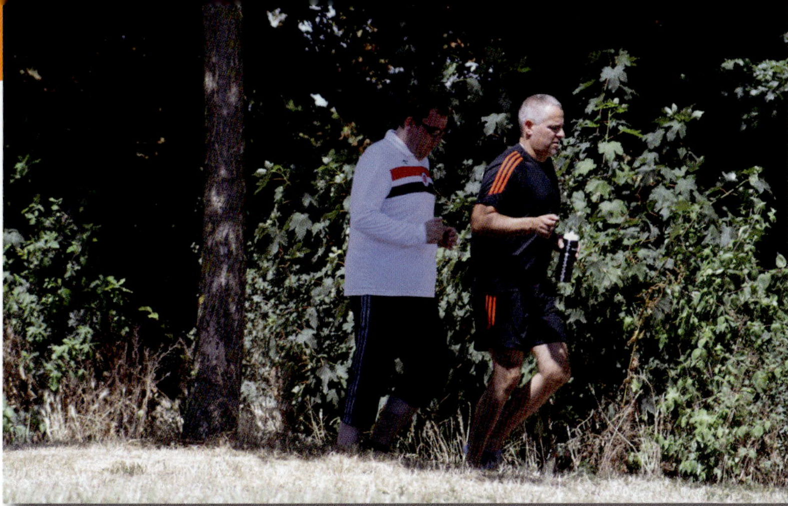

noch gar keinen Widerstand eingestellt! Ich war nur vom Strampeln im Leerlauf der Ohnmacht nahe.
»Kann ich jetzt mit dem Training aufhören?« Da hatte ich mich gehörig verspekuliert. Kurze Erholung, dann runter auf die Matte. Bei den ersten Übungen schaffte ich es nicht, ein Bein über das andere zu legen. Beim Bankdrücken kam Tim gar nicht erst dazu, die Hantelscheiben anzubringen: Nachdem ich schlappe fünf Mal die Eisenstange hochgestemmt hatte, war Schluss mit lustig und ich völlig entkräftet.
Erst viel später verriet Tim mir, dass die ersten Trainingseinheiten, die er mit mir absolvierte, eher eine Art Reha-Maßnahme waren als ein Workout. Mein Körper war so sehr eingerostet, meine Ausdauer dermaßen am Boden und meine Muskeln derart verkümmert, dass es zunächst galt, den Körper vorsichtig an Bewegung heranzuführen, an den Punkt zu bringen, an dem ihm überhaupt die Belastung eines ersten Trainings zugemutet werden konnte.
Ein Blick in Tims eigene Biografie hilft vielleicht zu erklären, wie er trotz meines so gut wie nicht vorhandenen Traingszustands so viel Verständnis und Geduld für meine Situation aufbringen konnte: Nach einem schweren Autounfall mit Anfang 20 hatten ihm die Ärzte gesagt, er würde nie wieder richtig laufen können. Mit eisernem Willen erarbeitete er sich Tag für Tag und Stück um Stück seine Mobilität zurück. Heute läuft er Marathon, arbeitet als Personal Coach und leitet erfolgreich Sport- und Ernährungsseminare. Manchmal ist es schön, wenn sich Ärzte irren.

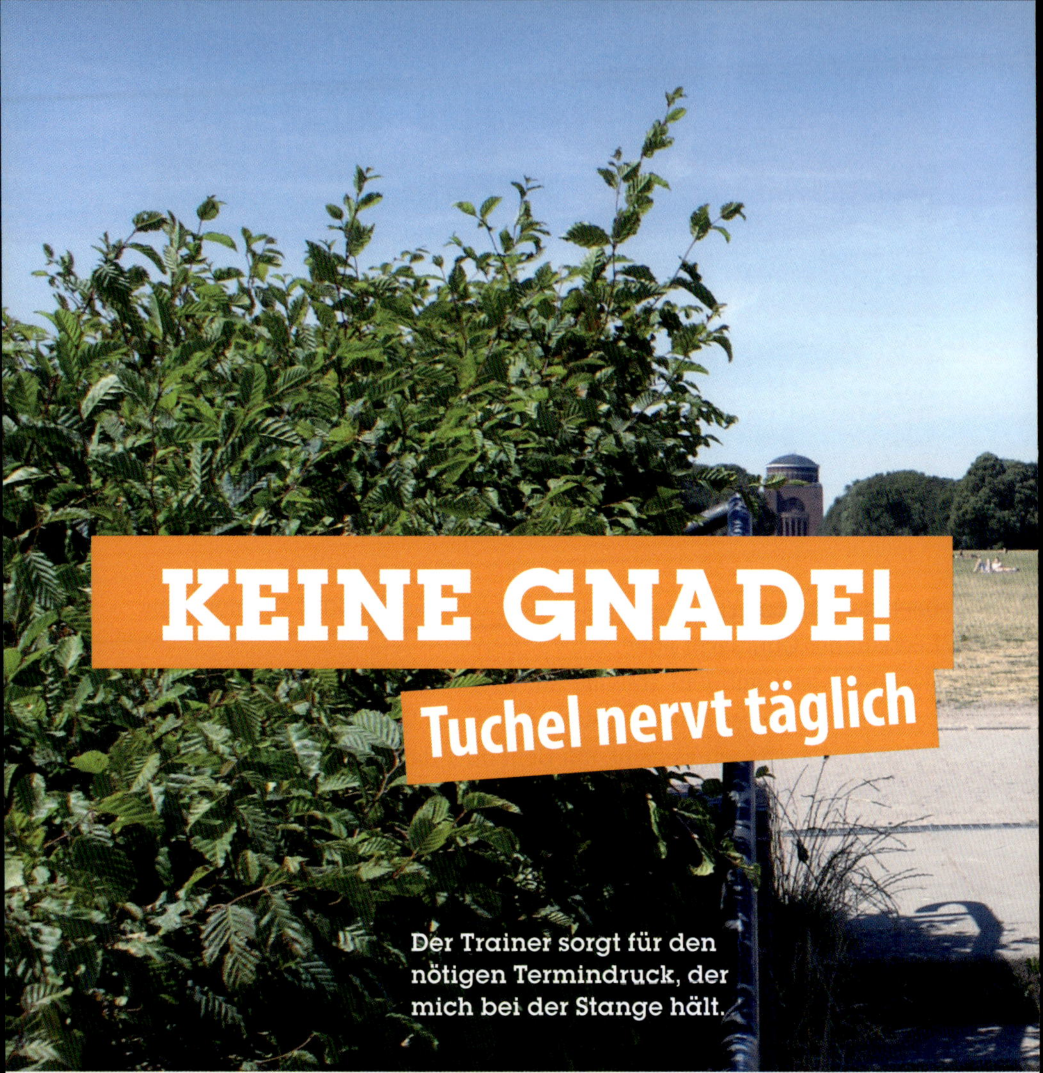

KEINE GNADE!

Tuchel nervt täglich

Der Trainer sorgt für den nötigen Termindruck, der mich bei der Stange hält.

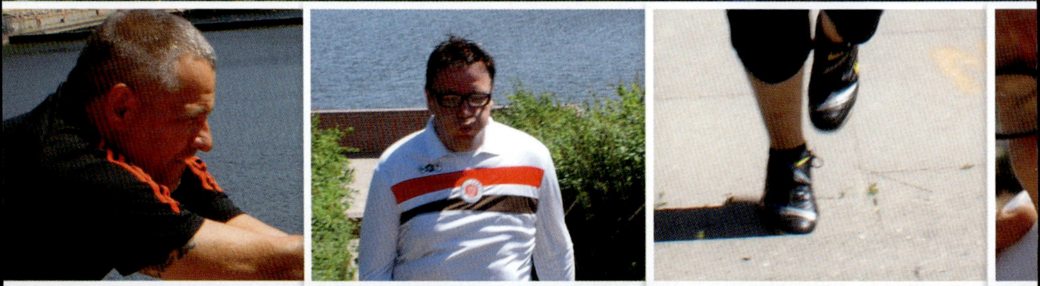

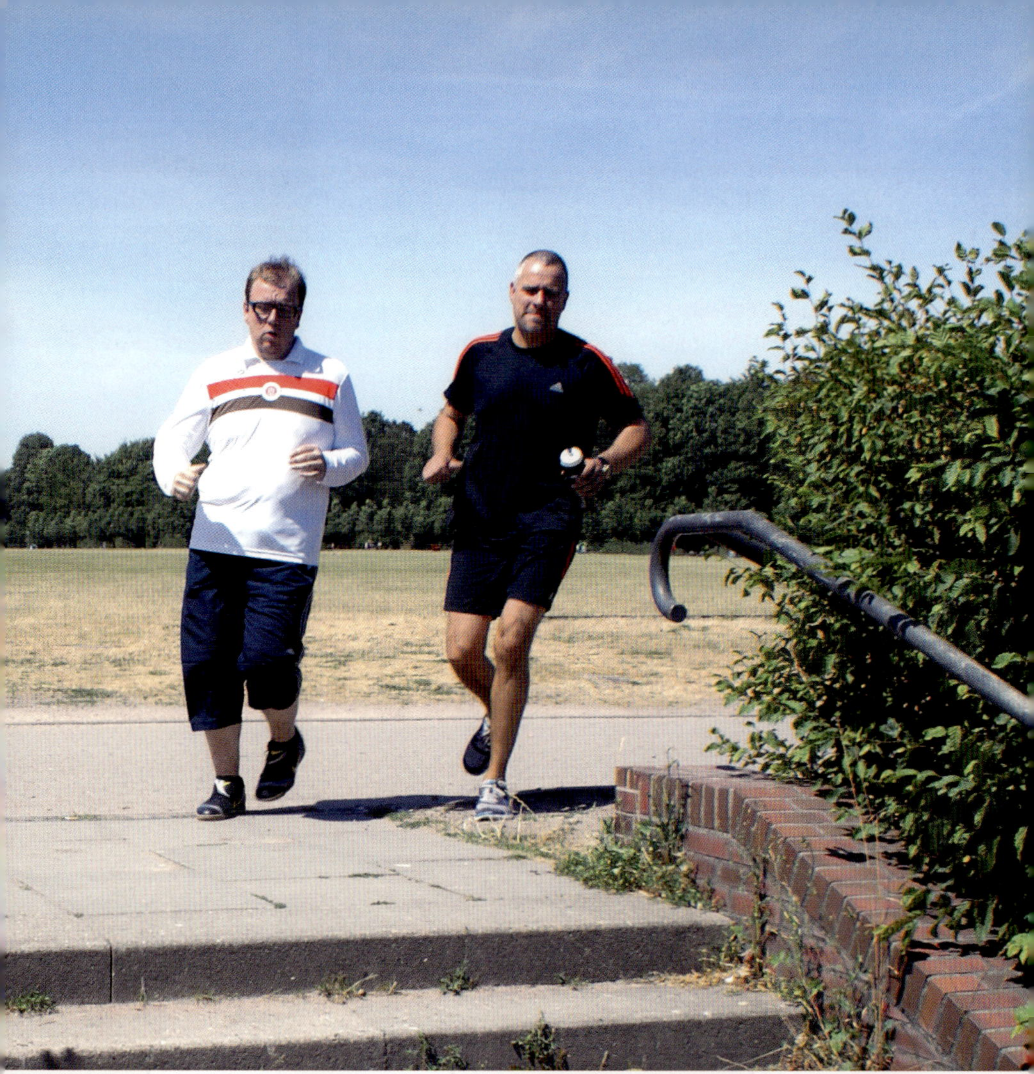

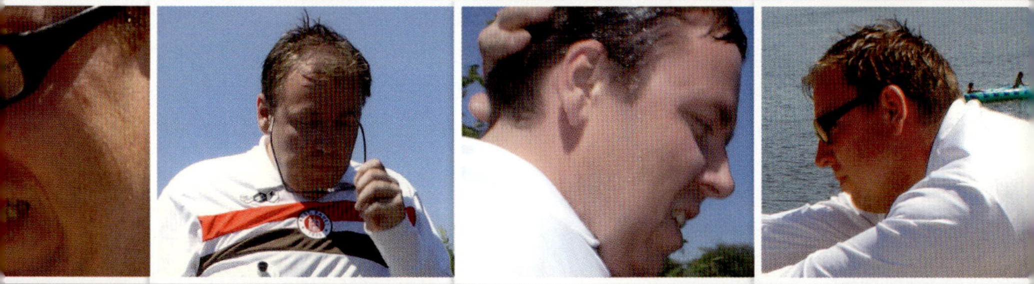

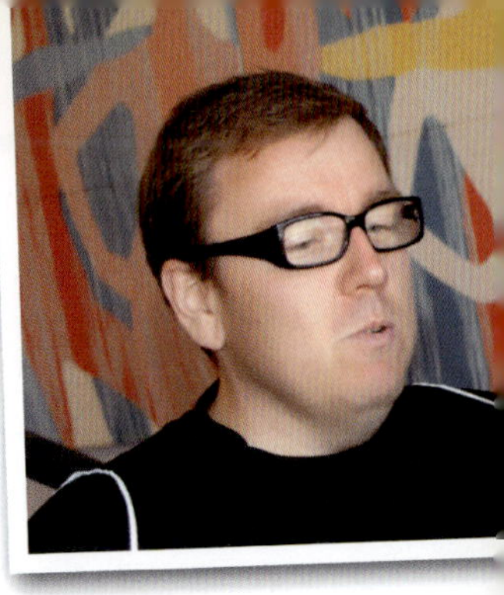

Nach diesem mehr als ernüchternden ersten Training erfand ich gleich einen Termin, um die zweite Einheit abzusagen. Aber Tim ließ nicht locker: »Kein Problem, wann kannst du stattdessen?« Ausreden ziehen bei ihm nicht. So wichtig diese aufmunternden Tritte ins Hinterteil sind, so wichtig ist es, auch die andere Seite der Medaille zu beachten: Wer ab und zu einen Blick in die Zeitung wirft oder den Fernseher einschaltet, weiß um den Stellenwert von Sport und Bewegung für die Gesundheit.

VON 0 AUF 100?

Nun machen aber viele Menschen, nachdem sie sich dazu entschlossen haben, es noch einmal mit Sport zu versuchen, den Fehler, gleich von null auf hundert zu wollen. Wer zehn Jahre lang keinen Sport gemacht hat, tut seinem Körper nichts Gutes, wenn er von heute auf morgen fünfmal in der Woche Sport treibt. Oder drei Stunden am Stück Vollgas gibt. Weniger ist anfangs mehr. Die Muskeln brauchen Zeit, um sich zu regenerieren und auf die neue, ungewohnte Mehrbelastung einzustellen. Hält man diese Erholungspausen nicht ein, kann sich der gewünschte Effekt sogar ins Gegenteil umkehren. In der Sportwissenschaft nennt man das »Superkompensation«. Also zu Anfang immer schön sutsche, wie der Norddeutsche sagt. Nur so bauen Sie Muskeln auf und optimieren damit gleichzeitig Ihre Fettverbrennung.

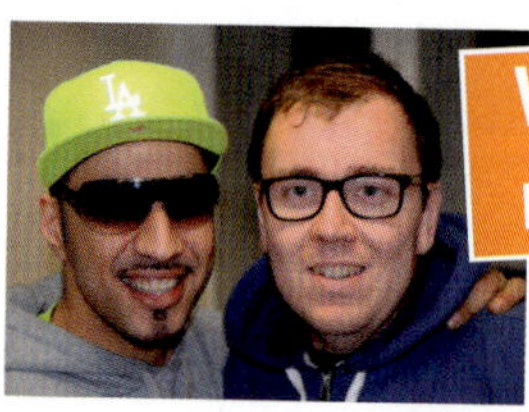

Wer so fit ist wie du, hat nen Platz bei mir auf der Bühne verdient. - Mehrzad Marashi

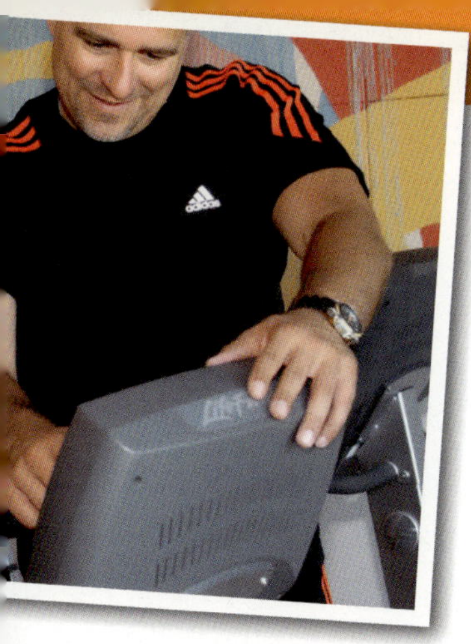

Um ein Ziel zu erreichen, muss man erst einmal feststellen, wie es um den Ist-Zustand bestellt ist.

Ihr Körper wurde vielleicht über Jahre hinweg grob vernachlässigt. Von Ihnen. Was erwarten Sie? Dass er jetzt sofort alles gibt? Dass er alles augenblicklich verzeiht, was Sie ihm angetan haben?

AUS GANGS LAGE Wo stehen wir?

Erwarten Sie nicht, dass er sich innerhalb kürzester Zeit auf Hochleistungsniveau trimmen lässt. Dafür haben Sie ihn in der Vergangenheit nicht gut genug behandelt. Sie sind nicht über Nacht dick geworden. Ebenso wenig werden Sie über Nacht zum Adonis mit Sixpack mutieren. Viel und schnell ist weder fürs Essen noch für das Sporttreiben eine sinnvolle Devise. Langfristig am Ball zu bleiben ist wichtiger, als in möglichst kurzer Zeit Resultate zu erzielen. Überlassen Sie das Faktenschaffen anfangs den Profis: Bei sehr starkem Übergewicht sollten Sie sich zunächst mit dem Arzt Ihres Vertrauens in Verbindung setzen. Um realistisch einschätzen zu können, wie es um Ihren Status quo bestellt ist, und das Training entsprechend darauf abzustimmen, sollten erst einmal Blutdruck, Ruhepuls, Herz- und Blutfettwerte ermittelt werden.

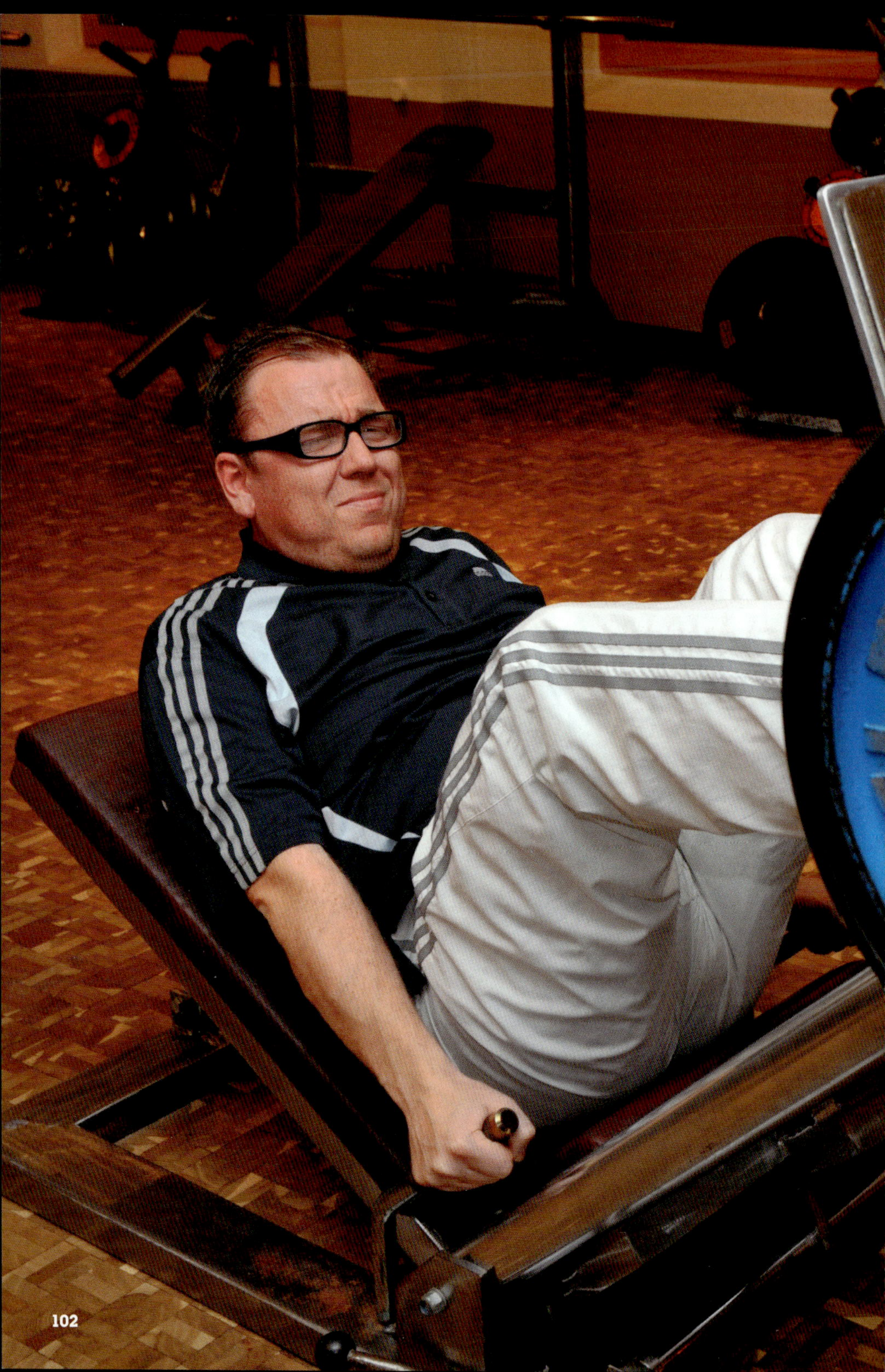

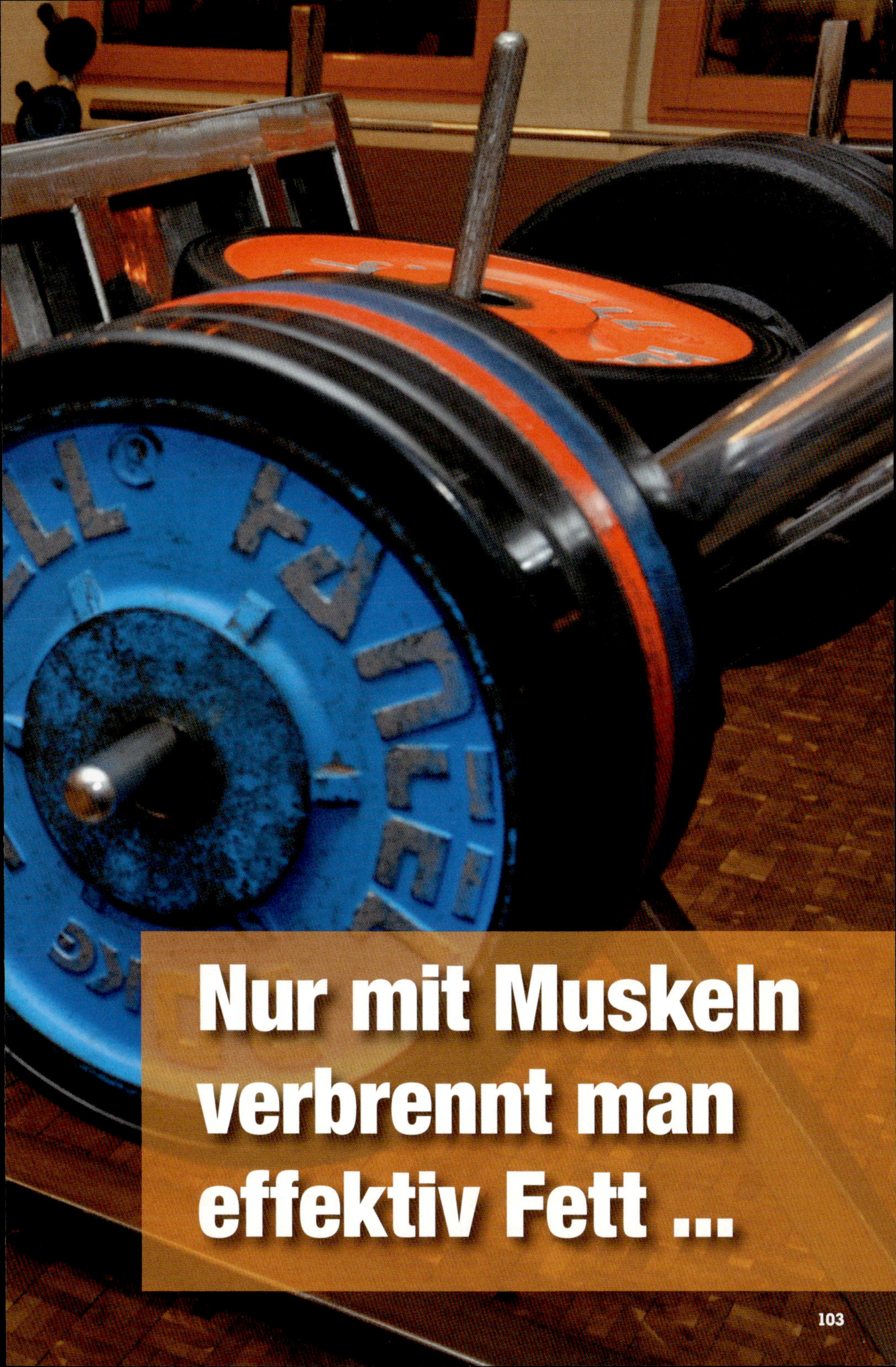

Nur mit Muskeln verbrennt man effektiv Fett ...

Ein guter Trainer wird Sie dort abholen, wo sie stehen. Er wird Ihrem Körper nichts zumuten, was ihn überfordern oder ihm sogar schaden könnte. Wenn Sie durch das hohe Gewicht bereits Gelenkprobleme haben, ist Fahrrad fahren oder Schwimmen womöglich besser für Sie geeignet als ein Training auf dem Laufband. Wenn Sie ein Herz-Kreislauf-Training absolvieren, vergessen Sie nie die Pulsuhr, die Sie vor ungesundem Übereifer abhält. Denn auch hier ist weniger mehr. Ein guter Trainer wird diese Dinge berücksichtigen und Ihnen jederzeit über Ihren Ist-Zustand, Ihren Soll-Zustand und über seine Methoden Auskunft geben können, also den eingeschlagenen Weg, für den er sich entschieden hat, damit Sie Ihr Ziel erreichen.

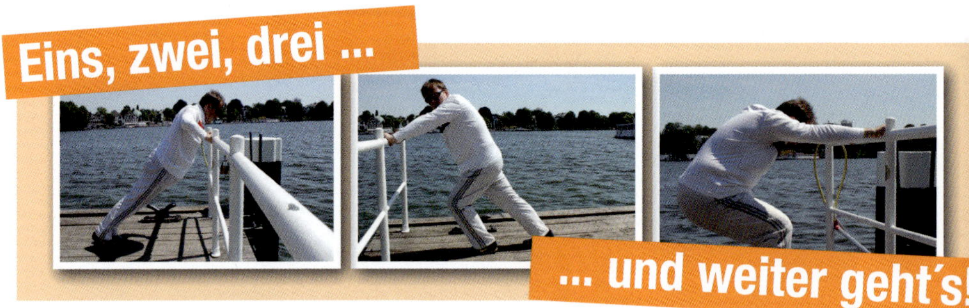

Wie genau dieser Weg letztlich aussieht, wird sich erst im Laufe der Zeit zeigen. Es gibt kein allgemeingültiges Trainingskonzept, das sich auf jeden Menschen anwenden lässt. Sie sind einmalig, das gilt auch für Ihre Belastbarkeit und Regenerationsfähigkeit. Daher müssen Sie allerdings auch selber herausfinden, was für Sie individuell funktioniert, welche Übungen Ihnen Spaß machen, was Ihnen schmeckt und was Sie davon wann und wo in Ihren Tagesablauf einbauen können. Bei der Planung können ein professioneller Trainer oder ein Seminar, in dem man Sie über die Grundlagen informiert, eine große Hilfe sein, wenn Sie selbst noch nicht über das nötige Fachwissen verfügen. Das kostet natürlich Geld, aber das sollten Sie sich wert sein. Sehen Sie es als Investition in Ihre Gesundheit und Ihr Wohlbefinden an.

ZUSAMMENFASSUN

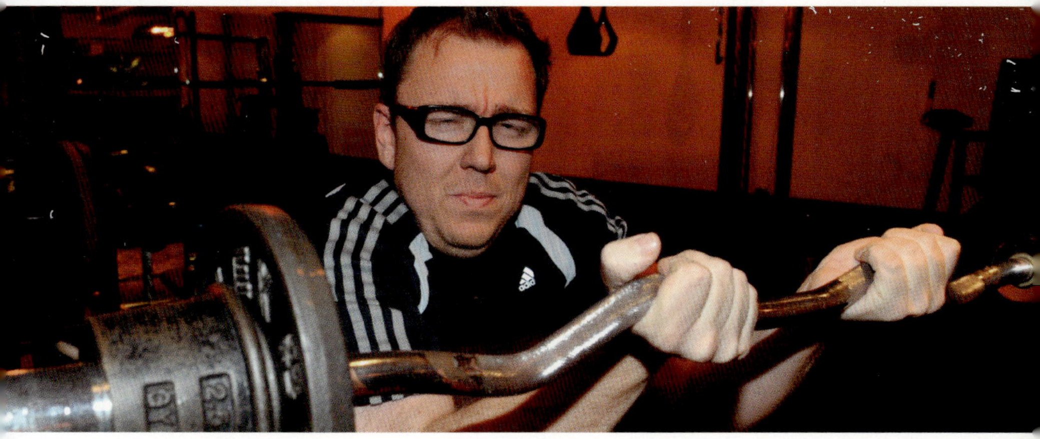

Wer Muskelmasse aufbaut, nimmt schneller ab.

Wer schon einmal ein Fitnessstudio von innen gesehen hat, kennt sie. Es gibt sie überall. Menschen, oft sind es junge Frauen, die mehrere Stunden auf dem Laufband oder dem Spinning-Bike verbringen. Diese Form des intensiven Herz-Kreislauf-Trainings ist ohne ergänzendes Krafttraining für die Fettverbrennung sehr ineffektiv, was offenbar die Wenigsten wissen. Mehr Muskelmasse bedeutet einen höheren Grundumsatz und einen viel stärkeren Nachbrenneffekt nach dem Training, was wiederum bedeutet, dass Fett länger und besser verbrannt wird.

ZUSAMMENFASSUNG - ZUSAMMENFASSUNG

Betrachten Sie Sport als Körperhygiene. Übertreiben Sie es anfangs nicht. Mehr als zwei- bis dreimal in der Woche sollten Sie erst mal nicht trainieren. Gezieltes muskuläres Aufbautraining und funktionelle Gymnastik und ein Ihrem Trainingsstand angemessenes Ausdauertraining sollten zunächst im Vordergrund stehen. Scheuen Sie sich nicht, kompetente Hilfe in Anspruch zu nehmen, bis Sie selber über genug Hintergrundwissen verfügen, um selbstständig zu trainieren.

Ernäh

Ich habe eine Diät gemacht und fettem Essen und Alkohol abgeschworen. In zwei Wochen verlor ich 14 Tage. (Joe E. Lewis)

Der Körper des Eiszeitmenschen

Schnell Fett anzusetzen erscheint uns heute als lästig, aber früher hat es uns das Überleben gesichert.

Wir sind auf Currywurst noch nicht eingestellt.

Eines muss man sich immer wieder vor Augen halten: Unser vielfältiges Überangebot an Nahrung in Kombination mit der Tatsache, dass man ohne irgendeine Form von körperlicher Betätigung sein Dasein fristen kann, ist historisch betrachtet eine absolute Sensation. Den Homo sapiens, also den Bautyp des modernen Menschen, gibt es erst seit etwa 200.000 Jahren, das ist in historischen Dimensionen gemessen ein Klacks. Unsere Vorfahren sind viel herumgewandert. Wirklich sesshaft geworden sind wir erst vor etwa 12.000 Jahren, als unsere Vorfahren die Landwirtschaft für sich entdeckten. Und bis ins letzte Jahrhundert hinein waren auch die heutigen Industrieländer noch stark landwirtschaftlich geprägt. Wir lernen also: Erstens gibt's uns noch nicht lange, und zweitens sind wir gerade erst unser Fell losgeworden. Wir hatten noch gar keine Zeit, unser System auf Currywurst mit Pommes einzustellen.

rung

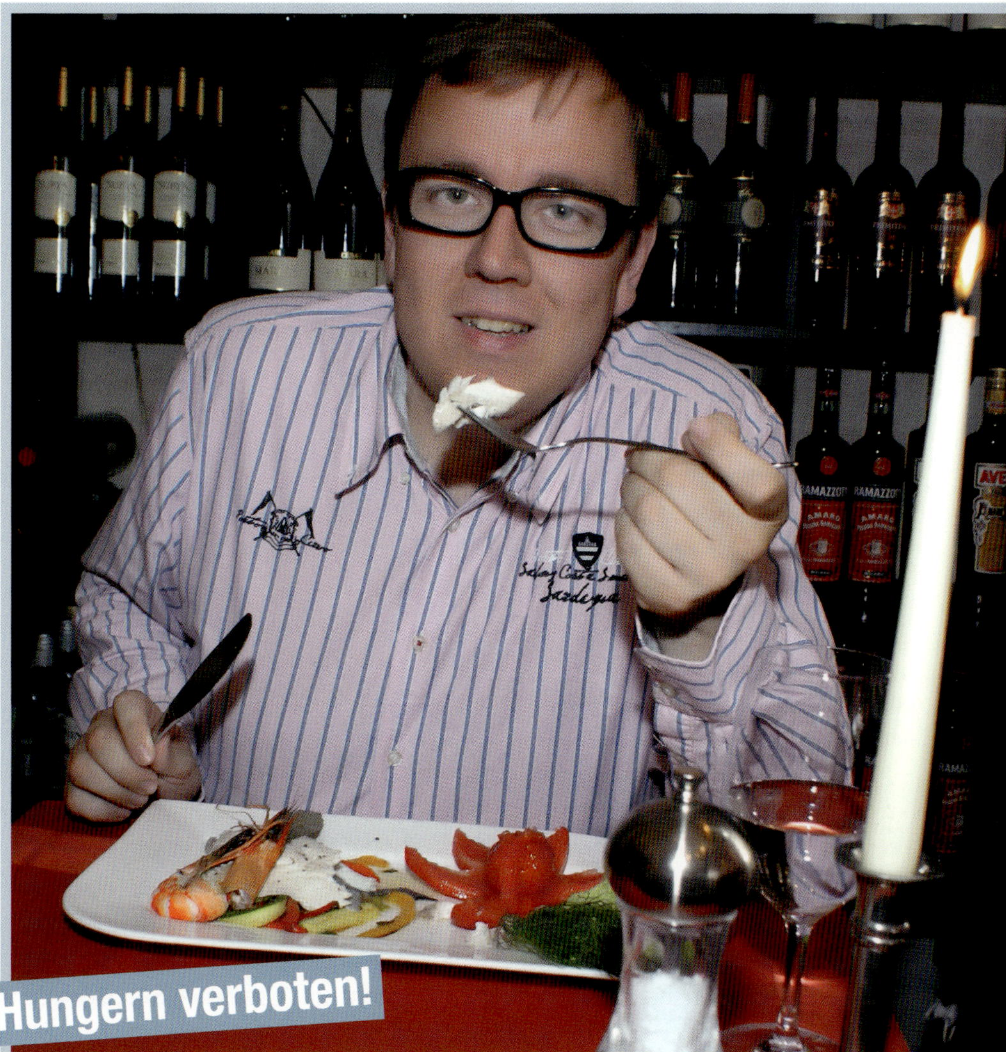

Hungern verboten!

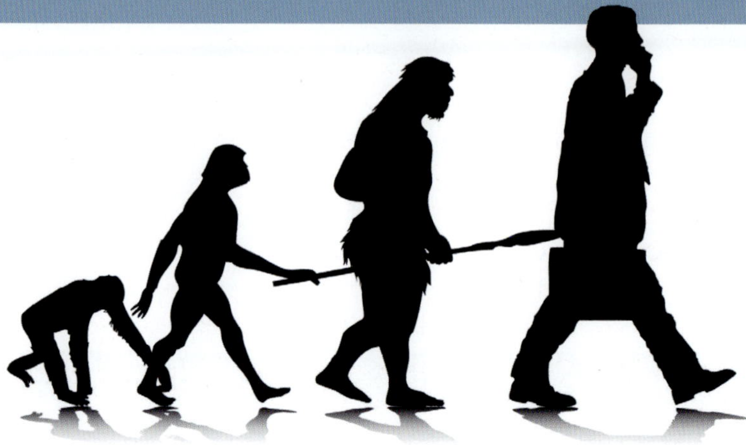

Trotzdem haben schlaue Köpfe die Nahrungsmittelverarbeitung vorangetrieben. Zuerst sicher mit guten Absichten, aber schon bald war die Natur nicht mehr das Vorbild. Es wurde ersetzt, was nur zu ersetzen war: Arbeit durch Bequemlichkeit, schonende Zubereitung durch Zeitersparnis, Geschmack durch Betrug. Die Kaloriendichte in industriell hergestellten Lebensmitteln ist heute fast doppelt so hoch wie die in selbst zubereiteten Speisen.

Zudem ist erst seit der Industrialisierung und den damit einhergehenden Neuerungen das wirkliche Malochen, also körperliche Schwerstarbeit, zur Ausnahme statt zur Regel geworden. Gleiches gilt für die Bewegung im Alltag. Für unsere Großeltern war es im Kindesalter normal, täglich mehrere Kilometer zur Schule zurückzulegen. Und wieder zurück. Vor 100 Jahren waren es angeblich sogar 20 Kilometer täglich. Na ja, vielleicht ein bisschen dick aufgetragen.

Der menschliche Körper hinkt dieser Entwicklung hinterher

Auf jeden Fall haben diese Entwicklungen unsere Gesellschaft und unsere Lebensgewohnheiten radikal verändert. Das Problem dabei: Der Zeitraum, in dem diese Veränderung stattgefunden hat, ist evolutionsgeschichtlich betrachtet ein Wimpernschlag. Das bedeutet, dass unsere Körper noch nach dem Bautyp funktionieren, der sich im Laufe der Jahrmillionen, was die Futterverwertung angeht, immer besser an Mangelsituationen angepasst hat. Wer mehr und schneller Energiereserven in Form von Fett ansetzen konnte, war während der nächsten

Hungerperiode klar im Vorteil gegenüber den anderen. Der Herbst-Dickie war im Frühjahr zwar abgemagert, aber er konnte sich vermehren. Den Dünnen hatte es dahingerafft. Die Rahmenbedingungen haben sich von der Steinzeithöhle bis heute grundlegend geändert, aber der menschliche Körper hinkt dieser Entwicklung hinterher. Unsere Gehirne mögen sich vielleicht ein wenig weiterentwickelt haben, aber unser Stoffwechsel ist noch auf Eiszeit programmiert. Statt nur einmal pro Monat Mammut können wir jeden Tag Fast Food haben.

Das macht sich bei vielen Menschen zusehends auf den Hüften bemerkbar. Und ich behaupte, die Entwicklung kann man sogar noch heute wunderbar verfolgen. Man sehe sich nur drei verschiedene Kulturkreise an und vergleiche die Hintern: Osteuropa, Deutschland und Amerika. Was für ein Fortschritt der segensreichen Lebensmittelindustrie!

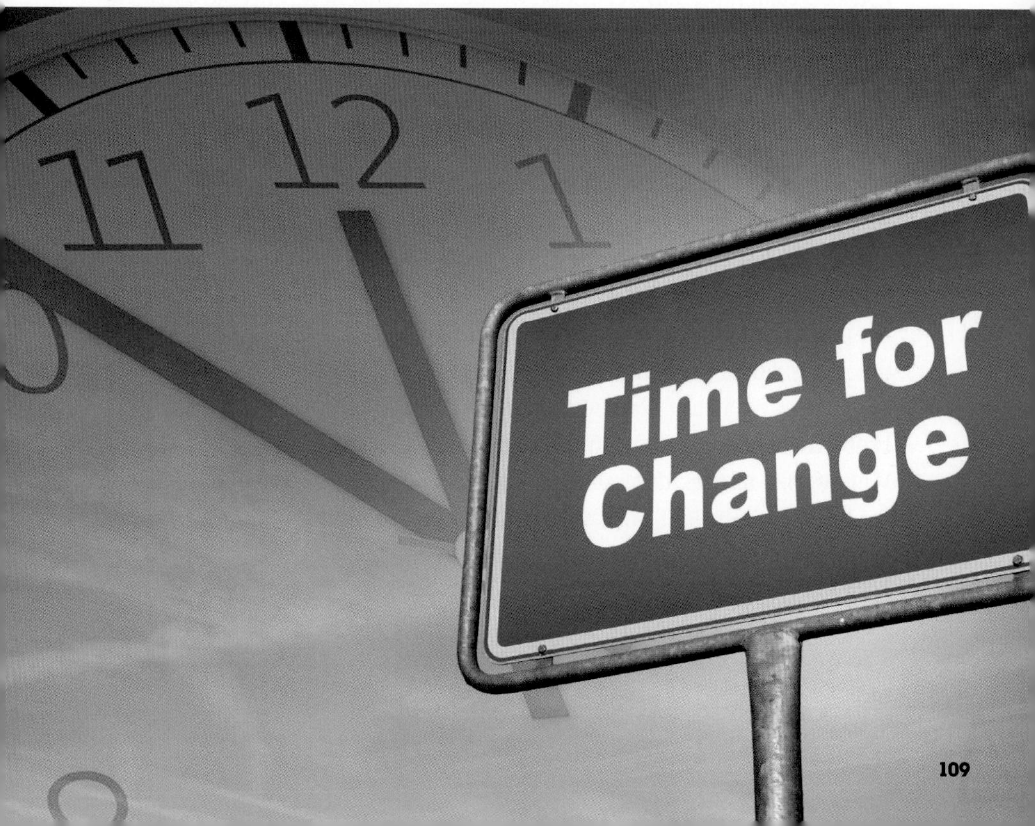

Rhythmus beim Essen

Geben Sie Ihrem Magen Struktur, und er wird sich weniger zu Wort melden.

Was haben wir daraus gelernt? Unser Körper ist noch von vorgestern, unser Gehirn ist schon ein ganz kleines bisschen in unsere Zeit vorgedrungen. Also seien wir schlau und nutzen diesen Vorsprung: Überlisten Sie Ihren Körper! Unterhalb unseres Kopfes ist unser Körper doof.

Wenn es sich irgendwie einrichten lässt, sorgen Sie dafür, dass Ihr Körper regelmäßig und immer zur gleichen Zeit zu seinen (mindestens) drei Mahlzeiten am Tag kommt. Auf diese Weise, und das ist mein voller Ernst, schaffen Sie ein Vertrauensverhältnis zwischen Ihnen beiden: Hat sich Ihr Körper erst einmal darauf eingestellt, dass er regelmäßig mit Nahrung versorgt wird, weiß er, dass er die ihm zugeführte Energie bedenkenlos hier und jetzt bereitstellen kann. Er muss nichts für schlechte Zeiten in Form von Fettreserven weglegen. Er weiß ja, dass er bald wieder Nachschub bekommt. Also enttäuschen Sie ihn nicht, und er wird es Ihnen danken, indem er die Fettverbrennung so richtig ankurbelt.
Das Gegenteil ist natürlich der Fall, wenn Sie Ihren Körper dadurch verunsichern, dass Sie ihm Mahlzeiten vorenthalten. So etwas mag mein Körper genauso wenig wie mein Hund Diamond. Dann schrillen sofort die Alarmglocken, »Achtung, eine Hungerperiode droht!«, und die Kalorien aus der nächsten Mahlzeit wandern direkt als Notfallreserve zu Ihren Problemzonen. Aus Sicht Ihres Körpers ist das eine kluge Entscheidung: Wer weiß, wann es das nächste Mal etwas zu essen gibt? Sie vielleicht, Ihr Körper aber nicht. Also verwirren Sie ihn nicht unnötig durch weggelassene Mahlzeiten. So paradox es klingen mag:

VOM HUNGERN NIMMT MAN NICHT AB, SONDERN ZU.

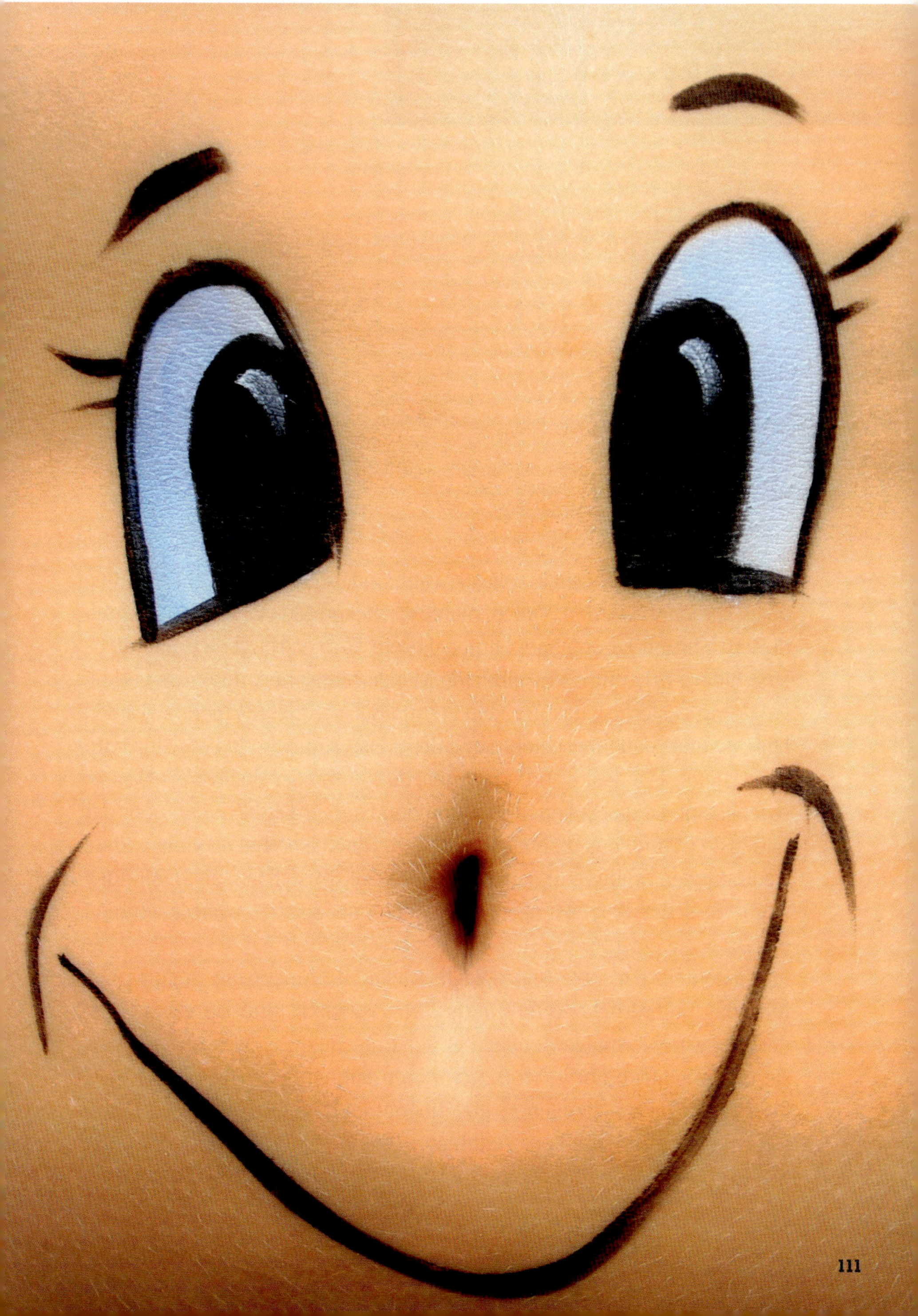

Hunger!

Soll ich wirklich auf meinen Bauch hören?

Satt? Kenne ich nicht.
Entweder habe ich Hunger
oder mir ist schlecht.
(unbekannt)

Oft lachen wir über Dinge, weil sie wahr sind, aber in der Form noch nie ausgesprochen wurden. Vielen, nicht nur dicken Menschen dürfte es mit diesem Spruch so ergehen. Hinter diesem Witz verbirgt sich allerdings eine bittere Erkenntnis: Es gibt eine Menge Menschen, deren Essverhalten derart gestört ist, dass sie kein vernünftiges Verhältnis mehr zwischen Hunger und Sättigungsgefühl verspüren. Das Knurren des Magens wird nicht mehr als Signal wahrgenommen, dass es an der Zeit wäre, etwas zu essen. Dann ist das Stillen des natürlichen Hungergefühls nicht mehr der häufigste Grund, aus dem gegessen wird. Das Essen hat so viele andere Bedeutungen erfahren (essen aus Langeweile, Trost, Frust, als Belohnung usw.), dass der Reiz »Hunger« nicht mehr als solcher wahrgenommen wird, der die gewünschte Reaktion »essen« erfordert.
Im Gegenteil. Für viele diätgeplagte Dicke ist Hunger ein ungutes Gefühl, das unterdrückt werden muss. Im Gegenzug sind sie verwundert darüber, wie Normalgewichtige bei der Entscheidung, was und wie viel sie essen, einfach auf ihren Bauch hören können. Für viele Dicke wäre ihrem Hunger nachzugeben gleichbedeutend damit, dem Feind das Kommando zu übergeben. Stattdessen machen sie sich immer wieder bewusst, dass sie Verzicht üben müssen. Sie merken dabei nicht, dass

sie ein immer gestörteres Verhältnis zum Essen entwickeln. Auf diesem Weg kann ein völlig natürlicher Hungerinstinkt geradezu verkümmern.

Biologisches oder psychologisches Hungergefühl?

Infolgedessen wissen die Dicken immer weniger mit ihrem Hungergefühl umzugehen. Sie sind verunsichert, wie und ob sie dieses Gefühl deuten und den Hunger stillen können. Prinzipiell ist es ja nicht schlecht, auf unseren Bauch zu hören, wenn er uns »Hunger« signalisiert (wobei man aufpassen muss, dass er einen nicht zu impulsiven Einkaufsentscheidungen drängt). Man sollte aber sicher sein, dass man überhaupt noch ein natürliches Hungergefühl hat und unterscheiden kann, ob es sich gerade um den natürlichen »echten« Hunger, also den biologischen Mechanismus, oder den »psychologischen« Hunger als Ersatzhandlung handelt. Diese Fähigkeit zur Unterscheidung muss eventuell langsam und in kleinen Schritten neu erlernt werden.

TIPP:

Lassen Sie die Finger von »Dinner Cancelling« und ähnlichem Hokuspokus. Dass Sie mehr zunehmen, wenn Sie spätabends essen, ist ein Ammenmärchen. Es kommt weniger darauf an, wann Sie essen, sondern darauf, was und wie viel Sie essen.

Werfen Sie statt eines Blickes auf die Uhr lieber einen Blick auf Ihre Energiebilanz. Allerdings wird empfohlen, morgens vor allem hochwertige Kohlenhydrate zu sich zu nehmen (sogenanntes »Carboloading« bringt Energie für den Tag) und abends vor allem Eiweiß (benötigt der Körper für die nächtliche Regeneration).

Orientieren Sie sich beim Essen am Baukastensystem!

Back to easy!

Für die Küchenwaage gilt das Gleiche wie für die Personenwaage im Badezimmer: am besten raus damit! Vergessen Sie Rezepte, in denen Sie jede Zutat bis aufs Milligramm genau abwiegen sollen. Der Zeitaufwand ist zu hoch, und Kochen sollte ohnehin etwas Leidenschaftliches und keine starre Wissenschaft sein. »Back to easy« lautet die Devise. Das heißt: Drei mittelgroße Kartoffeln, zwei Hände voll geschnittener Brokkoli, eine Messerspitze Salz ... dahin muss die Reise gehen, nicht in Richtung »125 Gramm hiervon« und »75 Milliliter davon«.

Und vor allem: Genießen Sie Ihr Essen! Dazu gehört auch, dass Sie sich nicht sklavisch an ausgeklügelte Rezepte halten. Seien Sie kreativ und flexibel, nutzen Sie grobe Vorgaben und ergänzen Sie diese ganz nach Ihrem individuellen Geschmack. Sehen Sie Rezepte als Leitlinien an, an denen Sie sich orientieren können und auf deren Regeln Sie jederzeit zurückgreifen können. Es geht nur um das nächste Abendessen und nicht um den Bau einer Rakete.

Das Baukastensystem

Anhand von einfachen Faustregeln wissen Sie, wie der Hase läuft, wenn es ums Essen geht. Auch im Hinblick auf eine gesunde, ausgewogene Ernährung gilt: Wissen ist Macht. Mein Trainer Tim Tuchel hat gemeinsam mit der Ernährungsberaterin Meike Schmalstieg eine Art Baukastensystem erstellt, mit dessen Hilfe man sich schnell und einfach gesund ernähren kann. Der Vorteil dieses Baukastensystems liegt in seiner genialen Einfachheit sowie seiner Alltagstauglichkeit. Das sind genau die Punkte, die ich bei vielen anderen Diätrezepten und Ernährungskonzepten vermisse: Es ist übersichtlich, leicht, schnell verständlich und flexibel zu handhaben.

Für jede der drei täglichen Hauptmahlzeiten stellen Sie sich einfach ein Gericht zusammen, indem Sie die Zutaten aus den jeweiligen Grundlagemodulen miteinander kombinieren. Das Baukastensystem bietet durch diese zahlreichen Kombinationsmöglichkeiten der Grundlagen eine Vielzahl an leckeren Mahlzeiten, die darauf warten, von Ihnen entdeckt zu werden. Dadurch sollte Ihnen beim Kochen und Essen – die mystische Kohlsuppe lässt grüßen – nicht so schnell langweilig werden. Trotzdem wissen Sie jederzeit und ohne Zweifel, was Sie wann genießen dürfen. Idiotensicher. Der einzige Nachteil für Sie: Die Ausrede, Sie hätten von nichts gewusst, zählt ab heute nicht mehr.

	Morgens	Mittags	Abends
Ziel	Der Körper braucht Energie: Kohlenhydrate, komplexe Kohlenhydrate, Vollkorn	Gesunde Mischkost: Energie und Vitalstoffe, Ballaststoffe ergänzt durch hochwertiges Eiweiß	Vorbereitung auf die nächtliche Regeneration: Eiweiß, Vitalstoffe sind jetzt wichtige Baustoffe
Das dürfen Sie genießen	- Vollkornbrot - Vollkornmüsli ohne Zucker - Vollkornbrötchen - herzhafter Aufstrich - wenig süßer Aufstrich - Obst - Trockenfrüchte - Leinsamen	- Gemüse - Salat - Walnüsse - Obst - Hülsenfrüchte - Mais - Fisch, Fleisch, Geflügel - 1 Handvoll (gekochte) Beilagen: Vollkornreis, Kartoffeln, Vollkornnudeln	- Fleisch - Fisch - (wenig) Käse - Walnüsse - viel Salat - viel Gemüse

FRÜHSTÜCK MORGENS

»Carboloading« mit hochwertigen Kohlenhydraten bringt viel Energie für den bevorstehenden Tag.
Können Sie sich noch an den Spruch »Iss morgens wie ein Kaiser, mittags wie ein König und abends wie ein Bettelmann« aus Ihrer Kindheit erinnern? Angesichts der vielen sich widersprechenden Aussagen und der längst widerlegten Weisheiten seitens der Ernährungswissenschaften ist an dieser ollen Kamelle noch am ehesten was dran. Wenn auch mit Abstrichen und Ergänzungen.
Es stimmt, dass das Frühstück die wichtigste Mahlzeit des Tages ist. Tanken Sie Energie für den Tag. Prinzipiell dürfen und sollen Sie hier sogar am meisten zuschlagen, wobei es selbstredend qualitativ hochwertige Produkte sein sollten, zum Beispiel:

- Schwarzbrot oder Vollkornbrötchen statt fettige Weißmehlprodukte
- Lachs oder Serrano-Schinken statt Mortadella
- Quark mit einem Klecks Marmelade statt Nutellabrötchen und Schokocroissant.

Grundlage 1	Grundlage 2	Grundlage 3	Grundlage 4
1-2 Handvoll Obst (alle Sorten): - Orange - Kirschen - Heidelbeeren - Apfel - Banane - Erdbeeren - etc.	**Je zwei Scheiben oder Handvoll Vollkorn:** - Brot - Haferflocken - Leinsamen (2 Esslöffel) - Knäckebrot	**Eiweißträger** - Milch - Joghurt - Sojaprodukte - Eier - Pute - Fisch - magerer Aufschnitt: Käse, Wurst	- (Bio-)Butter - Nussmus - magerer Frischkäse - wenig Konfitüre - wenig Honig

MITTAGS
LUNCH

Grundlage 1	Grundlage 2	Grundlage 3	Variation/Soße
Gemüse und Salat so viel Sie mögen: - Zucchini - Erbsen - Pilze - Spinat - Tomaten - Brokkoli - Auberginen - Paprika - Mais - Bohnen/Linsen - Blattsalat - Rucola - Lauch - Möhren - Zwiebeln - etc.	**Je eine Handvoll gekochte Vollkorn-Beilage pro Mahlzeit:** - Reis - Nudeln - Ebly-Vollweizen - Bulgur - Hirse - Quinoa - Kartoffel	**Eiweißträger gebraten, geschmort, gekocht** - Fisch (Lachs, Makrele, Hering ...) - Geflügel ohne Haut - mageres Schwein, Rind - mageres Hackfleisch - Lamm	**Kalte Soße für Salat, Gemüse:** **1.** 2/3 Joghurt, 1/3 Salatcreme, Curry, Tiefkühlkräuter, Tomatenmark **2.** 2/3 Essig, 1/3 Olivenöl, Kräuter, 1 Teelöffel Leinöl **3.** Fix für Salat mit Wasser und Öl **Warme Variante:** **1.** 70 ml Kokosmilch, 1 Teelöffel Ingwer, Currypaste (grün/rot/gelb) **2.** 2/3 Tomatenmark, 1/3 leichter Frischkäse mit Kräutern, Brühe, italienische Kräuter, Knoblauch, Chili **3.** neutraler, leichter Frischkäse, Tiefkühlkräuter, etwas Milch

Augenmerk auf die Beilagen richten: Beim Gemüse ruhig klotzen, bei den Kohlenhydraten eher kleckern.

Mittags geht es weiter mit gesunder Mischkost: Gemüse geht immer und so viel Sie wollen. Achten Sie dafür darauf, dass Sie es mit den Kohlenhydraten nicht übertreiben: Drei statt fünf Kartoffeln, eine Handvoll dunkler Reis und hochwertiges Eiweiß.

ABENDBROT ABENDS

»Eiweiß statt Kohlenhydrate« lautet die Devise.

Abends wird es etwas tricky, zumindest für Fans der klassischen Brotzeit und Freunde der Mafiatorte vom Pizza-Taxi. Denn hier gilt es, sich möglichst ohne Kohlenhydrate satt zu essen. Die braucht der Körper nämlich nur zur schnellen Bereitstellung von Energie, wenn von eben auf gleich Leistung erbracht werden muss. Wenn Sie nachts schlafen, brauchen Sie dem Körper keine Kohlenhydrate zuführen. Die Muskeln nehmen ihre wohl verdiente Auszeit, und auch die Hirnaktivität fährt herunter. Nehmen Sie daher abends möglichst wenig Kohlenhydrate zu sich.

Schön durch eiweißreichen Schlaf

Was Ihr Körper in der Nacht viel besser gebrauchen kann, ist Eiweiß. Also lieber ein Steak mit Salat verputzen statt einen Teller Pasta. Lieber Rührei mit Kräuterquark als die klassische Brotzeit. Das Eiweiß benötigt Ihr Körper für die Aufbau- und Reparaturarbeiten an und in den Zellen, also zum Beispiel auch für Ihre Muskeln, nachdem Sie Sport getrieben haben. Bei optimaler Eiweißzufuhr regeneriert sich Ihr Körper besser, Ihr Schlaf wird erholsamer und tatsächlich zum Schönheitsschlaf: Sie sehen morgens einfach nicht so zerknautscht aus, wenn Ihre körpereigenen Restauratoren die Nacht über unter guten Bedingungen arbeiten konnten. Das sieht und fühlt man. Probieren Sie es aus!

Grundlage 1	Grundlage 2	Variation/Soße
Gemüse und Salat so viel Sie mögen: - Zucchini - Pilze - Spinat - Tomaten - Brokkoli - Auberginen - Paprika - Blattsalat - Rucola - Lauch - Möhren - Zwiebeln - etc.	**Eiweißträger gebraten, geschmort, gekocht** - Fisch (Lachs, Makrele, Hering ...) - Geflügel ohne Haut - mageres Schwein, Rind - mageres Hackfleisch - Lamm	**Kalte Soße für Salat, Gemüse:** **1.** 2/3 Joghurt, 1/3 Salatcreme, Curry, Tiefkühlkräuter, Tomatenmark **2.** 2/3 Essig, 1/3 Olivenöl, Kräuter, 1 Teelöffel Leinöl **3.** Fix für Salat mit Wasser und Öl **Warme Variante:** **1.** 70 ml Kokosmilch, 1 Teelöffel Ingwer, Currypaste (grün/rot/gelb) **2.** 2/3 Tomatenmark, 1/3 leichter Frischkäse mit Kräutern, Brühe, italienische Kräuter, Knoblauch, Chili **3.** neutraler, leichter Frischkäse, Tiefkühl–kräuter, etwas Milch

ZWISCHENDURCH SNACKS

Erste Hilfe für zwischendurch

Nicht alle Menschen sind für fünf kleine Mahlzeiten am Tag gemacht. Aber wenn Sie dazu zählen: bitte sehr! Hier sind ein paar gesunde Snackideen, wenn der kleine Hunger bei Ihnen anklopft:

Hüttenkäse
gekochtes Ei
1 Naturjoghurt oder Quark
Eiweißshake
Walnüsse (6 Hälften)
Eiweißriegel

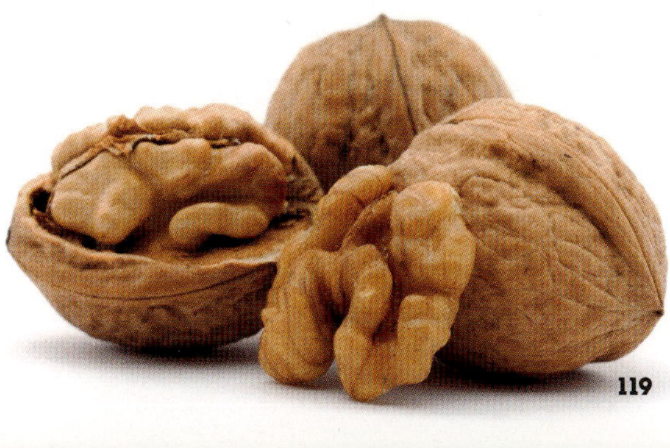

Zeit nehmen, nicht nebenher reinschlingen

Wer langsamer isst, wird schneller satt – und hat mehr vom Genuss.
Ein gern gegebener Ratschlag von Ernährungsexperten lautet: essen wie ein alter Inder. Wenn er isst, isst er, wenn er spricht, spricht er. Damit ist natürlich nicht gemeint, dass Sie vor jedem Gang in die Kantine ein Schweigegelübde ablegen, im Fakirsitz auf dem Boden Platz nehmen und nichts essen, was einen Schatten wirft. Ebenso wenig ist diese Empfehlung ein Freifahrtschein dafür, es sich mit dem Abendessen allein vor dem Fernseher gemütlich zu machen und Talkshows das Reden zu überlassen. Gemeint ist mit dem alten Inder nur, dass man sich für das Essen bewusst Zeit nehmen und es genießen soll.
Es muss ja nicht gleich die alte Kauen-Sie-jeden-Bissen-32-Mal-Leier sein. Aber Genuss muss sich in Ruhe entfalten können. Alles andere ist lediglich schnelle Ersatzbefriedigung, die nicht lange vorhält. Legen Sie das Besteck ruhig einmal zwischendurch zur Seite und versuchen Sie zu erschmecken, was für ein Geschmackserlebnis sich Ihnen in diesem Moment gerade bietet! Zum Genießen als ganzheitliche Erfahrung gehören alle Sinne. Also betrachten Sie das kleine Kunstwerk auf Ihrem Teller in Ruhe und von allen Seiten. Nehmen Sie die unterschiedlichen Düfte wahr, die Ihnen das Wasser im Munde zusammenlaufen lassen. Achten Sie auf die kleine Symphonie aus saftigem Fleisch, frischem Gemüse und dem Geräusch, mit dem knackiger Salat in Ihren Mund flutscht. Auf diese Weise werden Sie Ihr Essen nicht nur mehr genießen. Sie werden so bis zu dem Zeitpunkt, an dem das Sättigungsgefühl einsetzt, automatisch weniger gegessen haben, als wenn Sie ohne Sinne und Verstand alles in sich hineinschlingen.
Ein Gegenentwurf zum alten Inder ist das mediterrane Dolce Vita, wo das Abendessen regelrecht zelebriert wird. Natürlich wird dabei im Gegensatz zum alten Inder auch viel gesprochen, und ein Glas Wein gibt es auch. Aber allein dadurch, dass sich im südländischen Raum das Abendessen

oft über mehrere Stunden hinzieht, können wir davon ausgehen, dass langsam gegessen wird. Und wenn ich an meinen Stammitaliener denke, kann ich mir auch gut vorstellen, dass das Essen dort mehr genossen wird. Wir Nordeuropäer sind in der Regel irgendwo dazwischen anzusiedeln: Nicht ganz so spartanisch wie der alte Inder, nicht ganz so leichtlebig wie unsere Nachbarn vom Mittelmeer. Von beiden können wir aber, was unser Essverhalten angeht, etwas lernen. Zum einen, dass man sich mehr auf sein Essen konzentriert, zum anderen, dass Essen auch als soziales Event zelebriert werden kann. Meines Erachtens hat beides seine Daseinsberechtigung und ist in jedem Fall der mal eben schnell in der Mittagspause verdrückten »Currywurst mit Pommes Schranke« vorzuziehen.

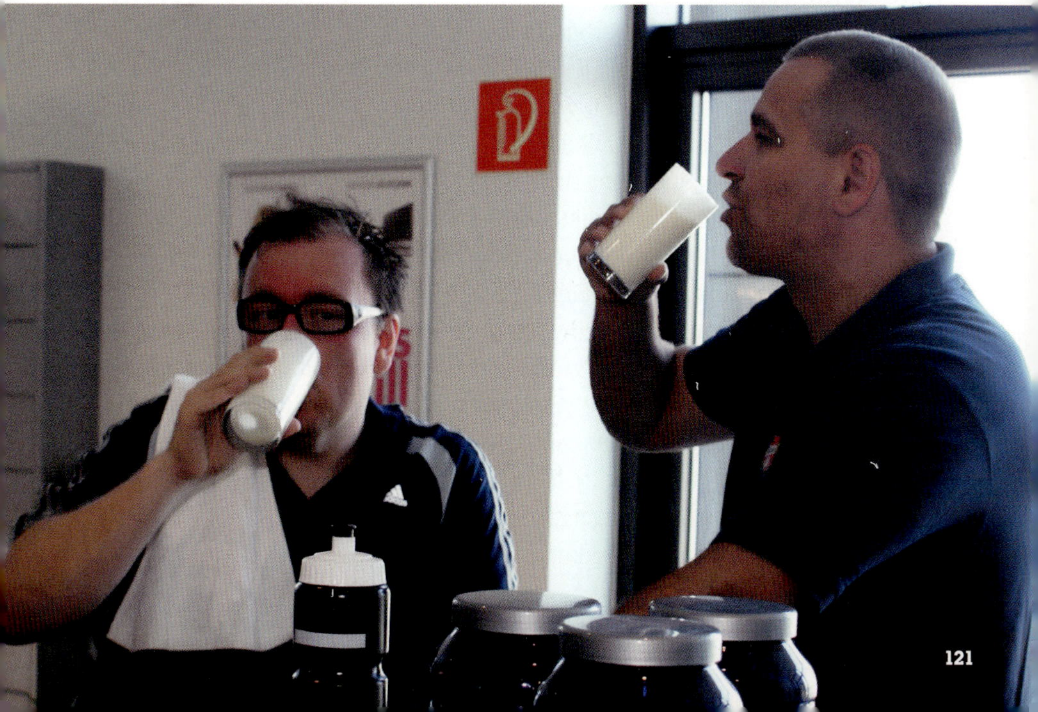

Ernährungsreport

Tagebuch zu führen zwingt einen dazu, sich mit seinen Ernährungsgewohnheiten auseinanderzusetzen.

Buch zu führen über Ihre Ernährung hat zwei klare Vorteile: Wenn Sie mit einem Personal Trainer oder einem Ernährungsberater zusammenarbeiten, gewinnt er dadurch einen Überblick über Ihr Essverhalten und Ihre Essgewohnheiten. Das ist insofern wichtig, als die Menschen sehr unterschiedlich sind und sich ein wohl durchdachtes Konzept immer an den individuellen Bedürfnissen des Einzelnen orientieren wird. Noch entscheidender ist, dass Sie dazu gezwungen werden, sich schonungslos und ehrlich mit Ihrem Essverhalten auseinanderzusetzen.

Tun Sie sich selbst einen Gefallen und erfüllen Sie diese Aufgabe von Anfang an gewissenhaft. Niemandem ist damit geholfen, wenn Sie sich selbst belügen. Ich spreche aus Erfahrung: Als Tim Tuchel nach der ganzen körperlichen Quälerei zu allem Überfluss auch noch mit dieser lästigen »Hausaufgabe« ankam, musste ich mir abermals auf die Zunge beißen, um mir den bitterbösen Kommentar zu ersparen, der unsere Zusammenarbeit vermutlich auf der Stelle beendet hätte. Als wenn es nicht schon genug geweseb wäre, dass ich seinetwegen meinen gesamten Tagesablauf ändern, mich von ihm bei dcr Lcibesertüchtigung triezen lassen und seinen unbarmherzigen Telefonterror ertragen musste, wenn wir die nächsten Termine aushandelten – jetzt drang er auch noch in mein Privatleben ein und verlangte, dass ich über mein Essverhalten Rechenschaft ablege. Was kam als Nächstes? Google TellerView?

Entsprechend unmotiviert ging ich die Sache zunächst an. Halbherzige, kurz vor dem Schlafengehen auf die Schnelle schlampig hingekritzelte Berichte waren nicht die Ausnahme, sondern die Regel. Vermutlich tauchte durch diese Vorgehensweise auch mehr als nur der eine oder andere ungesunde Snack in der Bilanz nicht auf. Das wurde mir erst bewusst, als ich nach einiger Zeit dann doch begann, die Ernährungsprotokolle wahrheitsgemäß und akribisch genau

USAMMENFASSUNG

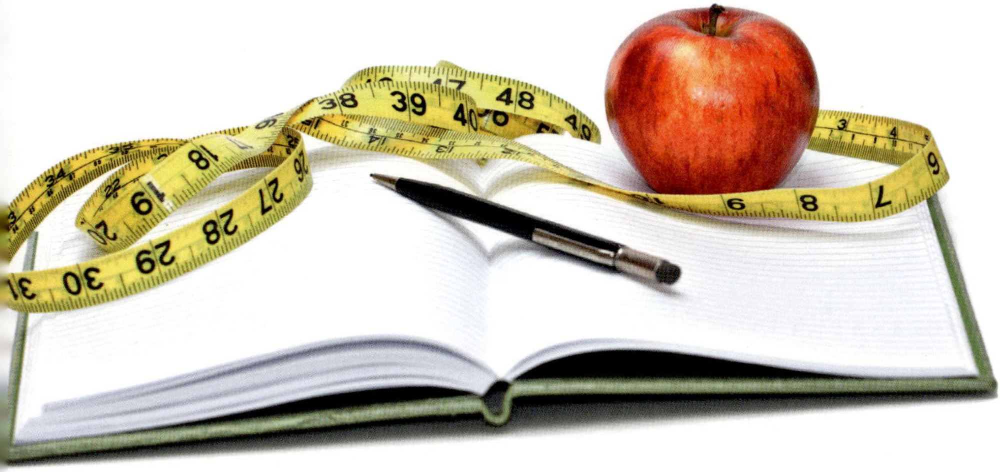

auszufüllen. Der darauf einsetzende Aha- Effekt hob meinen voluminösen Resonanzkörper aus den Socken. Ich hatte ein derart gestörtes Verhältnis zum Essen entwickelt, dass ich viele Dinge, mit denen ich unbewusst, nebenher oder aus lauter Gewohnheit mein Feinkostgewölbe aufgebaut hatte, einfach »vergaß« – oder besser gesagt verdrängte, bis ich ernsthaft damit begann, über meine Ernährung Buch zu führen. Diese Selbsterkenntnis halte ich rückblickend für eine enorm wichtige und prägende Erfahrung für mich. Auf dem Weg zu dieser kritischen Reflexion war das Ernährungsprotokoll ein wichtiges Werkzeug, das ich jedem Menschen zumindest am Anfang einer Ernährungsumstellung wärmstens ans Herz legen möchte.

SAMMENFASSUNG - ZUSAMMENFASSUNG

Finden Sie heraus, was Ihnen bekommt. Verzicht und Verbote gibt es grundsätzlich nicht. Essen Sie langsam, bewusst und mit Genuss. Frühstücken Sie ausgiebig und vollwertig. Essen Sie zu Mittag viel Gemüse und hochwertiges Eiweiß, versuchen Sie bei den Kohlenhydraten Maß zu halten. Nehmen Sie abends möglichst wenig Kohlenhydrate zu sich. Lassen sie keine Mahlzeit aus und hungern Sie nicht. Achten Sie auf die Gesamtbilanz, zum Beispiel indem Sie ein Ernährungsprotokoll führen.

Entspa

Wer von seinem Tag nicht zwei Drittel für sich selbst hat, der ist ein Sklave. *Friedrich Nietzsche*

Okay, zwei Drittel erscheint mir etwas hoch gegriffen, aber es sollten schon mindestens 30 bis 45 Minuten sein, und zwar jeden Tag, nur Sie für sich allein. Als altes Gewohnheitstier stand ich in der Vergangenheit Veränderungen immer skeptisch gegenüber. So auch, als mein Trainer Tim Tuchel mir zusätzlich zu meinem neuen Bewegungs- und Ernährungsprogramm auch noch Termine zur Massage verordnete. Er versicherte mir damals, dass es sich dabei um einen wichtigen Bestandteil des Trainingsprogramms handeln würde. Das war einerseits nicht gelogen, andererseits auch nicht die ganze Wahrheit. Denn was er mir da als rein physiologische Unterstützung zur Muskelregeneration verkaufte, hatte auch noch einen anderen handfesten Hintergrund: Nur mithilfe dieses kleinen Tricks, der mich

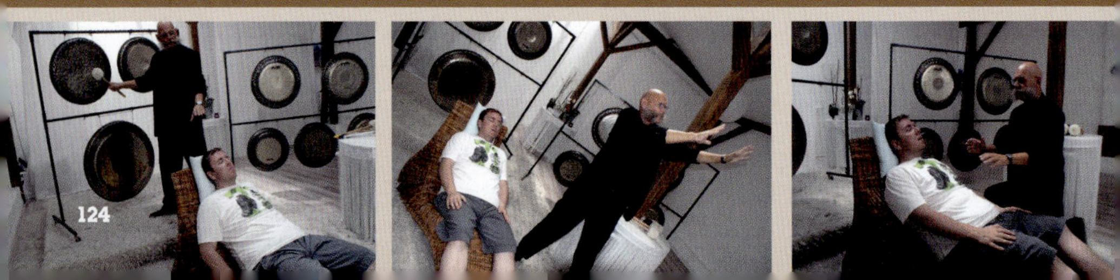

nnung

dazu »zwang«, es mir an einem Tag in der Woche auf der Liege der Physiotherapeutin bequem zu machen, verschaffte er mir ein Stück heimlich verordnete Erholung von meinem Alltagsstress.

Wie Sie es am liebsten nennen wollen, bleibt letztlich Ihnen überlassen. Entspannen oder Abspannen, Entschleunigen oder Slow-down, Wellness, Relaxen, Urlaubsinsel im Alltag oder Mußestunde: Entspannung ist wichtig! Was für Computer und Motoren gilt, das gilt ebenso für den Menschen. Dauerbetrieb geht auf Dauer nicht gut. Lieber zwischendurch mal abschalten beziehungsweise runterfahren. Unsere Vorfahren, und zwar interessanterweise in so gut wie allen Kulturen quer über den Globus, haben früh erkannt, dass harte Arbeit immer auch einen Ausgleich braucht, und zwar am besten regelmäßig und ritualisiert. Die Früchte dieser Erkenntnis genießen wir noch heute in Form von Feiertagen und

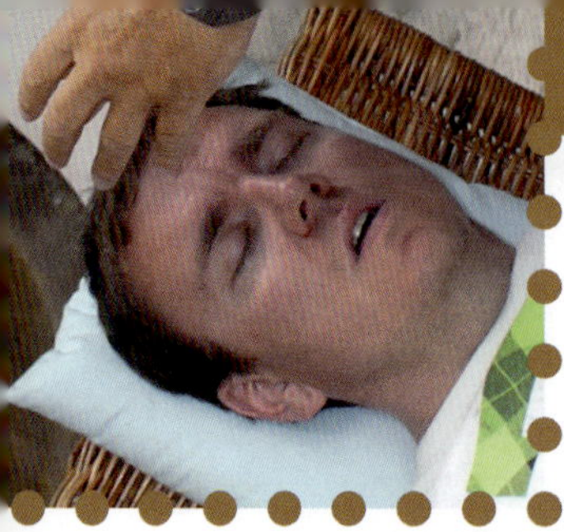

Wochenenden – sofern wir überhaupt noch zum Genießen kommen. Ob Job, Partnerschaft oder Familie: Die meisten von uns sind ohnehin schon im Stress, ohne dass sie zusätzlich noch jeden Tag aufs Neue ihre Gewohnheiten überdenken und alte Verhaltensmuster ändern müssen. Es ist ungemein wichtig, dass Sie sich selbst regelmäßig Zeit dafür nehmen, diesem Alltagswahnsinn zu entfliehen, um die Akkus neu aufzuladen. Sie können sich für noch so gut durchorganisiert und belastbar halten, früher oder später ist die Luft raus. Und wer dann keine Gegenmaßnahmen ergreift, fährt auf der Felge. Das kann eine ganze Weile gut gehen, aber langfristig schadet Ihnen der permanente Verschleiß, bis es im schlimmsten Fall zum Crash kommt. Burn-out, Herzklabaster, Pumpenflash, Muffensausen, Torschlusspanik. Ihr Körper merkt das unter Umständen schneller als Sie selbst. Egal, ob Sie sich mit der Angel an den See setzen, ein Schaumbad bei Kerzenlicht nehmen oder einen Spaziergang machen: Finden Sie etwas, bei dem Sie die Seele so richtig baumeln lassen können.

Räumen Sie dieser Tätigkeit (auch wenn es Ihnen eher wie »nicht tätig sein« vorkommen mag) bewusst Platz in Ihrem Alltag ein. Auch richtiges Entspannen will gelernt sein und muss geübt werden. Es ist ein unverzichtbarer Ausgleich und eine sinnvolle Ergänzung zu Ihrem regelmäßigen Training. Nachdem ich von Pontius zu Pilatus gelaufen bin, habe ich für mich festgestellt, dass Hypnose eine intensive Form der Entspannung darstellen kann, dabei aber gleichzeitig sehr effektiv das mentale Fundament stärkt. Aus diesem Grund halte ich Hypnose für eine sehr wirksame Entspannungstechnik. Auch wenn ich ehrlich gesagt anfangs mehr als skeptisch war.

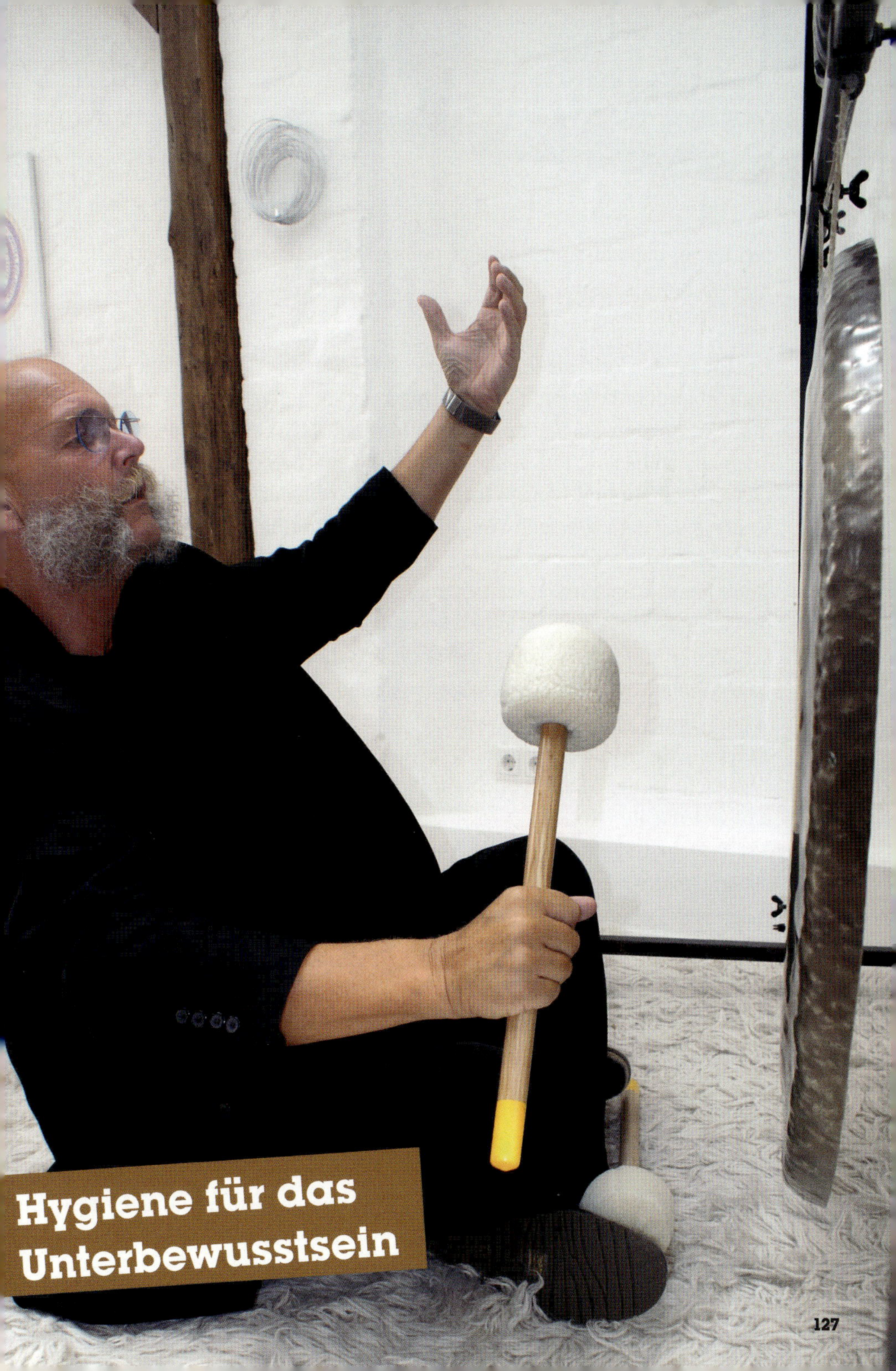

Hygiene für das Unterbewusstsein

Fletchers Visionen

Ich lerne, dass Hypnose nichts mit Dr. Mabuse und dubiosem Kirmeszauber zu tun hat.

Es war zu der Zeit, als ich die ersten 20 Kilo bereits runter hatte, sich dann aber über Wochen hinweg nichts mehr tat. Ich befand mich mitten in meiner ersten Stagnationsphase und schob Frust ohne Ende. Solche Stagnationsphasen sind völlig normal. Die meisten Menschen wissen das leider nicht und hängen ihre Laufschuhe wieder an den Nagel, obwohl sie auf dem richtigen Weg sind (mehr dazu unter »Die Schere« auf Seite 146).

Auch ich war enttäuscht, weil es trotz Sport und Ernährungsumstellung danach aussah, als wenn ich es auch dieses Mal nicht schaffen würde, mein Leben zu ändern. Schon in ein paar Wochen würden die mühsam wegtrainierten Kilos wieder drauf sein. Wie beim letzten Mal und den unzähligen Malen davor. War alles für die Katz gewesen?

Ist der Mensch in der Lage, sich dauerhaft zu ändern?

»Vielleicht ist der Mensch auch gar nicht in der Lage, sich dauerhaft zu ändern«, dachte ich.

Mir fiel ein Gegenbeispiel ein: Martin Fletcher, mit dem ich beruflich schon einige Male zu tun gehabt hatte, war ein Mensch, der es geschafft hatte, sein Leben komplett umzustellen. Er hatte einmal erwähnt, dass er durch Dauerstress und Schicksalsschläge im Privatleben sehr krank geworden war, sich dann aber mithilfe von Selbsthypnose wieder geheilt hatte. Dieses Erlebnis hatte ihn so sehr beeindruckt, dass er sich weiter mit Hypnose beschäftigte und sogar ein eigenes Konzept entwickelte: Als alter Schlagzeuger – laut eigener Aussage war er in den 1960er-Jahren Mitglied einer legendären Beatband namens Luniks gewesen – wusste er um die Magie der verschiedenen Klänge. Den Sound von Gongs und Klangschalen kombinierte er mit der klassischen Hypnose zu einer neuartigen Entspannungstechnik, die er Hypno-Klang nannte. Von diesem Konzept hatte er mittlerweile eine Menge Leute über-

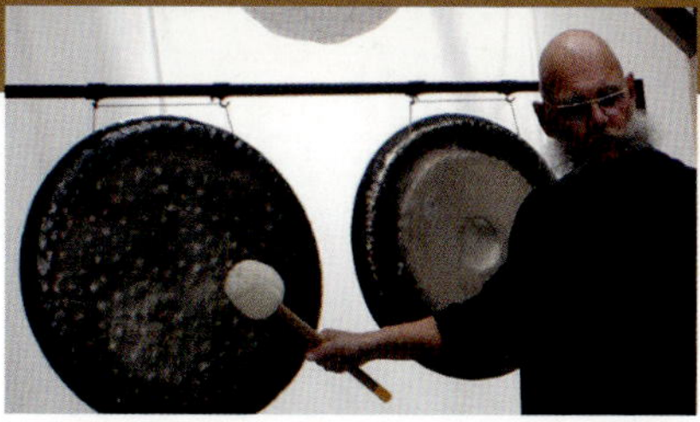

Martin Fletcher kombinierte den Sound von Gong und Klangschalen mit klassischer Hypnose zu einer neuartigen Entspannungstchnik.

zeugt, die regelmäßig zu ihm kamen und eine Art Meditation bei ihm abhielten.Ehrlich gesagt hatte ich Hypnose bis dahin immer für etwa so seriös gehalten wie eine verrunzelte Jahrmarktswahrsagerin. Sie hatte für mich einen gewissen Unterhaltungswert, konnte mir aber nicht viel mehr als ein müdes Lächeln entlocken. Auf der anderen Seite kannte ich Fletcher schon lange, und im Vergleich zu damals war er wirklich ein anderer Mensch. Aus dem nervösen Typ unter Dauerstrom, der hektisch seine Kommandos quer über das Veranstaltungsgelände bellte, war ein sehr besonnener, ruhiger Mann geworden. Hier hatte es im Gegensatz zu mir offenbar jemand erfolgreich geschafft, seinem Leben eine komplett neue Richtung zu geben. »Hypnose hin oder her, hier kannst du was lernen«, dachte ich mir und nahm Kontakt zu ihm auf.

Hypnose war für mich so seriös wie eine Jahrmarktwahrsagerin

Dass ich spöttischer Schelm, als den er mich kennengelernt hatte, es ernsthaft mit Hypnose versuchen wollte, schien ihn genauso zu überraschen wie mich selber. Aber auch wenn ich diese Hypnosegeschichte noch nicht so recht für voll nahm, hatte ich mir doch angesichts meiner verzweifelten Lage vorgenommen, offen für Neues zu sein.

Ich schilderte Fletcher mein Problem, und er erklärte mir, inwiefern er mir dabei helfen könnte: »Durch Hypnose allein kannst du nicht abnehmen. Aber sie sorgt dafür, dass du einen Zugang zu dir selbst findest. Das wird dich mental stärken, sodass es dir leichter fällt, nach vorne zu schauen und die Veränderungen in deinem Leben positiv anzunehmen. Komm mich einfach mal besuchen und mach dir selbst ein Bild.«

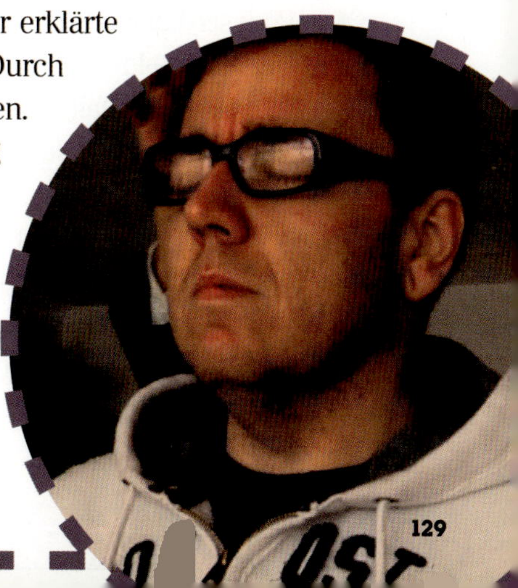

Die erste Sitzung

So kam es dazu, dass ich an einem grauen Donnerstagvormittag mein Auto neben dem Gebäude parkte, in dem Fletcher seine Meditationen und Hypnosesitzungen abhielt. Ein bemerkenswerter Ort. Er erwartete mich bereits vor dem Eingang und erklärte mir, dass es sich bei dem Gebäude um eine alte Scheune handelte, in der einst die Pferde untergebracht waren, die die Wagen der Straßenbahn gezogen hatten. Wahnsinn, eine ausgebaute Scheune mitten in Hamburg, nur einen Steinwurf vom Hauptbahnhof entfernt!

Er öffnete die Tür und ließ mich zuerst den Raum betreten. Das helle, warme Weiß der Wände wurde von braunen Fachwerkbalken durchzogen. Vereinzelt hingen Leinentücher von Wänden und Decken herab. Der Raum wirkte unglaublich weit und leer, trotzdem zugleich gemütlich und einladend. Die Decken mussten annähernd fünf Meter hoch sein. Auf dem Boden war helles Parkett verlegt, und gut die Hälfte der Fläche war mit einem Teppich aus Schafsfell bedeckt. Weit hinten am anderen Ende des Raumes konnte ich ein kleines Podest ausmachen, auf dem ein Metallrahmen stand, an dem mehrere Gongs in verschiedenen Größen aufgehängt waren. Am Fuße des Podests befand sich eine ergonomisch geformte Liege. »Sieht aus wie die Science-Fiction-Version vom Stall in Bethlehem.« Fletcher schien der Vergleich zu gefallen. Er sagte: »Ich würde vorschlagen, du lässt den Raum erst einmal auf dich wirken. Leg dich da vorne auf die Liege, atme einfach ganz ruhig und schließ die Augen.«

Ich schloss die Augen und war gespannt, was kommen würde.

Ich befolgte Fletchers Anweisungen und machte es mir auf der Liege gemütlich, die sich sofort angenehm an meine lädierte Wirbelsäule schmiegte. Das Kissen unter meinem Kopf war weder zu hart noch zu weich und die Luft hatte absolute Wohlfühltemperatur. Hier ließ es sich definitiv aushalten. Ich schloss die Augen und war gespannt, was

kommanichts in einen Zustand der Tiefenentspannung.

nun kommen würde. Dezent füllte ein leiser Klang des ersten gespielten Gongs den Raum.

Man darf sich so einen Gong nicht wie das Rabauz machende Riesenblech aus Kung-Fu-Filmen vorstellen. Der Ton ist vielmehr warm und voll und breitet sich langsam im ganzen Raum aus. Ich spürte ihn mehr, als dass ich ihn hörte. Langsam und regelmäßig wie meine Atemzüge wiederholten sich die Gongschläge. Auf ungefähr sechs bis acht Atemzüge ertönte jeweils ein neuer Klangteppich. Ich ließ mich komplett fallen. Ich hörte auf, meinen Gedanken zu folgen, die anfangs noch unter Strom gestanden hatten. Sie hatten sich sozusagen selbstständig gemacht, ich konnte sie kreisen lassen. Irgendwann muss ich dann weggedöst sein.

Als Fletcher mich frecherweise wieder aufweckte, konnte ich unmöglich sagen, wie viel Zeit vergangen war. Hinterher erzählte er mir, dass das nicht selten passiert, wenn Menschen einen Zustand der Tiefenentspannung erreichen. Genau genommen sei das schon eine leichte Trance gewesen. Ich fühlte mich auf jeden Fall schon einmal ganz anders als nach einem normalen Mittagsschläfchen. Meine Neugier war geweckt und wog schwerer als meine anfängliche Skepsis. Ich fragte Fletcher, wie genau mir seine Hypnosetechnik beim Abnehmen helfen könne.

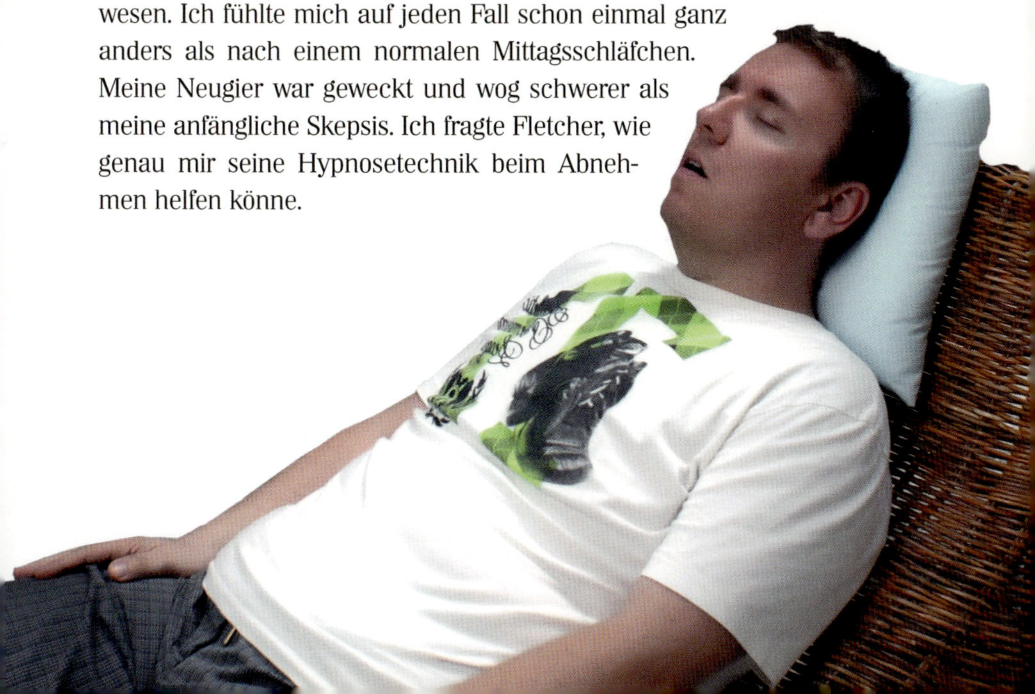

···→ Kleine Gesten können zum Fels in der Brandung werden.

Hypnose schützt vor den Verlockungen des Alltags:

Posthypnotischen Anker setzen

Ein Hilfsmittel, das die Hypnose bietet und einem dabei hilft, sich selber gegen die Verlockungen des Alltags stark zu machen, ist das sogenannte »Anker setzen«. Im hypnotisierten Zustand, während Sie sich in Trance befinden, wird dabei Ihr Unterbewusstsein darauf »programmiert«, auf eine kleine Handlung zu reagieren, die Sie im Alltag ausüben. Diese Handlung bestimmen Sie selbst. Das kann ein Reiben der Finger aneinander sein oder das Drücken einer Türklinke. Jedes Mal, wenn Sie diese Geste ausführen, wird Ihr Unterbewusstsein sich an die neue Programmierung erinnern und Ihre Handlungsweise beeinflussen. In meinem Fall hat mein Unterbewusstsein die Aufgabe bekommen, mich von süßen Verlockungen abzuhalten. »Du bist stärker als dein Verlangen!« Unglaublich, aber es funktioniert.

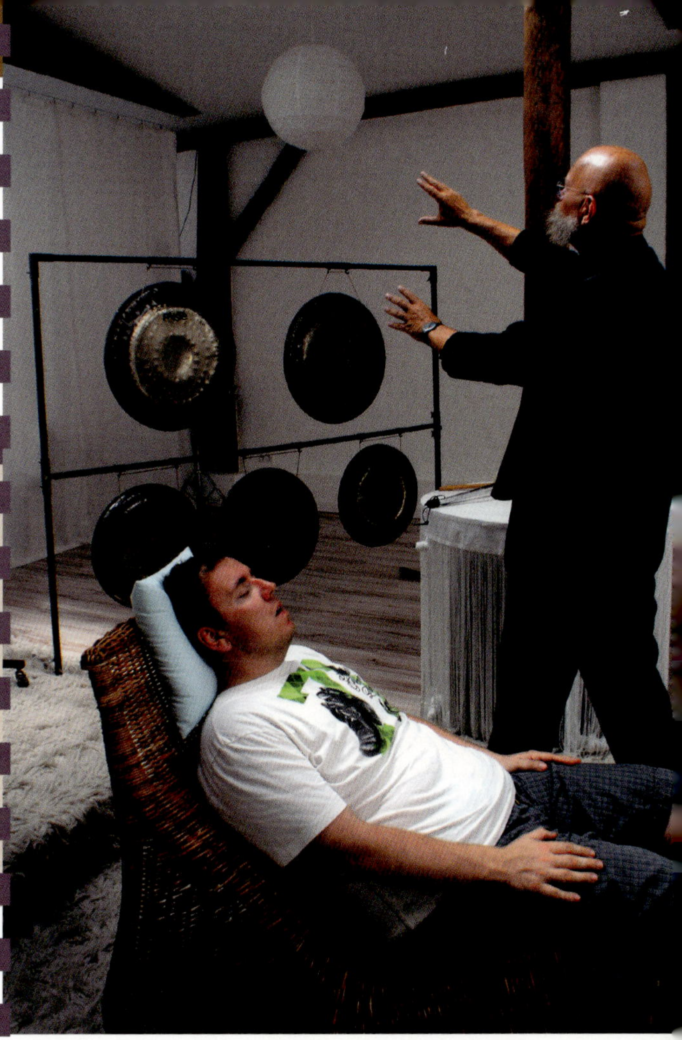

So hätte ich ewig weitermachen können

Wenn Sie also das nächste Mal an einer Bäckerei vorbeigehen, aus der es verführerisch nach frischen Croissants duftet, halten Sie Ausschau nach Mitmenschen, die sich beim Vorbeigehen an der Nase kratzen oder auf die Schulter klopfen. Wahrscheinlich aktiviert der- oder diejenige gerade seinen Anker. Diese etwas andere Art der Bodenhaftung kann im Alltag den Unterschied ausmachen: Gehe ich einem unbewussten Instinkt nach, von dem ich weiß, dass er mich ungesunde Entscheidungen treffen lässt? Oder bin ich mental so gestärkt, dass ich die fixe Idee einfach wieder loslassen und »Nein danke, heute nicht!« sagen kann?

Unterbewusstsein reinigen

So wie Sport Körperhygiene ist, so ist Hypnose Hygiene für das Unterbewusstsein.

Wer stark übergewichtig ist, schleppt eine Menge mit sich herum. Und damit meine ich nicht nur die lästigen Pfunde, sondern auch den emotionalen Ballast, unter dem viele dicke Menschen leiden. Nicht selten stellt sich dabei die bekannte Frage nach dem, was zuerst da war: das Huhn oder das Ei. Beziehungsweise in diesem Fall: Sind womöglich psychische Probleme (mit) dafür verantwortlich, dass ich dick geworden bin? Oder habe ich dadurch, dass ich dick bin, eventuell psychische Probleme bekommen?

Ich bin mir heute ganz sicher und lege mich hiermit sogar fest:

Hinter jedem Dicken steht ein Schicksal! Die Unterbewusstseinsreinigung durch Hypnose macht somit erst den Weg frei für den Prozess der Gewichtsreduktion.

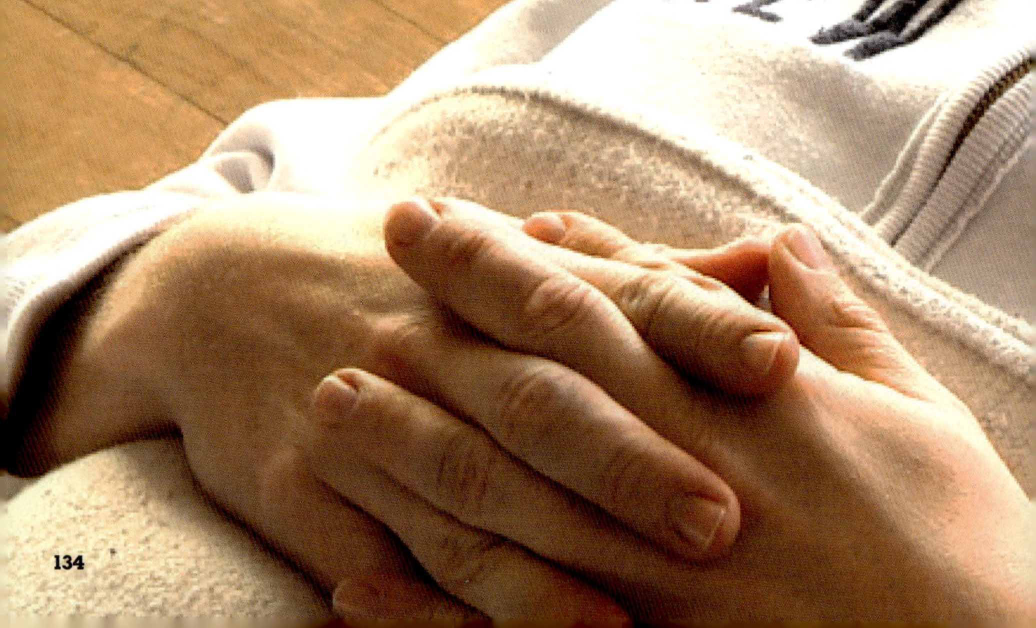

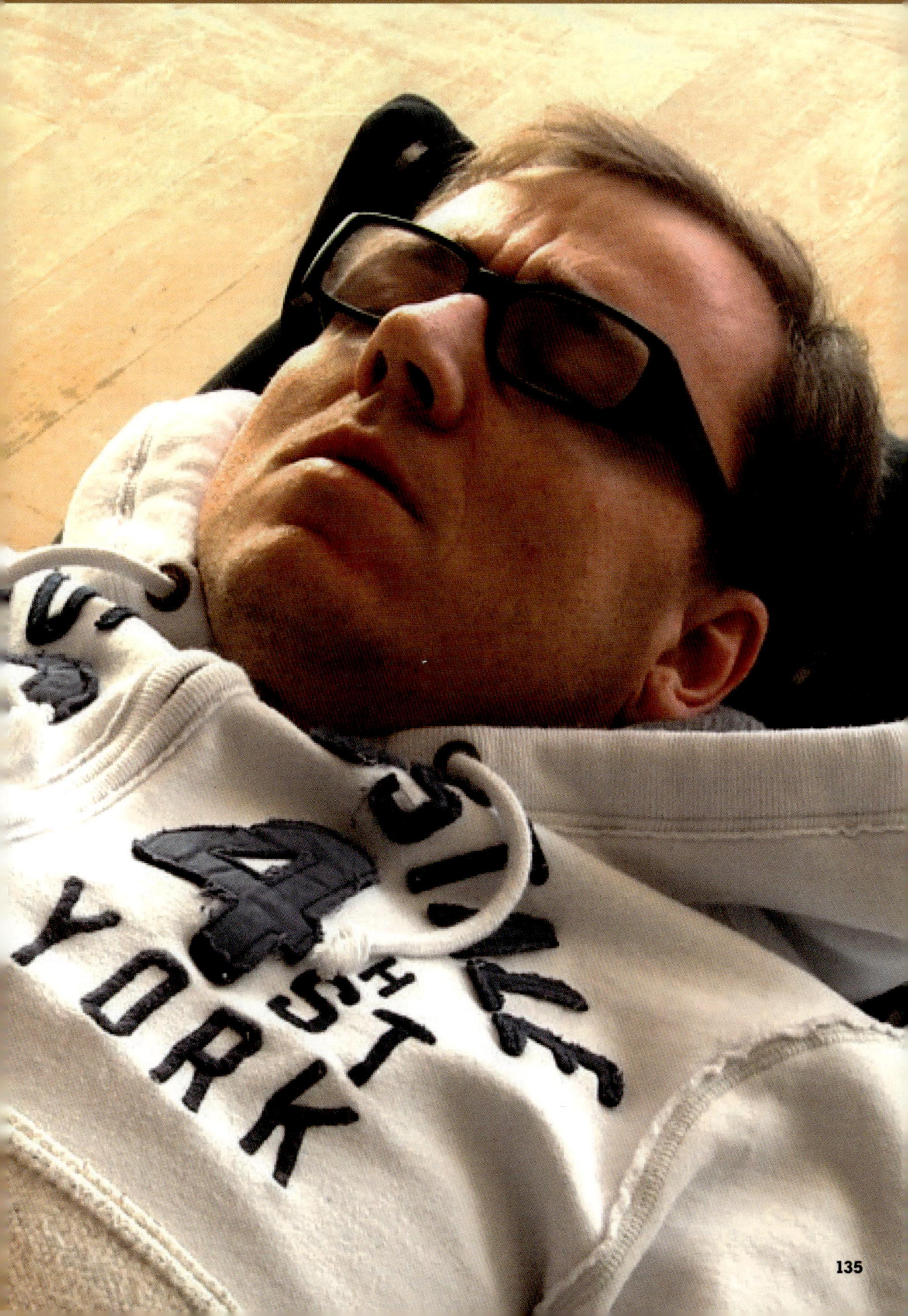
YORK

Wir haben auch mitgemacht und es war ganz toll ;-) - Queensberry

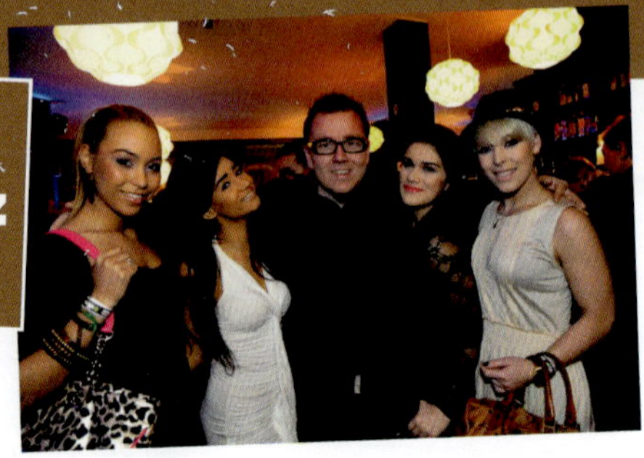

Dieser Frage nachzugehen ist sicher attraktiv, geht aber darüber hinaus, was dieses Buch leisten kann und soll. Warum jemand im Einzelfall ein gestörtes Verhältnis zum Essen entwickelt, kann die unterschiedlichsten Gründe haben. Fest steht, dass man den psychischen Aspekt dabei eigentlich niemals ausklammern kann. Manche Menschen belohnen, andere bestrafen sich mit Essen, wiederum andere suchen beim Essen Trost. Manche Menschen essen, weil sie sich allein fühlen, manche als Ersatzbefriedigung für andere Gefühle, die ihnen im Alltag verwehrt bleiben. Unsere Psyche ist kompliziert. Manche Experten gehen davon aus, dass schon der dämliche Satz aus frühen Kindheitstagen »Iss deinen Teller auf, sonst gibt's morgen schlechtes Wetter!« den Grundstein für eine spätere Essstörung legen kann. Hypnose kann solche grundlegenden Probleme in ihrer Ursache erkennen und beheben. Sie kann auf zweierlei Weise ein hilfreiches Werkzeug sein: Erstens indem sie den Zugang zu Ihrem Innersten ebnet, und zweitens indem sie Ihnen dabei hilft, alte Verhaltensmuster zu erkennen, aufzubrechen und zum Positiven zu verändern. Im besten Fall bestellt man sich dann keine Pizza mehr, weil man sich einsam fühlt und so wenigstens das Gefühl hat, dass jemand anderes für einen gekocht hat, sondern man lädt Freunde zum gemeinsamen Kochen ein oder sucht beim Sport die Gesellschaft mit anderen Menschen. Für mich und für dieses Buch ist vor allem Letzteres, also die greifbare, praktische Hilfe für den Alltag, der entscheidende Punkt. Lassen Sie mich erklären, warum: Eine ausführliche Durchleuchtung meiner Psyche würde den Rahmen dieses Buches sprengen und Sie in den Schlaf wiegen. Wichtiger als die Frage, woher mein persönlicher emotionaler Ballast stammt, ist die Tatsache, dass Hypnose mir ganz konkret geholfen hat. Sie hat erheblich dazu beigetragen, den emotionalen und ganz real erfassbaren (oder sollte ich besser sagen: unfassbaren?) Ballast an mir deutlich zu verringern.

Werfen Sie Vorurteile über Hypnose über Bord. Betrachten Sie Hypnose vielmehr als eine Art Analyse-Tool, das Ihre Festplatte aufräumen und entmüllen sowie gleichzeitig eine Systemoptimierung vornehmen kann. Und jetzt kommt's: In Wahrheit sind Sie es selbst, der das alles macht. Ganz schön beeindruckend, was Sie so alles draufhaben.

Hypnose hilft Ihnen dabei, Ihre Software umzuschreiben, sodass Sie alte Verhaltensmuster ablegen und durch neue ersetzen.
Bleiben wir bei dem Vergleich mit dem Computer. Nehmen wir mal an, Sie waren wie ich ein sehr quengeliges Kind. Vielleicht waren Ihre Eltern beide berufstätig und hatten nicht genug Zeit, sich um Sie zu kümmern. Sie haben sich vernachlässigt gefühlt und versucht, mit der Quengelei die Aufmerksamkeit Ihrer Eltern auf sich zu lenken. Ihren Eltern ist das womöglich nicht entgangen, und auch wenn sie gern mehr Zeit mit Ihnen verbracht hätten, war es damals einfach nicht machbar. Deshalb griffen sie zu einem kleinen Trick, der gleichzeitig ihr schlechtes Gewissen ein wenig beruhigen und Sie ruhigstellen sollte. Denn sie glaubten ja, sie tun Ihnen damit etwas Gutes: Ein Stück Schokolade für das Kind.
Auf diese Weise haben Sie von Kindesbeinen an gelernt, dass Süßes ein Ersatz für fehlende Zuwendung ist. Man kann sagen, Ihre Software wurde wie folgt programmiert:

PROBLEM: Ich fühle mich allein.
LÖSUNG: Eine Tafel Schokolade.

Umprogrammierung

Das ist vielleicht etwas vereinfacht dargestellt, aber in vielerlei Hinsicht gleicht unser Unterbewusstsein einer Computersoftware. Das Schlechte daran ist, dass eine Software fehlerhaft programmiert sein kann und dem gesamten Betriebssystem schadet – so wie im Beispiel. Das Gute daran ist, dass jede Software umgeschrieben werden kann, sodass das Betriebssystem am Ende sogar besser als vorher läuft. Man muss nur die entsprechende Programmiersprache beherrschen und Zugriff auf die Software haben. Im Fall des Unterbewusstseins kann Hypnose der Schlüssel dazu sein.

Der Beweis:
Es funktioniert tatsächlich

Ich bin selber ganz erstaunt, als mir auffällt, dass ich mich auf einmal anders verhalte.

Nachdem ich mich selbst davon überzeugt hatte, dass seriöse Hypnose kein Mumpitz ist, bei dem man für ein paar Sekunden ein schwingendes Pendel anblickt und auf das Fingerschnippen eines Showhypnotiseurs hin glaubt, man sei ein Huhn, ging es ans Eingemachte, nämlich an mein Unterbewusstsein.

Martin Fletcher erklärte mir vor unserer zweiten Sitzung, wie unser Unterbewusstsein funktioniert. Er könne es so umprogrammieren, dass sich gewisse Verhaltensmuster, die sich bei mir eingeschlichen haben, dauerhaft ändern würden. Man selber hat hinterher keine bewussten Erinnerungen an die Umprogrammierung, daher muss ich auf das vertrauen, was Martin Fletcher mir hinterher über folgendes Geschehen zu berichten wusste: Ein Teil der Umprogrammierung meines Unterbewusstseins bestand

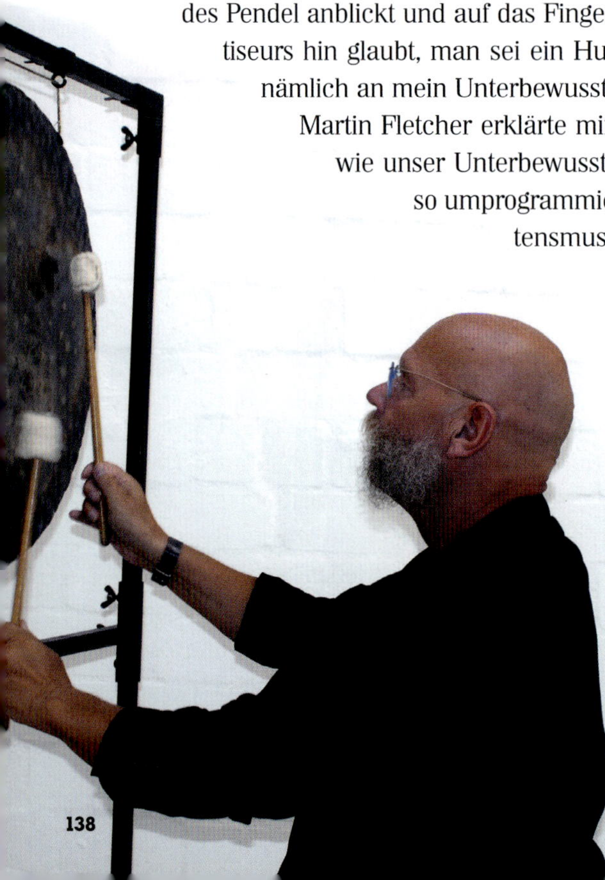

darin, dass er mir im Trancezustand suggerierte, ich müsse mir in Zukunft mehr Zeit fürs Essen nehmen und meine Speisen langsamer kauen, um sie bewusst zu genießen. Außerdem würde ich in Zukunft noch mehr Spaß am Sport haben und noch mehr als vorher auf eine ausgewogene, gesunde Ernährung achten.

Hinterher erklärte mir Martin Fletcher, dass er durch die direkte Ansprache meines Unterbewusstseins meinen sogenannten »kritischen Faktor« umgangen hatte. Womit er wohl nicht unrecht hatte. Denn wäre ich wach gewesen, hätte es für diese schon tausend Mal gehörten Ratschläge herbe Kritik in Form eines dummen Spruches gegeben. Auf der anderen Seite erscheint es mir rückblickend durchaus möglich, dass er mich auf diese Weise irgendwie »direkter« erreicht hat, als es in einem normalen Gespräch der Fall gewesen wäre. Meine inneren Widerstände, die sofort unbewusst anspringen, wenn jemand Fremdes in mein Leben eingreifen möchte, hatten sich offenbar dafür entschieden, aufgeschlossen für Neues zu sein. Und damit nicht genug: Martin Fletcher entwarf in meinem Kopf ein Szenario, in dem ich mein Wunschgewicht erreicht hatte. Ich stand vor einem großen Spiegel und betrachtete mich wohlwollend in meinen neuen Klamotten (endlich keine Sonderanfertigungen!). Menschen klopften mir auf die Schulter, und von jedem nahm ich gerne die Komplimente für mein neues Aussehen entgegen. Mit so einer Zukunft könnte ich gut leben.

Von irgendwoher erklangen nun dumpfe, erdige Trommelschläge. Es hatte etwas Archaisches. Mir war, als säße ich in der Steinzeit inmitten meiner Vorfahren zu diesen Klängen am Lagerfeuer. Klingt komisch? Ja, aber so war es. Ich hörte Fletchers Stimme, die mir – getragen von den uralten Klängen – erklärte, dass sich mein altes, übermäßiges Essverlangen immer weiter aus meinem Körper löst und entschwebt. Im Kino ist das die Stelle, an der ich mitten im Film aufstehe und laut sage: »Jetzt wird's schrullig.« Aber tatsächlich: Ich hatte das Gefühl, dass sich irgendetwas in mir löste und meinen Körper verließ.

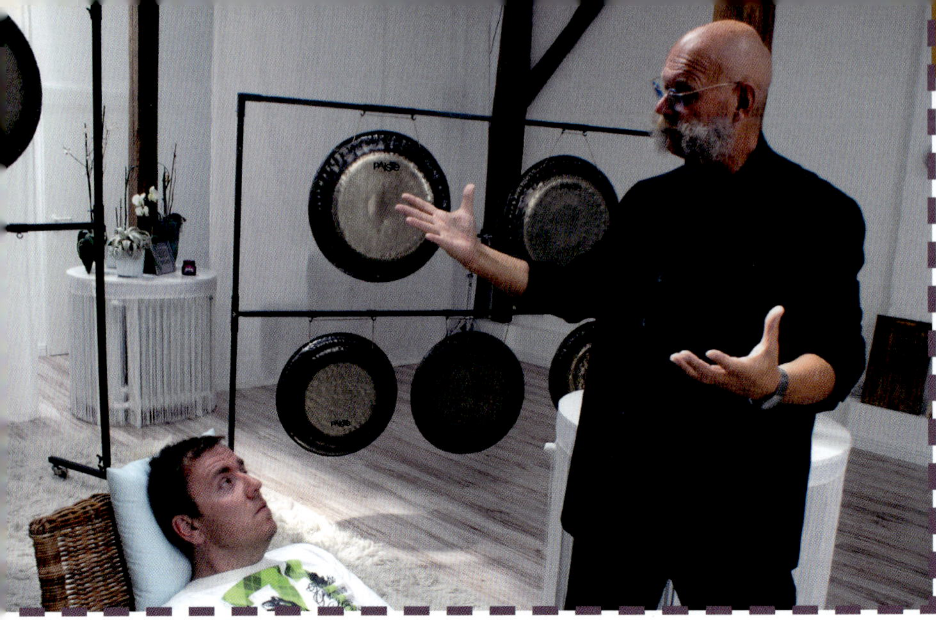

Nach der Hypnose erklärte mir Fletcher, dass diese Suggestionen meine Lebensgewohnheiten nun verändern und einen positiven Einfluss auf meine Gedanken und Körperfunktionen haben würden. Dann drückte er mir zum Abschluss dieser beeindruckenden Vorstellung noch eine sogenannte Verstärkungs-CD in die Hand. Diese sollte ich in den nächsten Wochen einmal täglich hören. Und falls ich mal so ausgebucht sein sollte, dass ich keine Zeit zum Hören fände, gab er mir gleich noch eine Kurzfassung mit. (Furchtbar: Genau wie Tuchel schien er mich erstaunlich gut zu kennen.) So hatte er mir gleich die Möglichkeit einer Ausrede genommen.
Während der nächsten Tage ließ mich das Erlebte nicht mehr los. In mir hatte sich etwas getan, das spürte ich. Irgendwo saß der Schalter, den man nur finden und umlegen müsste, dann würde es endlich »Klick« machen. Und ich war schon verdammt nah dran, das spürte ich. Es fehlte nur noch ein kleines Puzzleteil.

Ich dachte nach: Tuchel und Fletcher, Körper und Geist … Vielleicht musste ich einfach nur versuchen, beides in Einklang zu bringen? Ich

SAMMENFASSUNG

beschloss, die beiden zu einem gemeinsamen Essen einzuladen. Vielleicht würde ich, wenn man beide Ansätze miteinander kombinierte, im Team noch leichter abnehmen? Nur wenige Tage später trafen wir uns in einem meiner Lieblingsrestaurants.

Wir plauderten nett bei gutem Essen. Plötzlich legte ich inmitten von Salat und Putensteak mein Besteck beiseite, blickte die beiden mit ernster Miene an und sagte: »Ihr esst zu schnell!« Erst in dem Moment nahm ich Notiz davon, dass ich auf einmal der langsamste Esser in der Runde war. Ich, der sonst immer schon seine Portion verschlungen hatte, während die anderen noch bei den ersten Happen saßen. Ohne dass ich es bemerkt hatte, waren die Rollen auf einmal vertauscht worden, hatte sich der Spieß umgedreht.
Aus meiner heutigen Sicht waren das die ersten greifbaren Ergebnisse nach den Hypnosesitzungen. Nach dieser Begebenheit hatte ich also keinerlei Grund mehr, an Martin Fletchers Visionen zu zweifeln. Ich kann mir schließlich beim allerbesten Willen nicht erklären, was mich sonst zu dieser Bemerkung verleitet hat.

SAMMENFASSUNG - ZUSAMMENFASSUNG

Suchen Sie sich bewusst eine Möglichkeit zur regelmäßigen Entspannung als Urlaubsinsel vom Alltagsstress. Nehmen Sie sich bewusst Zeit dafür. Hypnose kann Ihnen dabei helfen, Ihr mentales Fundament zu stärken, Ihr Unterbewusstsein zu reinigen und umzuprogrammieren, sodass Sie alte Verhaltensmuster ablegen.

Motiva

Dick sein ist keine physiologische Eigenschaft, das ist eine Weltanschauung. *Kurt Tucholsky*

Warum möchten Sie Ihr Leben ändern? Was treibt Sie an? Welche Ziele möchten Sie erreichen? Diese Fragen sollten Sie sich einmal in einer ruhigen Minute selbst stellen. Zu welchen Antworten Sie auch gelangen werden: Prägen Sie sich diese ein und halten Sie daran fest. Denn das macht Ihre Motivation aus. Das ist es, wofür Sie arbeiten.

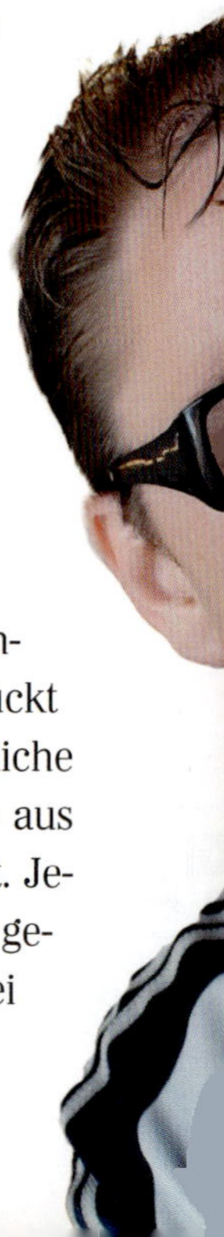

···→ In und ex: Gemacht wird, was sich lohnt.

In der pädagogischen Psychologie unterscheidet man zwischen intrinsischer und extrinsischer Motivation. Ein wenig salopp ausgedrückt kann man sagen, dass man unter intrinsischer Motivation sämtliche Handlungen versteht, die man um ihrer selbst willen begeht, also aus Spaß, eigenem Interesse oder weil man die Herausforderung sucht. Jemand, der eher intrinsisch motiviert ist, wird zum Beispiel joggen gehen, weil er die frische Luft genießt und sich hinterher wohl fühlt. Bei der extrinsischen Motivation hingegen handelt man, um von außen

tion

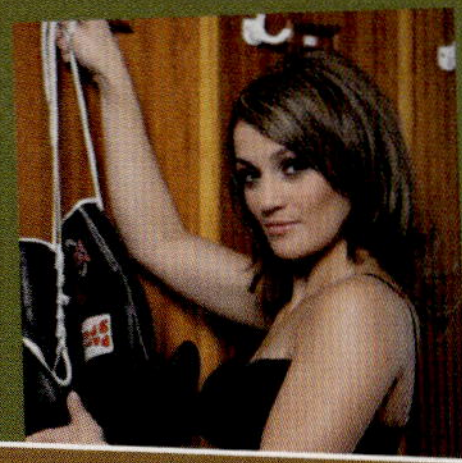

Bleib weiter am Ball! Deine Gesundheit wird es Dir danken! - Ina Menzer

Belohnung zu erhalten oder Bestrafung zu vermeiden. In diesem Fall geht man vielleicht joggen, um Lob für seine sportliche Figur zu bekommen oder um sich keine blöden Sprüche anhören zu müssen, wenn man schon wieder zugenommen hat.

Diese beiden Formen der Motivation schließen sich nicht gegenseitig aus und können in Mischformen auftreten. Aus der pädagogischen Psychologie weiß man allerdings, dass intrinsische Motivation in der Regel zu größeren Lernerfolgen führt. Meine Empfehlung lautet daher: Es ist Ihr Körper. Er gehört Ihnen allein, und nur Sie haben zu bestimmen, wie er aussehen soll. Ändern Sie nur für sich selber Ihr Leben. Weil Sie es wollen. Sie können das. Was auch immer es letzten Endes ist, das Sie antreibt: Seien Sie sich dessen bewusst und rufen Sie es sich immer wieder in Erinnerung.

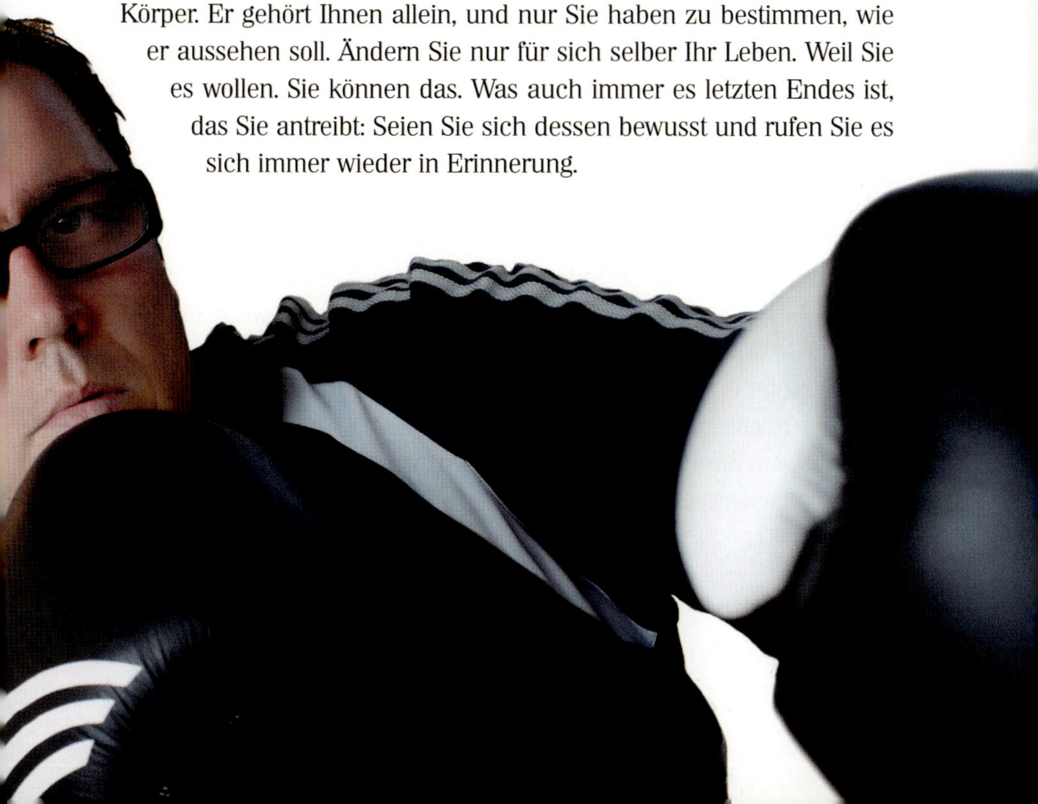

Auch mal innehalten, wenn's nicht weitergeht: Was habe ich bis hierher geschafft?

Ein Blick zurück auf das bisher Erreichte hilft dabei, kleine Rückschläge im richtigen Verhältnis zu sehen.

Schon die alten Römer wussten: Selbst wenn man eine Schlacht nicht gewinnt, ist damit der Krieg noch lange nicht verloren. Die Welt geht nicht unter, wenn Ihr Gewicht einmal über längere Zeit stagniert oder sogar wieder ein Stück nach oben klettert. Es gehört sogar zum Abnehmprozess dazu (siehe »Die Schere« auf Seite 146). Wichtig ist, dass Sie sich in so einem Moment nicht entmutigen lassen und weiter am Ball bleiben. In der Geschichte der Fußballbundesliga hat es bisher noch kein Verein geschafft, die Meisterschaft zu holen und dabei alle Spiele der Saison zu gewinnen.
Was zählt ist, was am Ende herauskommt. Betrachten Sie Ihr Abnehmen als langfristigen Prozess, der durchaus einigen Schwankungen unterliegen kann. Oder haben Sie jeden Tag die gleiche gute oder schlechte Laune? Und vor allem: Scheuen Sie nicht den Blick zurück, wenn es einmal nicht mehr vorwärts geht. Wo stehen Sie jetzt? Und was für ein Weg liegt bereits hinter Ihnen? Fünf abgespeckte Kilogramm erscheinen Ihnen vielleicht nicht allzu viel, vor allem wenn Sie, wie in meinem Fall, von einem sehr hohen Ausgangsgewicht ausgehen. Andererseits: Fünf Kilogramm Körperfett entsprechen immerhin der Masse von 20 Päckchen Butter. Las-

Der Langsamste, der sein Ziel nicht aus den Augen verliert, geht immer noch geschwinder als jener, der ohne Ziel umherirrt. *Gotthold Ephraim Lessing*

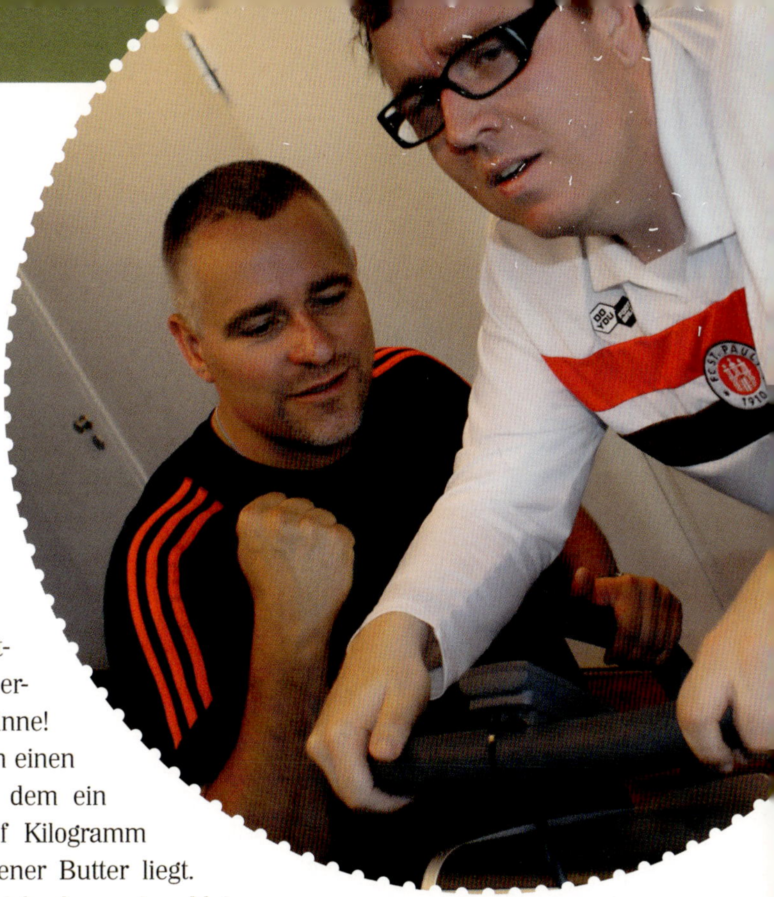

sen Sie sich das einmal auf der Zunge zergehen – bitte nur im übertragenden Sinne! Stellen Sie sich einen Eimer vor, in dem ein Berg aus fünf Kilogramm weich gewordener Butter liegt. Denken Sie sich dazu eine kleine Maurerkelle. Sie hätten ganz schön viel damit zu tun, sich die Masse von 20 Paketen Butter wieder zurück auf die Hüften zu klatschen.

ZIEHEN SIE RUHIG EINMAL EINE ZWISCHENBILANZ UND ERKENNEN SIE AN, WAS SIE SELBER SCHON ERREICHT HABEN. GANZ EGAL, OB ES SICH DABEI UM FÜNF, FÜNFZEHN ODER NOCH MEHR KILOGRAMM HANDELT.

Die Schere

Auch wenn man alles richtig gemacht hat, ist es normal, dass das Gewicht früher oder später stagniert oder sogar wieder kurzfristig steigt.
Ich will Ihnen nichts vormachen: Auf Ihrem Weg zu einem niedrigeren Gewicht kommen Sie an Durchhängern nicht vorbei, das ist so sicher wie das Amen in der Kirche.

ES WIRD PHASEN GEBEN, IN DENEN IHR GEWICHT – OBWOHL SIE SICH STRENG AN IHREN PLAN HALTEN – ÜBER WOCHEN HINWEG STAGNIERT ODER KURZFRISTIG SOGAR WIEDER EIN WENIG NACH OBEN KLETTERT. DAS IST FRUSTRIEREND.

Aber es ist auch normal und lässt sich sportwissenschaftlich erklären: Muskeln sind schwerer als Fett. Stellen Sie sich eine Schere vor, an deren Ende die eine Spitze Fett darstellt, die andere Spitze Muskeln. Wenn Sie nun dank Ihres Trainings Fett verlieren, Ihr Körper aber gleichzeitig Muskelmasse aufbaut, beginnt die Schere sich zu schließen. Ist der Punkt erreicht, an dem die beiden Ende der Schere sich berühren, beginnt der Hänger. Bei mir war es nach etwa acht Wochen so weit: Anderthalb Monate lang wollte sich nichts, aber auch gar nichts auf der Waage ändern. Sechs üble, endlose Wochen lang! Und das, obwohl ich hart trainierte und mich gesund ernährte. Da kann doch was nicht stimmen, dachte ich mir und machte meinem Ärger beim Training auch Luft: **»Tim, irgendwas läuft da falsch! Dein Training bringt nichts mehr! Früher hab ich mehr und schneller abgenommen – ohne Sport zu machen!«**
Das stimmte zwar, ist aber auch nicht weiter verwunderlich: Macht man eine Diät, die nicht durch Sport und Bewegung unterstützt wird, baut der Körper zunächst einmal Muskelmasse ab. Aus gesundheitlicher Sicht ist damit kein Blumentopf gewonnen. Aber wenn man nur Augen für die Waage hat, lässt man sich von so einem vermeintlichen Erfolg nur all-

zu gern täuschen. Kombiniert man hingegen eine gesündere Ernährung gezielt mit Übungen zum Muskelaufbau, kann man, was das absolute Gewicht angeht, auf der Stelle treten, obwohl man natürlich weiterhin Fett verliert. Vom Muskelaufbau profitiert man in absoluten Zahlen dann erst später, wenn der Körper das Fett umso effektiver verbrennt. Bis es so weit ist, muss man allerdings den Hänger überstehen, wenn es auf der Waage erst einmal (vermeintlich) nicht mehr weiter nach unten geht.

VIELE MENSCHEN VERWECHSELN DAS ÜBRIGENS MIT DEM JO-JO-EFFEKT UND GEBEN VORZEITIG AUF. AUCH ICH WAR KURZ DAVOR. DIE SCHERE HATTE ZUGESCHNAPPT UND ICH WAR IHR AUF DEN LEIM GEGANGEN.

Solange ich darüber nicht Bescheid wusste, war ich genervt, enttäuscht, frustriert und bereit, alles hinzuschmeißen. Tim Tuchel versuchte, mich zu beschwichtigen: »Sven, das ist normal.« Er bemühte sich, mir die Schere zu erklären, aber ich glaubte ihm kein Wort.
Darauf war er vorbereitet. Er zeigte mir die Ergebnisse meiner elektrischen Fettwertmessungen (»Bioelektrische Impedanzanalyse«), die wir seit Beginn meines Trainingsprogramms einmal pro Woche gemacht hatten. Schwarz auf Weiß konnte ich sehen, wie viel Fett ich schon ab- und wie viel Muskelmasse ich schon aufgebaut hatte. Zahlen lügen nicht, aber im Falle meiner Waage erzählten sie eben nicht die ganze Wahrheit. Erst in Kombination mit den Messwerten ergaben sie auf einmal einen Sinn, von dem ich mich letztlich doch überzeugen ließ. Hätte ich nur für mich selbst trainiert und wäre ohne das nötige Hintergrundwissen, das ich zu diesem Zeitpunkt noch nicht besaß, in ein derartiges Loch gefallen, ich hätte frustriert mal wieder das Handtuch in die Ecke geworfen und alles unter »erneut gescheitert« verbucht.
Erst nach etwa 14 Wochen setzte bei mir der Kick ein: Ich hatte ein gesundes Maß an Muskelmasse aufgebaut, und die Pfunde begannen endlich wieder munter zu purzeln. So eine Durststrecke durchzustehen und dabei die Motivation aufrechtzuerhalten ist schwierig. Wichtig für Sie ist, dass Sie auf solche kleinen Krisen vorbereitet sind und sich durch sie weder beeindrucken noch entmutigen lassen.

Selbst wenn ich noch gut im Futter bin: Ich laufe den Untrainierten davon.

Die anderen trauen ihren Augen nicht, als der Dicke auf einmal durchstartet.

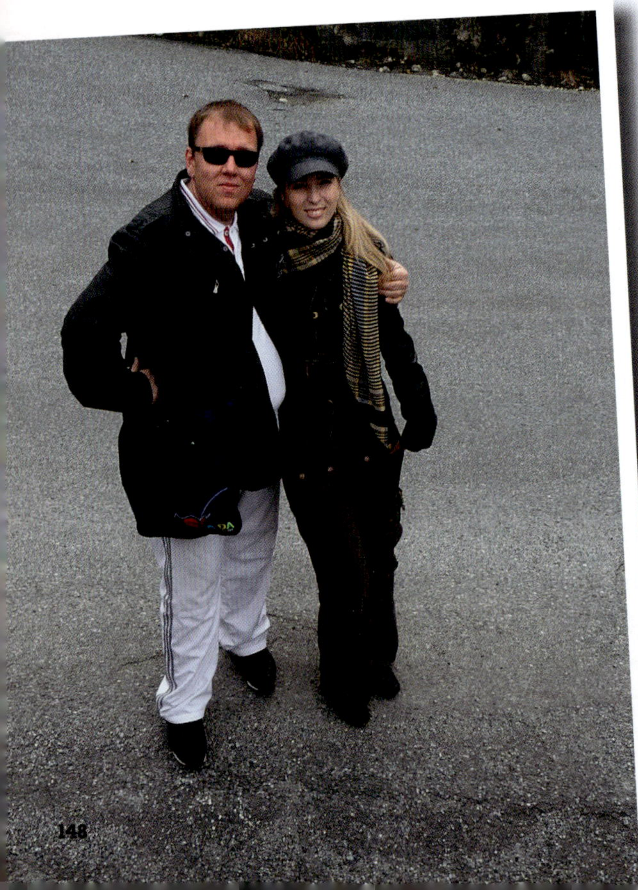

Ein herrliches Schlüsselerlebnis für mich war eine Begebenheit während einer Reise auf der Aida nach Norwegen. Wir hatten an einem wunderschönen Fjord angelegt und für den Rest des Tages Landgang. Meine Freunde und ich beschlossen, die Zeit für eine kleine Wanderung in die Berge zu nutzen. Zu diesem Zeitpunkt hatte ich

„Warum rennst Du so?" Andrea konnte mir nicht mehr so einfach folgen.

bereits zwei Monate trainiert. Auf dem Weg nach oben war ich ganz in meine Gedanken versunken, ließ die schöne Landschaft auf mich wirken und genoss die frische skandinavische Luft. Plötzlich hörte ich aus atemloser Kehle meinen Namen: »Sven! Mein Gott, warte doch mal!« Ich drehte mich um und stellte erstaunt fest, dass ich meine Freunde ein ganzes Stück hinter mir gelassen hatte.

Ich verstand die Welt nicht mehr. Unter meinen Freunden waren viele Freizeitsportler, keiner reichte auch nur annähernd an meine Gewichtsklasse heran. Im Gegenteil, von meiner Freundin und Moderatorenkollegin Andrea Sparmann hieß es immer, mit ihren Modelmaßen hätte sie genauso gut auf dem Laufsteg Karriere machen können. Jetzt blickte sie schnaufend zu mir herauf: »Warum rennst du so? Du bist uns zu schnell. Können wir jetzt umdrehen?«

Es fiel mir schwer zu glauben, was ich da hörte und sah. Ich, der sein Leben lang der gewesen war, der als Erster außer Puste kam und schon Seitenstechen bekam, wenn ich mir die Schuhe zuband, ich hatte meine sportlichen, schlanken Freunde auf dem Weg zum Gipfel abgehängt. Und das, ohne es zu merken.

Das letzte Stück zum Gipfel legte ich allein zurück. Als ich oben ankam, wurde ich mit einem einzigartigen Ausblick über die Fjordlandschaft belohnt. Weit und breit war ich der einzige Mensch. Die Sonne schien sich vor mir im Meer zu verneigen und ein sanfter Wind strich um mich herum, wie um mir anerkennend auf die Schulter zu klopfen. Ich holte tief Luft und stand einen Moment regungslos da.

Dass alle dicken Menschen zwangsläufig auch unsportlich sind, ist natürlich Quatsch. Im Zweifelsfall ist es gesünder, ein trainierter Mensch zu sein, der ein paar Kilos zu viel auf den Rippen trägt, als eine gertenschlanke Couch-Potato, die nicht fett, aber eben auch nicht fit ist. Gerade die Erlebnisse, bei denen ich als (noch) Dicker die Dünnen alt aussehen ließ, waren für mich besonders motivierend. Und sie waren ein ganz persönlicher innerer Triumph für mich und gegen die Vorurteile, denen

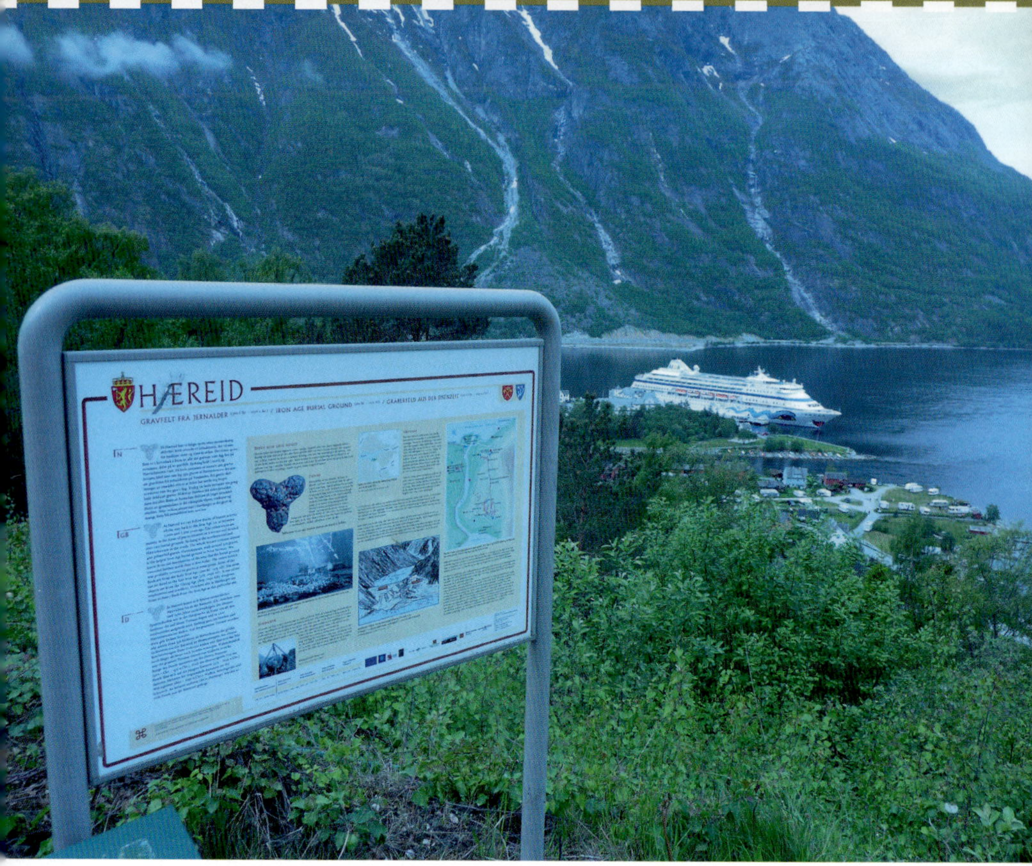

ich als dicker Mensch pausenlos ausgesetzt war. Die Wanderung in den norwegischen Bergen zählt für mich zu diesen motivierenden und befreienden Erlebnissen.

Genauso wie eine Laufrunde während einer weiteren Reise am Strand einer mallorquinischen Bucht. Die fitnessverrückte Knäckebrotfraktion schaute mehr als skeptisch, als Tim Tuchel beim Frühstücksbuffet vorschlug, dass ich doch auch zum Joggen mitkommen könnte. Ich nahm mir fest vor, es den hämischen Zweiflern zu zeigen. Und richtig: Als nicht wenige von ihnen wegen zu hoher Pulswerte schlappmachten, konnte ich munter weiterlaufen. Was ich natürlich auch tat, und zwar mit besonders breit geschwellter Brust angesichts dieser Genugtuung.

Lob von anderen (ich habe wohl was richtig gemacht)

Es ist okay, sich über Lob zu freuen, aber man darf sich darauf nichts einbilden.

Lob und Anerkennung für das, was man geleistet hat, sind wichtig für die Seele und die eigene Motivation, keine Frage. Aber Lob ist ein zweischneidiges Schwert. Gut gemeinte Worte können sich als falsche Freunde entpuppen. Nutzen Sie Lob von anderen als Bestätigung dafür, dass Sie auf dem richtigen Weg sind. Und als Anreiz, um sich weiter zu pushen. Erliegen Sie aber nicht der Versuchung sich auf Ihren Lorbeeren auszuruhen.
Bei mir machten sich die ersten verlorenen Pfunde zuerst im Gesicht bemerkbar, wo ich schon nach den ersten vier Wochen deutlich schlanker aussah. Dafür bekam ich viele Komplimente, die sicher ehrlich und gut gemeint waren. Aber je öfter ich von meinem Umfeld für meine ersten sichtbaren Ergebnisse gelobt wurde, umso geneigter war ich, mich mit diesem Achtungserfolg zufriedenzugeben.

»Warum soll ich mich weiter anstrengen, wenn alle mir jetzt schon sagen, wie gut ich aussehe? Außerdem war das Abnehmen bis hierhin ein Klacks. Jetzt kann ich mir mal einen Break gönnen. Ich habe schließlich bewiesen, dass ich Herr über mich bin und jederzeit wieder abnehmen kann.«

Zu viel Lob halte ich für gefährlich, zumindest wenn man die falschen Schlüsse daraus zieht. Nehmen Sie Komplimente ruhig dankbar an, aber Sie sollten nicht überbewerten, was andere sagen, im Positiven wie im Negativen. Schließlich wollen Sie für sich selber abnehmen.

Huch, die passt wieder?

Die täglichen Frusterfahrungen von früher weichen kleinen Triumphen im Alltag.

Letzten Herbst war es bei Ihnen endlich so weit: Nach langer Suche bei den Schneidern Ihres Vertrauens hatten Sie doch noch eine Hose gefunden, in die Sie hineinpassten und die Ihnen wie auf den Leib geschneidert schien. Nun ist der Sommer vorbei und Sie holen das gute Stück wieder aus dem Schrank, nur um entsetzt festzustellen, dass sich der oberste Knopf beim besten Willen nicht schließen lässt. All die mühsamen Stunden, die Sie in den vielen Kaufhäusern mit der Suche nach der passenden Hose verbracht haben, sind wieder für die Katz. Kennen Sie dieses Gefühl?

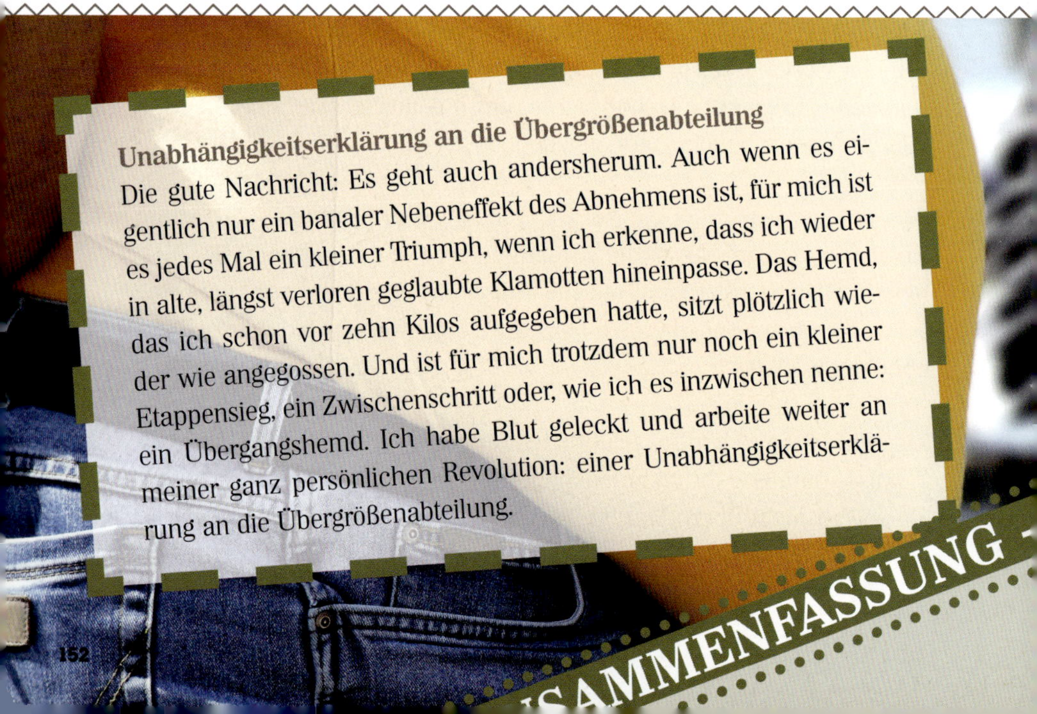

Unabhängigkeitserklärung an die Übergrößenabteilung

Die gute Nachricht: Es geht auch andersherum. Auch wenn es eigentlich nur ein banaler Nebeneffekt des Abnehmens ist, für mich ist es jedes Mal ein kleiner Triumph, wenn ich erkenne, dass ich wieder in alte, längst verloren geglaubte Klamotten hineinpasse. Das Hemd, das ich schon vor zehn Kilos aufgegeben hatte, sitzt plötzlich wieder wie angegossen. Und ist für mich trotzdem nur noch ein kleiner Etappensieg, ein Zwischenschritt oder, wie ich es inzwischen nenne: ein Übergangshemd. Ich habe Blut geleckt und arbeite weiter an meiner ganz persönlichen Revolution: einer Unabhängigkeitserklärung an die Übergrößenabteilung.

SAMMENFASSUNG

Sich selbst belohnen

Man muss gönnen können – auch sich selbst gegenüber.

Ich komme schon wieder auf den Hund. Aber nur, um mein Argument zu verdeutlichen. Durch die Erziehung meines Hundes habe ich gelernt, dass man ein erwünschtes Verhalten durch Belohnung gezielt fördern kann. Sie kennen das: Macht Hector »Sitz«, gibt's ein Leckerli. Man nennt das Konditionierung. Auch Sie sollten sich von Zeit zu Zeit für Ihre Mühen selbst belohnen. Vielleicht nicht gerade mit einem üppigen Essen – es sei denn, Sie haben Ihren Motivationstag (mehr dazu auf Seite 159). Gönnen Sie sich etwas, das Ihnen so richtig guttut. Das kann ein lang geplanter Urlaub, ein netter DVD-Abend oder auch eine neue Hose sein. Nur sollten Sie für die erst mal nicht zu viel Geld ausgeben: Auch durchs Abnehmen kann man schneller als man glaubt aus Klamotten »herauswachsen«. Aus diesem Grund kaufe ich seit geraumer Zeit nur noch dort ein, wo Kleidung verhältnismäßig günstig ist. Von der Stange. Dass das wieder geht, ist der Knaller.

ZUSAMMENFASSUNG

Finden Sie heraus, was Sie antreibt und was Ihnen Kraft gibt. Lassen Sie sich von Durchhängern nicht entmutigen. Versuchen Sie, darauf vorbereitet zu sein, und finden Sie einen neuen Kick, der Ihnen die Kraft gibt, weiterzumachen. Schenken Sie sich auch einmal selber Lob und Anerkennung für das, was Sie schon erreicht haben, und belohnen Sie sich für erreichte Zwischenziele.

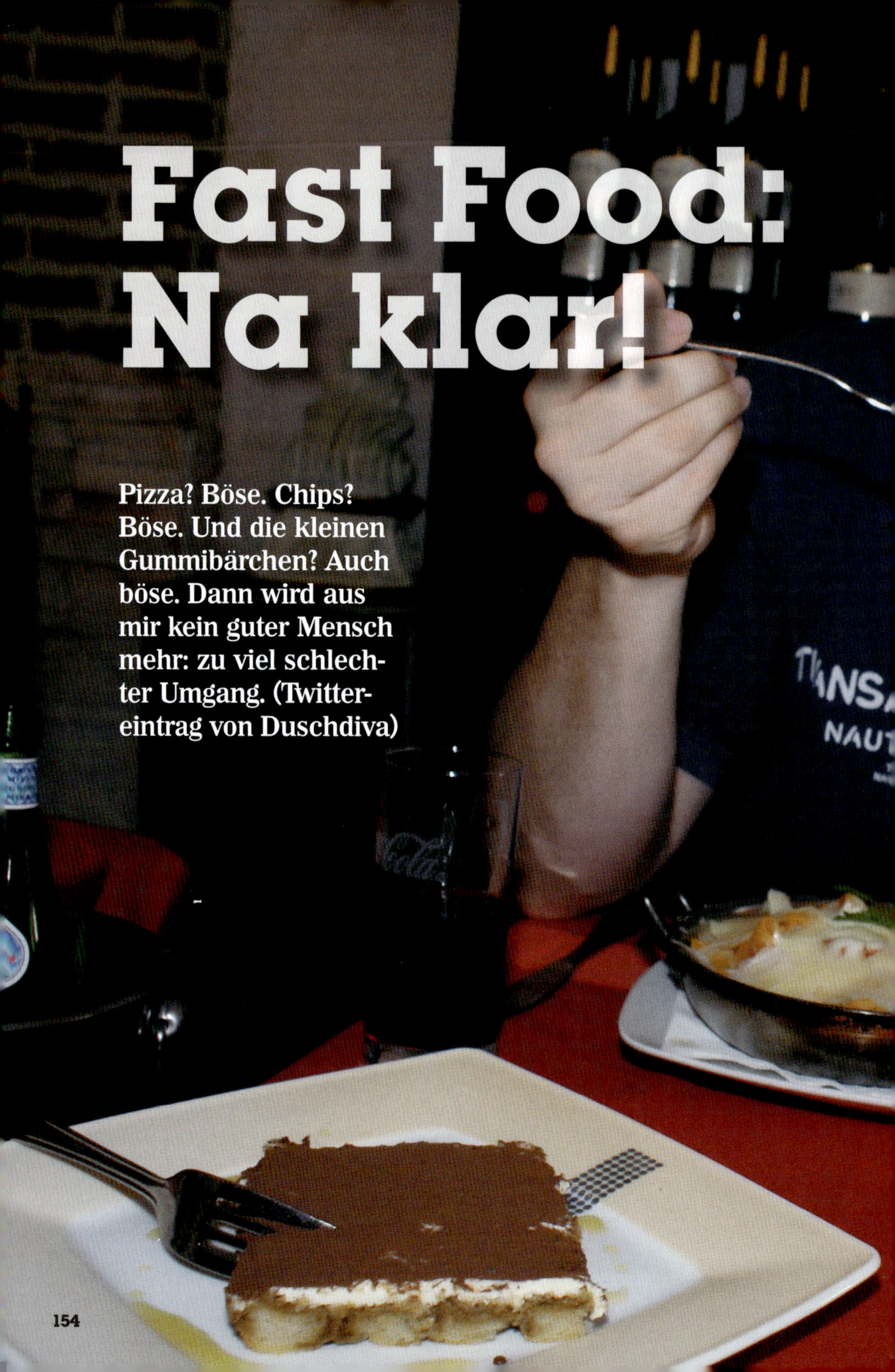

Fast Food: Na klar!

Pizza? Böse. Chips? Böse. Und die kleinen Gummibärchen? Auch böse. Dann wird aus mir kein guter Mensch mehr: zu viel schlechter Umgang. (Twittereintrag von Duschdiva)

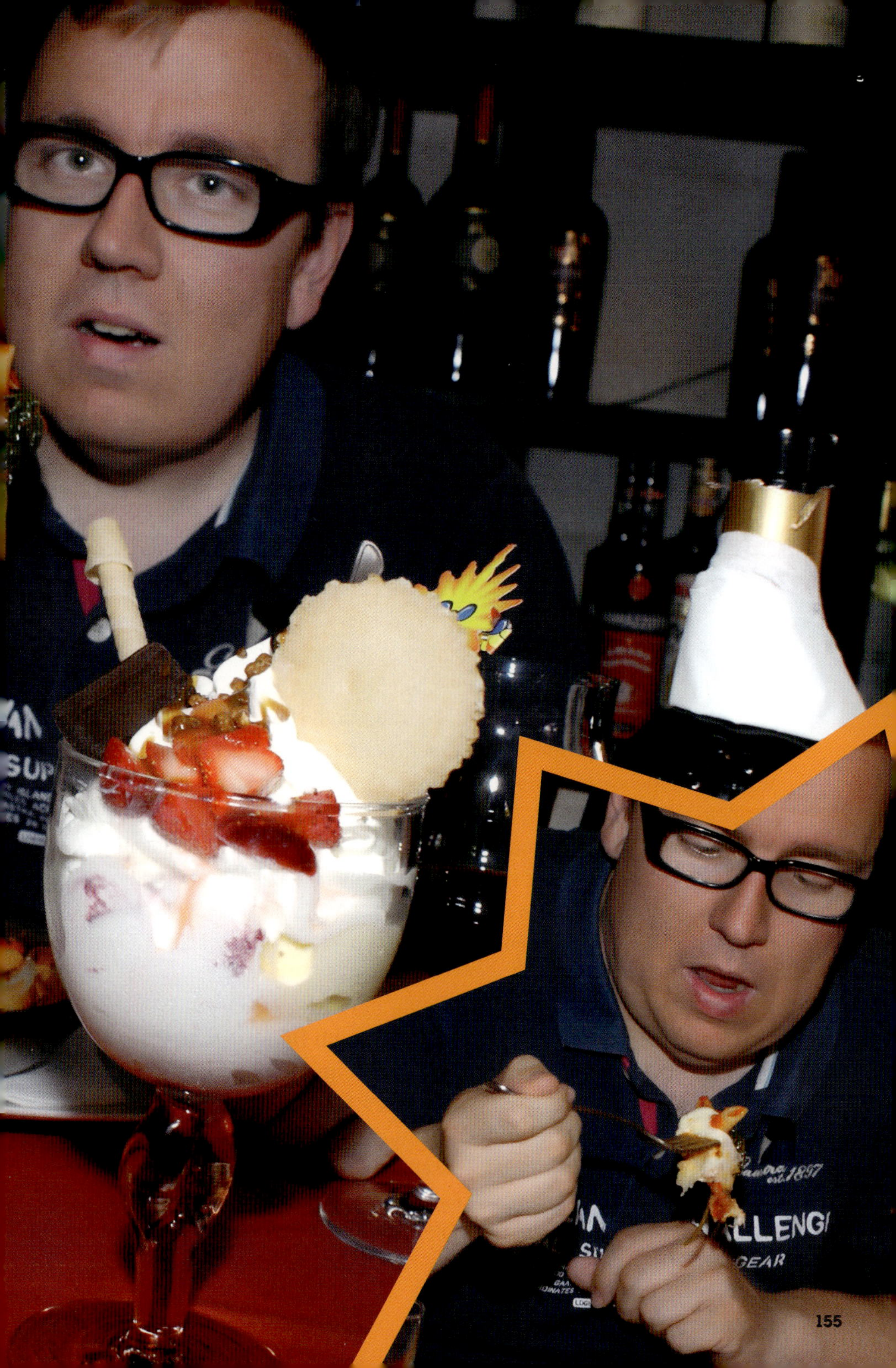

KEINE LEBENSFERNEN LEKTIONEN MIT ERHOBENEM ZEIGEFINGER

Beim Essen gibt es keine Verbote oder Tabus.

Zäumen wir das Pferd mal von hinten auf: Was essen Sie eigentlich so richtig gern? Welche Sachen schmecken Ihnen am besten? Egal wie Ihre Antwort darauf lauten mag, seien Sie unbesorgt! Niemand nimmt Ihnen Ihre Leib- und Magenspeise weg. Auch wenn es sich dabei um die größte anzunehmende Kalorienbombe oder den effizientesten Dickmacher handelt. Versprochen.

Ich traute meinen Ohren kaum, als ich mit Tim Tuchel auf das Thema Ernährung zu sprechen kam und er, anstatt eine lange Liste an verbotenen und »bösen« Lebensmitteln runterzurattern, mich fragte: »Was schmeckt dir denn?« War das eine Falle? Auf was für einen hinterhältigen Leim sollte ich da kriechen?

Tim meinte das ernst, und damit hatte ich nicht gerechnet. Wie dem auch sei, die gute Nachricht lautet also: **Egal, ob Döner, Pizza, Eis oder Schokolade, verzichten müssen Sie auf nichts.** An einigen ausgewählten Tagen sollten Sie sogar bewusst über die Stränge schlagen, doch dazu später mehr. Okay, womöglich müssen Sie von Ihrem Lieblingsessen etwas weniger als bislang essen, vielleicht sollten Sie es zu einer anderen Tageszeit essen, als Sie es gewohnt sind. Aber Sie müssen sich bezüglich des Essens keinen Verboten unterwerfen.

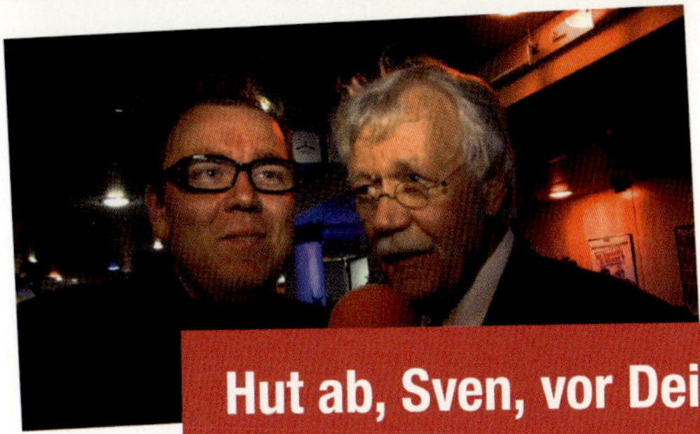

Hut ab, Sven, vor Deiner Konsequenz. Das hat mir wirklich imponiert! - Carlo von Tiedemann

Gebote statt Verbote

Verbote lassen Dinge oftmals nur erstrebenswerter erscheinen, als sie es in Wahrheit sind. Gerade Eltern und Lehrer können davon ein Lied singen. Und trotzdem geraten erwachsene Menschen schnell in Panik, sobald der eigene Sprössling eine Tendenz zur Moppeligkeit erkennen lässt. Wider besseres Wissen werden auf einmal Süßigkeiten für tabu erklärt, versteckt oder weggesperrt. Im schlimmsten Fall wird das Taschengeld gekürzt und das Kind zu einer Sportart verdonnert, die ihm überhaupt keinen Spaß macht.

Das Gegenteil von gut ist gut gemeint.

Aber ich gehe davon aus, dass der überwiegende Teil meiner Leser volljährig ist. Außerdem soll dies kein Erziehungsratgeber sein. Aber vielleicht können wir aus den Fehlern unserer bzw. anderer Eltern die richtigen Lehren für uns selber ziehen: Gebot statt Verbot lautet die Devise. Statt »Nein, lass die Finger davon!« muss es besser heißen: »Hey, das bekommt mir gut!« Prinzipiell ist kein Lebensmittel für Sie tabu, aber es gilt der alte Spruch: Nur die Dosis macht das Gift.

TIPP:

Achten Sie darauf, möglichst wenig Zucker, Fett und Weißmehl zu sich zu nehmen. Das ist schon die halbe Miete.

Wenn Sie auf einen bestimmten »Dickmacher« nicht ganz verzichten möchten, versuchen Sie in kleinen Schritten, die Portionsgröße zu verringern. Versuchen Sie, die »Dickmacher« eher morgens oder mittags statt abends zu essen.

Sie werden in diesem Buch keinen ausgeklügelten Menüplaner finden, anhand dessen Sie jeden Tag genau wissen, was und wie viel Sie essen dürfen. Was nützt Ihnen eine effektive Diät mit leckeren Rezepten, die aber nur auf zwei Wochen ausgelegt ist? Sollen Sie danach einfach wieder von vorne anfangen? Und täglich grüßt der Hüttenkäse?

Nein, kaum ein Mensch wird sich sein Leben lang von immer denselben Gerichten ernähren wollen. Sogar mein Hund will Abwechslung. Und mal ehrlich: Wer von uns bringt schon die Zeit auf, jeden Tag mindestens drei, besser fünf minutiös geplante Mahlzeiten auf den Tisch zu zaubern? Inklusive Einkaufen und Zubereiten, versteht sich. Und Zeit zum bewussten Genuss soll dabei auch noch bleiben? Das mag in der Theorie alles schön und richtig sein, aber es ist für die meisten Menschen vor allem eines: lebensfremd. Vielmehr muss ein Weg gefunden werden, gesündere Ernährung ganz bewusst in den Alltag zu integrieren, ohne dass man für die Planung des Abendessens ein Diplom benötigt. Ein paar einfache Faustregeln sind völlig ausreichend (siehe »Essen nach dem Baukastensystem« auf Seite 114).

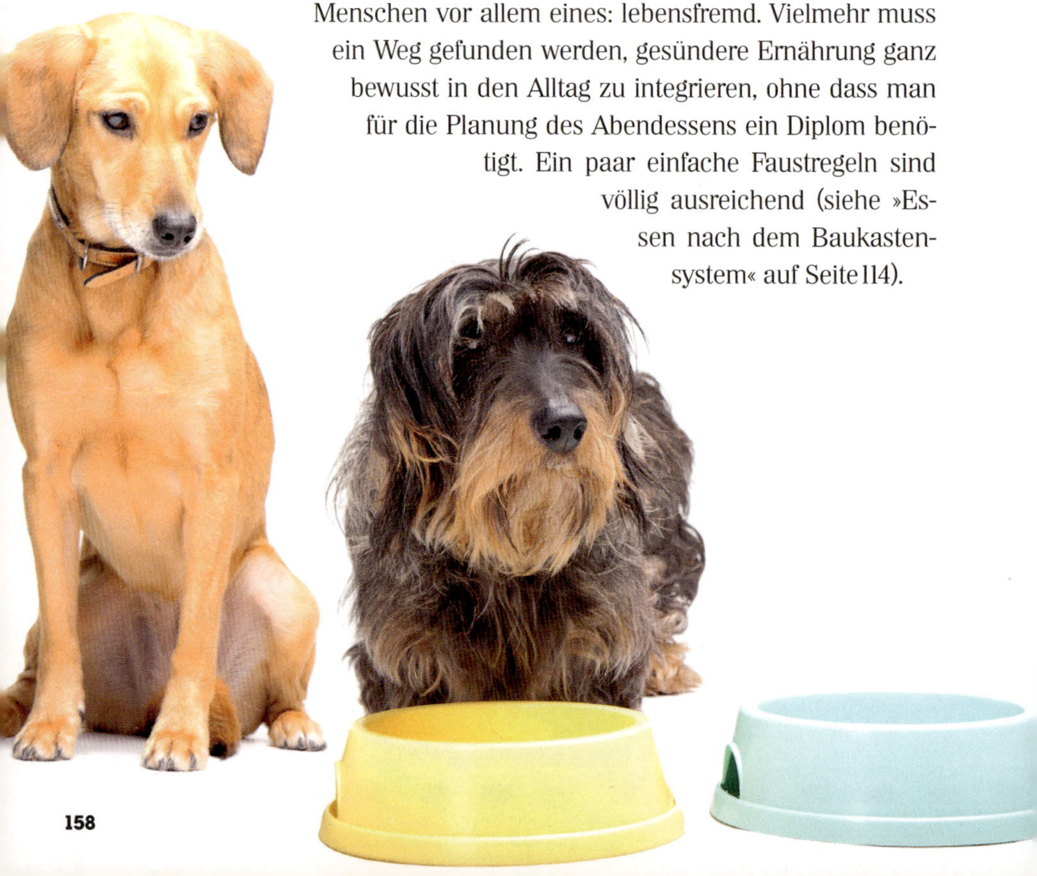

NUR KEIN SCHLECHTES GEWISSEN

Es hilft sogar beim Abnehmen, gelegentlich über die Stränge zu schlagen.

Die ersten Pfunde sind weggeschmolzen wie ein Stück Butter an der Costa Brava. Beim Training machen Sie zusehends Fortschritte und Sie fühlen sich, als könnten Sie Bäume ausreißen. Bis Sie eines Tages an der Eisdiele vorbeikommen oder sich auf einmal allein mit einer Tafel Schokolade in einem Raum wiederfinden. Sie spüren, wie Ihr innerer Widerstand zu bröckeln beginnt. Die süße Verführung wird den Kampf gegen den Verstand gewinnen. Sie wissen, der einzige Weg, diese Versuchung jetzt noch loszuwerden, ist ihr nachzugehen. Oh Gott, was jetzt? Keine Angst, hauen Sie rein. Genießen Sie es, Sie haben es sich verdient! Und nur keine falsche Bescheidenheit, selbstverständlich gehört Sahne auf den Eisbecher! Und anstatt sich ein Stück Schokolade langsam auf der Zunge zergehen zu lassen, können Sie ruhig in die Vollen schlagen. Wichtig ist, dass Sie danach das schlechte Gewissen nicht zu Wort kommen lassen. Dieser kleine Ausrutscher bringt niemanden um, und schon gar nicht Sie aus der Bahn. Kein Mensch kann mehr als 200g bleibende Fettpolster am Tag zunehmen. Freuen Sie sich lieber über das tolle Geschmackserlebnis. Ein nicht genossener Schokoriegel ist ein verlorener Schokoriegel.

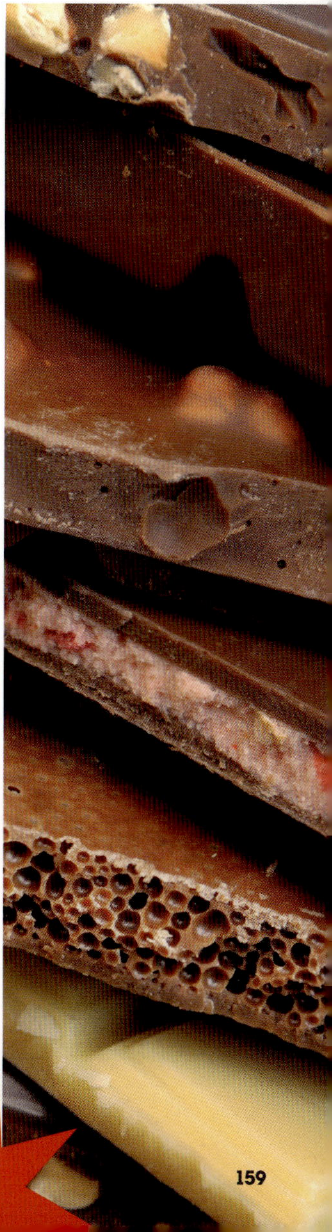

Der Tag ist nicht verloren.

Wenn Sie schon der Versuchung nachgeben, dann bitte mit allen Sinnen. Wenn Sie schlemmen, schlemmen Sie richtig, das heißt ohne schlechtes Gewissen. Ganz wichtig ist, dass Sie anschließend den Tag nicht verloren geben, sondern einfach zur Tagesordnung übergehen, als wenn nichts weiter gewesen wäre. Wir erinnern uns an die Gesamtbilanz: Ein gelegentlicher Schokoriegel oder Eisbecher hat langfristig kaum Auswirkung auf Ihre Gesamtbilanz. Gefährlich wird es nur, wenn Sie regelmäßig den Tag verloren geben und mit einer Jetzt-ist-eh-alles-egal-Einstellung aus Frust weiteressen.

Glückwunsch, Sie hatten gerade Ihren ersten **Motivationstag.** Entgegen anders lautenden Unkenrufen ist ein gelegentliches Über-die-Stränge-Schlagen sogar hilfreich auf Ihrem Weg zu einer schlankeren Figur. Ihr Körper merkt, dass er ordentlich Zunder bekommt, und schmeißt infolgedessen den Verbrennungsofen erst mal so richtig an. Von diesem Nachbrenneffekt für das Festmahl profitieren Sie dann rückwirkend, wenn Sie schon längst wieder zu einer ausgeglichenen Ernährung zurückgekehrt sind.

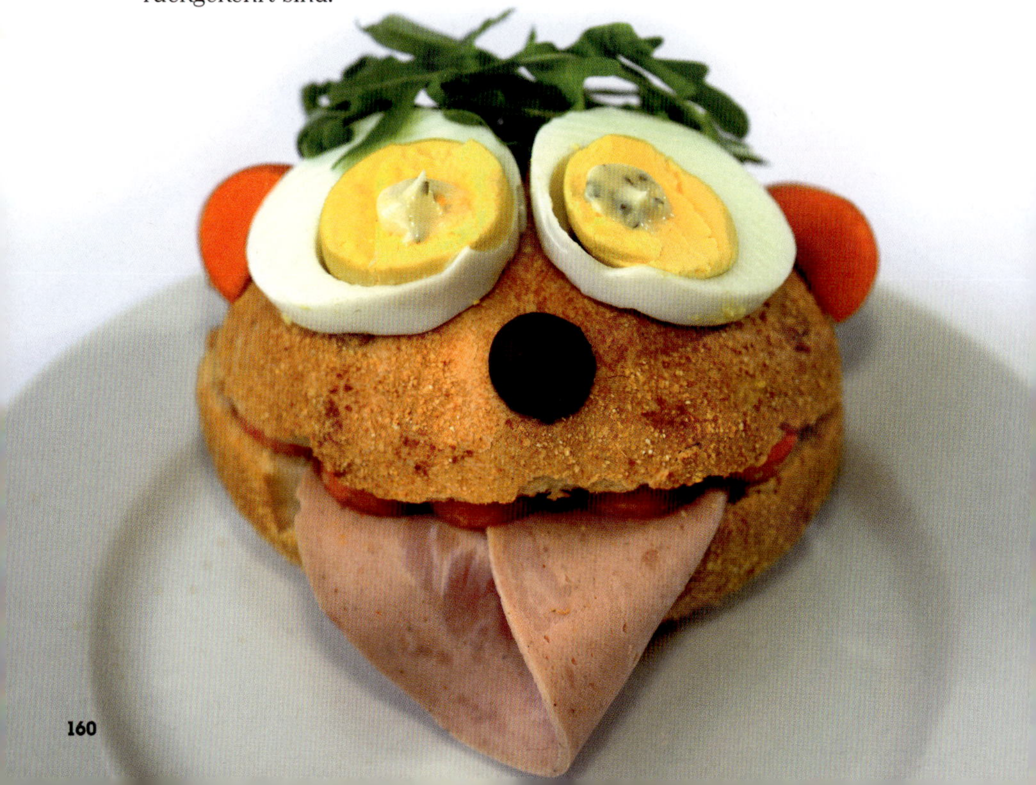

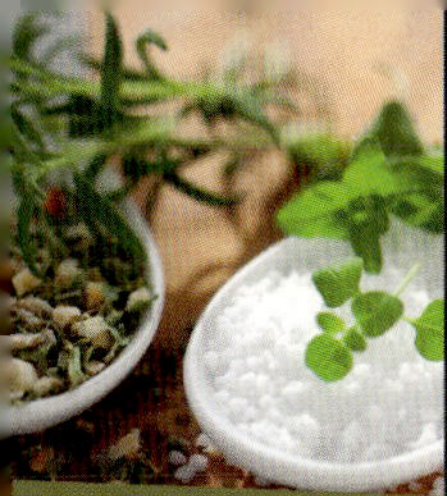
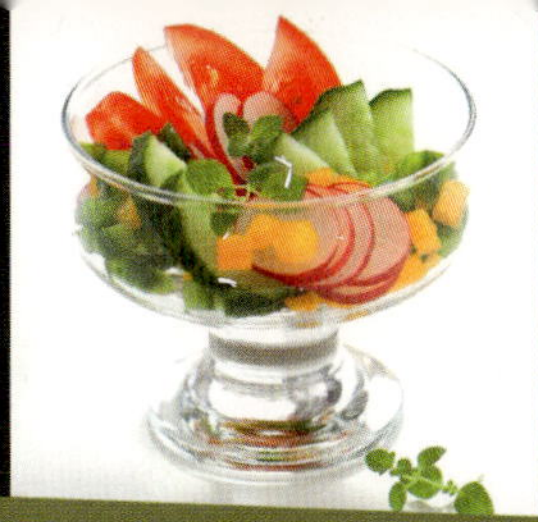
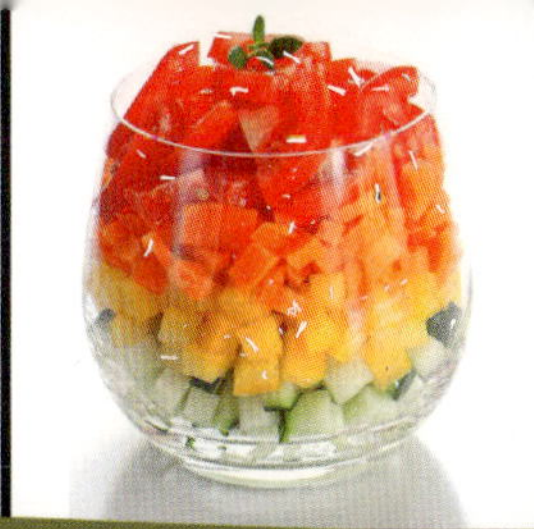
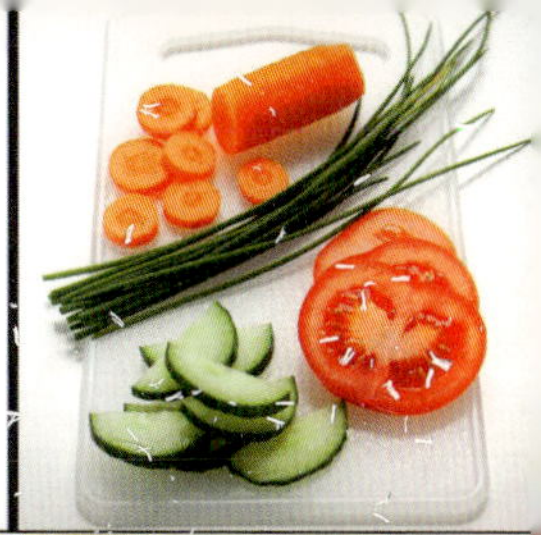

PASSEND FÜR DEN BERUFSALLTAG

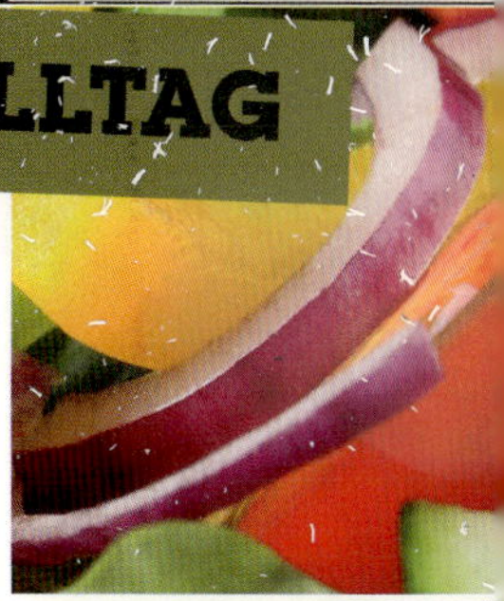
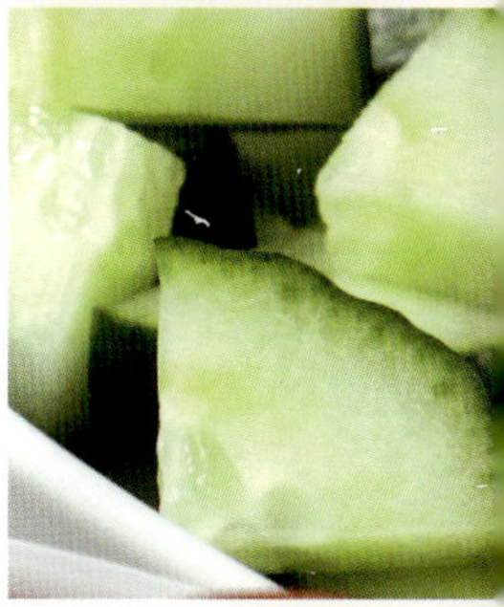
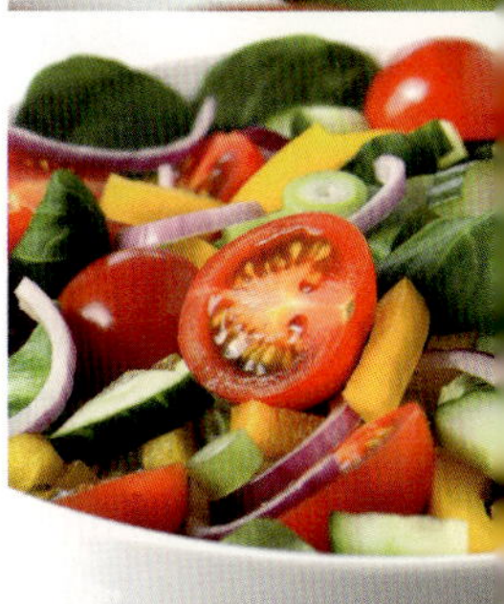
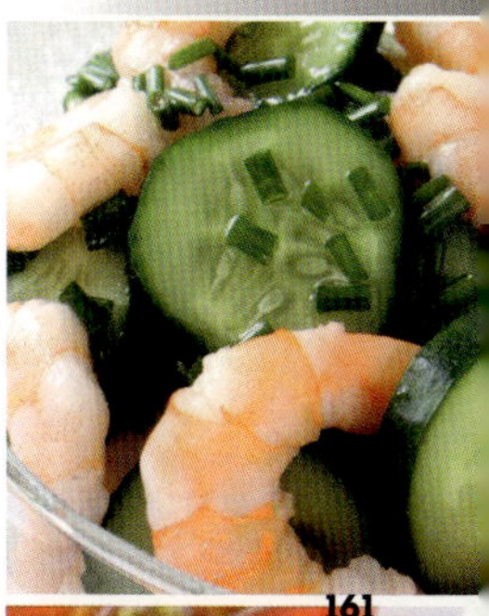

Für gesundes Essen am Arbeitsplatz muss man kreativ werden.

Einen Tropfen Sesamöl mit einem Pinsel über den Boden eines Woks zu verteilen, um anschließend knackiges, frisch geschnittenes Gemüse zu erhitzen, mag vielleicht der Beginn einer wunderbaren Mahlzeit sein. Aber das nützt Ihnen herzlich wenig, wenn Sie gerade beruflich unterwegs sind oder Ihnen nur das Angebot der ansässigen Betriebskantine zur Verfügung steht. Viele Diäten und Ernährungskonzepte, die auf dem Markt sind, greifen grundsätzlich die richtigen Ideen auf, gehen aber an der Lebenswelt der Menschen und der Realität vorbei. Menschen im Berufsalltag haben kaum die Möglichkeit, sich mittags ein Essen nach Diätplan zuzubereiten. Aber man kann zu Hause etwas vorbereiten und mitnehmen oder vom mittäglichen Angebot die gesündere Variante wählen.

TIPP: Wenn Sie am Arbeitsplatz eine Mikrowelle haben, kochen Sie zu Hause größere Mengen vor und frieren einen Teil ein. So muss man morgens nur ins Tiefkühlfach greifen und kann sich eine leckere Mahlzeit mit zur Arbeit nehmen.

Kochen Sie größere Mengen an Reis, Vollkornnudeln und Kartoffeln. Die können Sie als Beilage für verschiedene Mahlzeiten an verschiedenen Tagen verwenden.

Schneiden Sie Gemüse zu Hause vor. Dann muss es in der Mittagspause nur noch erhitzt werden, sofern Sie die Möglichkeit dazu haben.

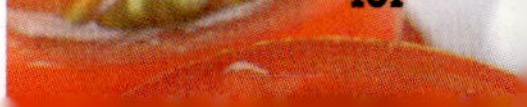

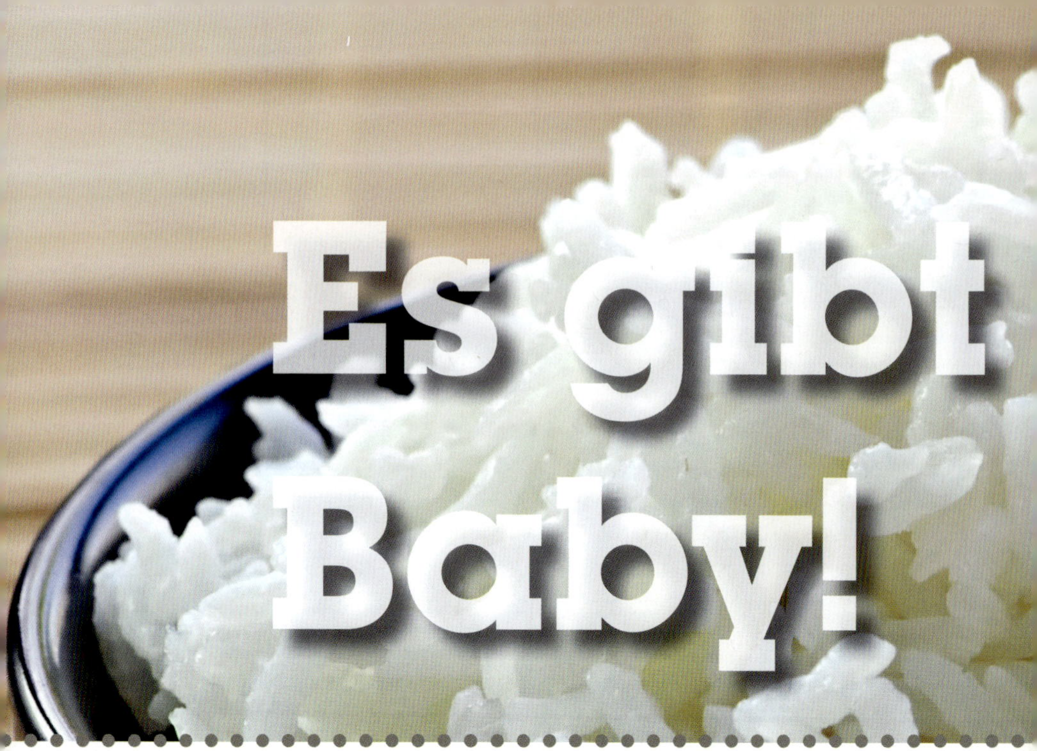

Es gibt Baby!

WAS IST RICHTIG (FÜR MICH)?

Nur mit Essen, das Ihnen schmeckt und Ihnen bekommt, werden Sie glücklich.

Der Patient hat fest versprochen,
Nur Reis zu essen, sieben Wochen.
Erst tut er's streng: salzlos, gewässert,
Dann insgeheim schon leicht verbessert;
Dann in der Form des süßen Breis;
Dann Reis mit Huhn, dann Huhn mit Reis –
Um im Gefühle eines Helden
Beim Doktor wieder sich zu melden.
Und sieh! Der Patient hat Glück:
Der hohe Blutdruck wich zurück
Und beide singen Lob und Preis
Dem wundertätig-edlen Reis.

(Eugen Roth – Reiskur)

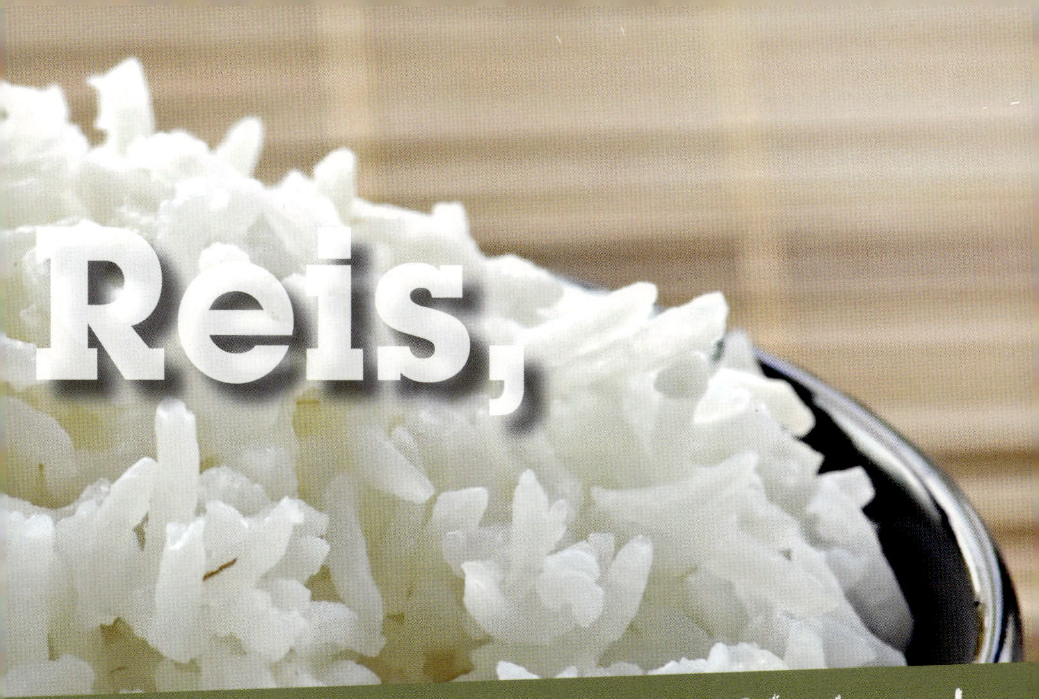

Reis,

Wrap statt Pizza – Da geht's lang!

Es gibt kein Konzept für alle.

Dieses Gedicht verdeutlicht eine Sache sehr schön: Auch mit den besten Vorsätzen wird man sich niemals dauerhaft zu einer gesunden Ernährung zwingen können, wenn einem das entsprechende Essen fade und langweilig schmeckt. Nehmen Sie Abschied von dem Gedanken, dass es für alle Menschen ein richtiges und allgemeingültiges Ernährungskonzept gibt. Das gibt es genauso wenig wie eine Schuhgröße für die Menschheit. Vorgefertigte Ernährungspläne können für eine grobe Orientierung hilfreich sein. Aber wie sieht es aus, wenn Sie eine Zutat auf den Tod nicht ausstehen können? Oder manche Lebensmittel einfach nicht vertragen? Aufgrund einer Allergie oder weil Sie nach Blumenkohl immer Darmposaune spielen ...

Langfristig müssen Sie selbst herausfinden, was für Sie richtig ist, was Ihnen schmeckt und was Ihnen bekommt.

Mir persönlich hilft zum Beispiel ein extra Schuss Olivenöl im Essen (super für die Verdauung) oder ein Glas Zitronensaft vor dem Schlafengehen. Aber das kann bei Ihnen schon wieder ganz anders aussehen. Finden Sie's raus!

TIPP: Wraps, wie sie seit einiger Zeit als Alternative zu Burgern oder Pizza in Imbissbuden und Fast-Food-Tempeln angeboten werden, haben nicht unbedingt weniger Fett als ein Burger. Aber durch den dünnen Teig hat ein Wrap weniger Kohlenhydrate und ist, wenn man abnehmen möchte, Burger und Pizza daher vorzuziehen.

Wer möchte, kann seinen Burger auch ohne die beiden Pappbrötchen-Hälften essen.

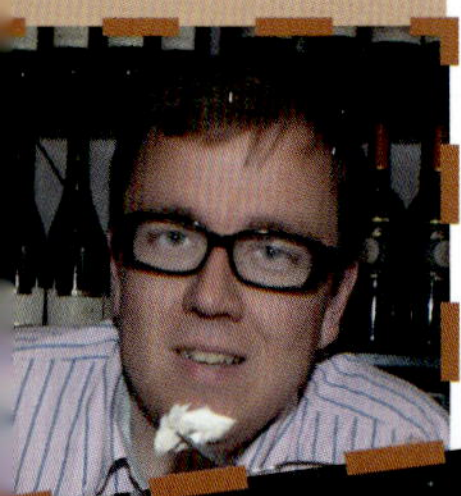

Ein vermeintlich gesunder Salat hat schnell so viele Kalorien wie ein Burger, wenn man das komplette Dressing mitisst. Saucen und Dips kann man im Restaurant auch separat bestellen. Dann lassen sie sich sparsamer dosieren.

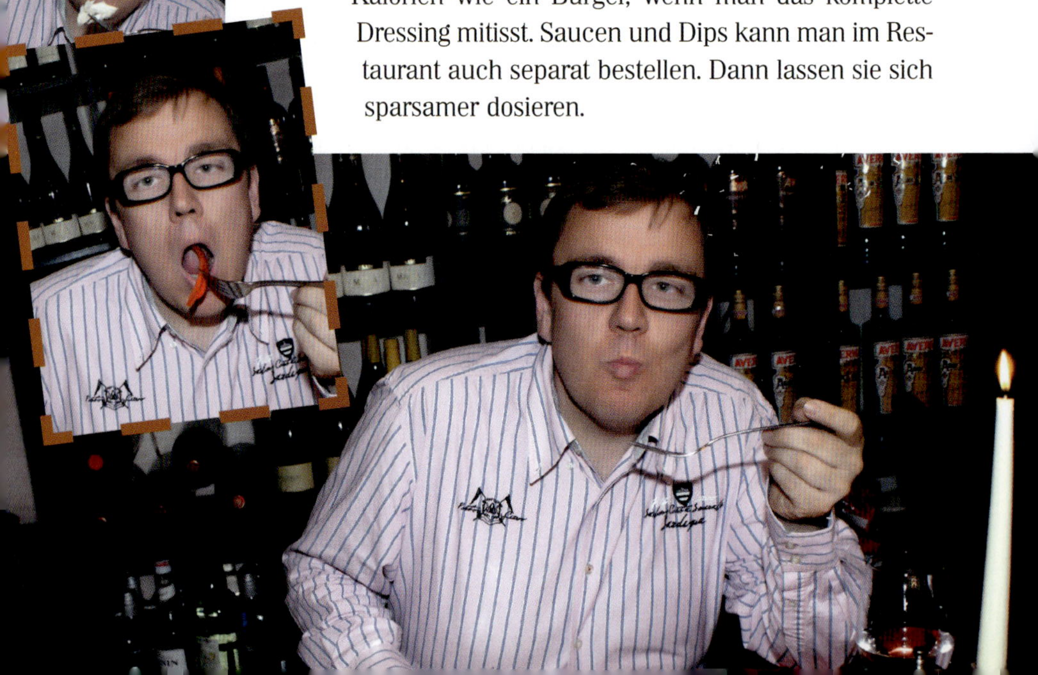

Viele Menschen verwechseln Hunger mit Durst. Ich habe festgestellt, dass ich wesentlich weniger esse, wenn ich stets eine Flasche Wasser oder eine Kanne Tee in meiner Nähe habe. Statt ständig zum Snack zu greifen, lange ich dann eher zur Kanne. Einiges von dem, was ich so vertilge, geht anscheinend darauf zurück, dass ich Essen attraktiver finde als Trinken, und weil ich Durst, wenn er nicht extrem ist, als solchen nicht erkenne. Davon mal abgesehen stillt das Trinken auch ein gewisses orales Bedürfnis, ähnlich wie es Raucher vielleicht kennen, nur dass ich es dann eben mit Essen kompensiere.
Immer nur Salat? Nein danke! Ich esse gern warm. Wenn ich nur Salat und Obst esse, werde ich grantig. Daher gibt es bei mir abends oft Salat zusätzlich zum hochwertigen Eiweiß. Gemüse der Wahl in den Dampfgarer, etwas Käse drüberstreuen: fertig! Wer keinen Dampfgarer hat, kann einen Kocheinsatz verwenden. Geht genauso schnell wie Salat.
Frische Kräuter statt Crème fraîche! Viele Menschen verwenden nur noch gesättigtes Fett, um Geschmack in ihr Essen zu bringen. Bis auf Salz, Pfeffer und Maggi ist nur selten noch ein weiteres Gewürz bekannt. Falls Sie zu diesen Menschen zählen, werden Sie überrascht sein, wie viel intensiver und besser man mit frischen Kräutern würzen kann. Ein angenehmer Nebeneffekt dabei: Sie brauchen weniger Salz an Ihrem Essen. Ihr Blutdruck wird es Ihnen danken.
Snacken vor der Glotze? Dass Fernsehen ein Dickmacher ist, wissen mittlerweile die meisten Menschen. Aber warum ist das eigentlich so? Nun, zum einen ist es klar, dass man sich in der Zeit, in der man vor der Mattscheibe sitzt, nicht bewegt. Kommt vielleicht hinzu, dass es die pure Langeweile ist, die einen angesichts des dürftigen Unterhaltungswerts der meisten Sendungen zu Chips und Schoki greifen lässt? Ein Trick wäre, die Finger zu beschäftigen, indem man nebenher das Gemüse für das Abendbrot schneidet. Und wie lange ist es eigentlich her, seit Sie das letzte Mal einen selbstgestrickten Pullover verschenkt haben? Nein, die Aufmerksamkeit, die Sie der Verdummungslaterne schenken, lässt Sie vergessen, wie viel Sie nebenher spachteln. Und tendenziell nimmt man vor dem Fernseher weniger gesunde Dinge zu sich als am gedeckten Tisch.

MEINE ZIELE

Wer sich über seine Ziele bewusst ist, ist erfolgreicher.

Was für das Leben im Allgemeinen gilt, gilt insbesondere für eines, das sich zum Guten hin verändern soll: Der Mensch braucht Ziele im Leben. Etwas, auf das hinzuarbeiten sich lohnt, und etwas, das dem Ganzen einen Sinn gibt. Verwechseln Sie aber Ziele nicht mit Träumen. Träume zu haben ist zwar auch wichtig, aber es besteht ein elementarer Unterschied zwischen Zielen und Träumen. Bevor ich von meinen persönlichen Zielen berichte und eine Zwischenbilanz ziehe, möchte ich Ihnen ein paar allgemeine Ratschläge mit auf den Weg geben, worauf Sie bei der Formulierung Ihrer Ziele achten sollten:

TIPP

Keine Regel ohne Ausnahme. Bei allem Realismus hier aber noch ein kleiner Tipp aus dem Bereich der Psychologie: Sie dürfen durchaus Ihrem Unterbewusstsein einen kleinen Streich spielen, indem Sie ihm vorgaukeln, Sie hätten das Ziel schon erreicht. Sagen Sie statt »ich möchte 30 Kilogramm abnehmen« lieber »ich nehme 30 Kilogramm ab«. Auf diese Art greifen Sie vielleicht den Fakten vorweg, die erst noch geschaffen werden müssen, aber so funktioniert unser Unterbewusstsein nun einmal. Es braucht klare Ansagen, am besten positiv formuliert und oft wiederholt. »Ich möchte abnehmen« suggeriert Ihrem Inneren erst einmal nur das eine: Sie möchten gern etwas. Das ist ein frommer Wunsch, mehr nicht. Sie können ruhig bestimmter sein. Wir sind hier nicht bei »Wünsch dir was«, sondern bei »So isses!«. Fotomontagen, in denen dicke Menschen ein Bild von sich digital bearbeiten lassen, sodass sie dünner aussehen, schlagen in die gleiche Kerbe. Klingt auf den ersten Blick vielleicht komisch, ist aber so. Autosuggestion funktioniert. Probieren Sie es einfach mal aus!

Kann ich das von mir angestrebte Ziel überhaupt erreichen?

Realistisch

Ziele sind realistisch. Mit meinen Ü30 Jahren (und ehemals Ü163 kg) werde ich auf meine alten Tage aller Voraussicht nach keine Karriere mehr als männliches Supermodel starten. Und auch mit der Kapitänsbinde der Fußballnationalmannschaft wird es wohl eher nichts mehr. Das ist okay, damit kann ich leben. Wenn ich mir aber vornehmen sollte, in meinem Leben einmal einen Marathon zu laufen, ist das zwar etwas, das im Moment noch in weiter Ferne liegt. Es ist aber durchaus machbar und damit ein realistisches Ziel.
Gleiches gilt für den Plan, mittels Sport, Ernährung, Motivation und Entspannung sein Leben umzustellen und abzunehmen. Das ist nicht der Stoff, aus dem die Träume sind. Sie können das wirklich schaffen. Aber bleiben Sie dabei ruhig auf dem Teppich: Es muss ja nicht gleich Kleidergröße 36 sein.

Was soll wann wie erreicht werden?

Konkret

»Ich will abnehmen. Deswegen habe ich mir vorgenommen, mich mehr zu bewegen und mich gesünder zu ernähren.« Vergessen Sie's! Das ist gar nichts! Das ist als Ziel nicht gut genug. Das haben wir alle so oder ähnlich schon tausendmal gesagt und gehört. Sie müssen schon konkreter werden bei der Formulierung Ihrer Ziele. (Oder ziehen Sie eine Karriere als Berufspolitiker in Erwägung. Dort sind solche in viel heißer Luft gebackenen Allgemeinplätzchen gern gesehen.)

Also formulieren Sie:
Innerhalb welches Zeitraums möchten Sie wie viel Gewicht verlieren? Und wie genau, also mit welchem Plan oder mithilfe welchen Konzepts, gedenken Sie dies zu tun?
So sieht ein konkretes Ziel aus.

Wann ist ein Ziel erreicht?

Fehlt nur noch die Kontrolle: »Gute Ziele« sind immer auch überprüfbar. Das heißt, es gibt vorher festgelegte Kriterien, die erfüllt sein müssen, damit das Ziel als erreicht betrachtet werden kann. Bei den Beispielen »Abnehmen« und »Marathon laufen« fällt es leicht zu kontrollieren, ob die jeweiligen Ziele, sofern sie konkret und realistisch formuliert waren, erreicht wurden: Entweder habe ich bis zum Stichtag das von mir gewünschte Zielgewicht erreicht oder nicht; entweder bin ich den geplanten Marathon gelaufen oder nicht.

Kontrolle

Um auf das Negativbeispiel von weiter oben zurückzukommen: Wer kann schon mit Sicherheit genau sagen, ob er sich im Vergleich zum Vorjahr mehr bewegt und gesünder ernährt hat? Ohne die nötige Kontrolle handelt es sich hierbei um nichts weiter als vage formulierte gute Vorsätze. Ob diese eingehalten wurden oder nicht, kann ich nur mit Bestimmtheit sagen, wenn genau dokumentiert wurde, was und wie viel ich gegessen habe und wie oft und wie intensiv ich tatsächlich Sport getrieben habe. Andernfalls lockt erneut der Selbstbetrug: Der monatlich gezahlte Mitgliedsbeitrag im Fitnessstudio wird unter »Sport machen« verbucht, die Salatbeilage zum Schnitzel mit Pommes muss als Alibi für eine ausgewogene Ernährung herhalten, der Zwischenstopp an der Burgerbude auf dem Rückweg von der Disco ist im Rausch der Nacht schnell vergessen. Eine gewissenhafte Überprüfung Ihrer vorher festgelegten Ziele hilft Ihnen auch dabei, ehrlicher zu sich selbst zu sein.

Nicht zuletzt gehört zur Kontrolle Ihrer Ziele auch eine Überprüfung ihrer Nachhaltigkeit. Das heißt, ob Ihre Ziele auch langfristig Bestand haben.

Du hast fast so viel abgenommen, wie ich wiege! - Jasmin Wagner

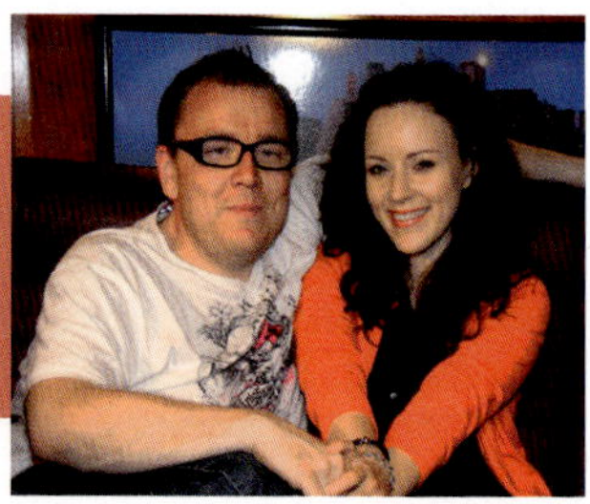

VIELE ANBIETER VON DIÄTEN UND KONZEPTEN ZUR GEWICHTSABNAHME VERNACHLÄSSIGEN DIESEN ASPEKT GERADEZU STRÄFLICH. MIT GUTEM GRUND, DENN SIE WISSEN GENAU, DASS IHRE ERFOLGE NUR VON KURZER DAUER SIND UND DIE VERLORENEN PFUNDE SO GUT WIE IMMER SCHNELL WIEDER ZURÜCKKEHREN – IM SCHLIMMSTEN FALL MIT VERSTÄRKUNG.

Geben Sie die Kontrolle also nicht so schnell aus der Hand, wenn Ihr Ziel erst einmal erreicht ist. Sie wissen doch: Wer sich einbildet, jemand zu sein, hat aufgehört, jemand zu werden.

Von einem Schritt zum nächsten

Zwischenziele

Gerade bei einem länger dauernden Prozess ist es sinnvoll, Zwischenziele zu formulieren. Sie geben Ihnen Auskunft darüber, wo Sie gerade stehen, und die nötige Bestätigung, dass Sie sich auf dem richtigen Weg befinden. Zudem sind die Etappen von einem Zwischenziel zum nächsten überschaubar. Dem großen Ganzen, das sonst so unerreichbar weit weg scheint, kann man sich mithilfe von Zwischenzielen in kleinen Schritten annähern. Und egal, wie lang ein Weg auch erscheinen mag, er beginnt immer mit dem ersten Schritt. Sie müssen ihn nur gehen.

ZUSAMMENFASSUNG - ZUSAMMENFASSUNG

Setzen Sie sich Ziele und formulieren Sie diese möglichst präzise. Ihre Ziele sollten realistisch und konkret sein. Zudem sollten Sie vorher festlegen, wie genau Sie überprüfen wollen, ob Sie Ihre Ziele erreicht haben. Denken Sie sich dazu Zwischenziele aus, die wiederum machbar, präzise und überprüfbar sind. Vergessen Sie aber bei alldem Ihre Träume nicht, denn sie sind wie die Sterne: Sie können sie nicht erreichen, aber Sie können sich an ihnen orientieren.

UND ICH?

Nach einem ereignisreichen Jahr ziehe ich Bilanz.

Und wie sieht es mit mir selber aus? Zu dem Zeitpunkt, zu dem ich die letzten Zeilen dieses Buches schreibe, habe ich bereits über 75 Kilogramm an Gewicht verloren. Das entspricht fast zehn Kisten Bier oder 300 Stücken Butter. Ich bin so gut in Form, wie ich es noch nie in meinem Leben gewesen bin, und ich fühle mich rundum wie neugeboren. Ich leide so gut wie nicht mehr unter Rückenschmerzen, und meine Beine sind wieder besser durchblutet.
Auch wenn ich noch nicht die Figur eines Topathleten habe, bin ich in einem Trainingszustand, von dem so mancher schlanke Mensch nur träumen kann. Es ist keine Untertreibung, wenn ich behaupte, meine Lebensqualität ist um ein Vielfaches gestiegen. Ich glaube, das ist etwas, auf das ich sehr stolz sein kann. Gleichzeitig bin ich glücklich und dankbar dafür, dass ich noch rechtzeitig die Kurve gekriegt und es geschafft habe, mein Leben erfolgreich umzustellen. Ich danke allen Menschen, die mir auf dem Weg dahin zur Seite gestanden haben.

Aber habe ich alle meine Ziele erreicht? Jein.

Mit meinem Trainer war ursprünglich vereinbart, dass ich innerhalb eines Jahres mindestens 30 Kilogramm abnehme. Das habe ich geschafft. Aber dann habe ich Blut geleckt: Auch die eigentlich mehr als Witz festgesetzte Grenze von 106,8 Kilogramm (die Frequenz von alsterradio) habe ich mittlerweile erreicht und hinter mir gelassen. Mein neues Ziel lautet, bis zum Sommer 2013 die magische 85-Kilogramm-Marke zu knacken.

Und ich bin sicher, dass mir auch das noch gelingen wird. Ich bin wirklich stolz auf das, was ich erreicht habe. Nicht im Traum hätte ich vor einem Jahr daran gedacht, dass dieses andere, neue Leben für mich möglich ist. Die Komplimente aus meinem Umfeld gehen runter wie Öl, aber vor allem ich selber gefalle mir wieder. Endlich schaue ich Fotos von mir gerne an. Und wenn ich in den Spiegel sehe, bin ich mit mir selbst im Reinen. Statt das Gefühl zu haben, ewig eingeschränkt zu sein, heißt es jetzt: Ich kann alles! Und Sie können das auch: Yes, you can!

Aber wenn ich ganz ehrlich bin, muss ich zugeben, dass die anfängliche Euphorie ein Stück verflogen ist. Ich denke, das ist völlig normal. Je mehr meine anfangs formulierten Ziele in greifbare Nähe gerückt sind, desto mehr haben sich sowohl meine Erwartungshaltung als auch meine Prioritäten verschoben. Andere Dinge sind in den Vordergrund getreten: Als ich mit dem Abnehmen anfing, wollte ich einfach nicht mehr dick sein. Erst vor Kurzem ist für mich der Gesundheitsaspekt wichtiger geworden. Daran hatte ich vorher einfach keinen Gedanken verschwendet. Aber ich merke mittlerweile, wie mir kleine und große körperliche Anstrengungen leichter von der Hand gehen, wie ich mehr Energie habe, wie meine Waden beim Sport nicht mehr krebsrot werden, weil die Durchblutung sich wieder verbessert hat. Vielleicht bringt es die Erfahrung der vergangenen Monate mit sich, dass ich verantwortungsbewusster mit mir selber umgehe. Aber wie ich bereits erwähnte: Wer sich einbildet, jemand zu sein, hat aufgehört, jemand zu werden. Man entwickelt sich ständig weiter und lernt Neues dazu. Hinter jedem erreichten Ziel wartet ein neues, das darauf wartet, in Angriff genommen zu werden. Ganz gleich, ob das mein Gewicht oder meine berufliche Laufbahn betrifft. Ich bin nicht mehr der gleiche Mensch, der ich noch vor einem Jahr war.

Sie können das auch: Yes you can!

Am Ziel deiner Wünsche wirst du jedenfalls eines vermissen: dein Wandern ans Ziel. (Marie von Ebner-Eschenbach)

Ich bin so viel mehr als nur mein Fett.

Man erfindet sich permanent neu. Am Anfang des Buches habe ich geschrieben, dass das Dicksein mich früh geprägt hat. Jetzt, da die Pfunde zum allergrößten Teil weg sind, muss ich für mich neu herausfinden, ob und wenn ja, welchen Anteil mein Fett tatsächlich an meiner Persönlichkeit hatte. Ich habe mich immer geweigert, Probleme und Misserfolge in meinem Leben auf meine Figur zu schieben. Rückblickend bin ich sehr froh darüber, denn nun stehe ich ohne diesen »Schutzschild« da. Ich habe auch diese alte Ausrede nicht mehr für die Dinge, die mir nicht gelingen.

Aber wird vielleicht andersherum ein Schuh daraus? Sicherlich habe ich mein loses Mundwerk auch gepflegt, um möglichen Anfeindungen wegen meines Gewichts offensiv und mit Humor begegnen zu können. Und vielleicht war es auch die typische Flucht nach vorne, wenn ich meine Kleidergröße Äquator über die Bühnen des Landes schob und den dicken Entertainer gab. Aber warum sollte ich, nur weil ich schlanker bin, auf einmal ein schlechterer Entertainer sein? Sind Dirk Bach, Cindy aus Marzahn, Ottfried Fischer oder Hella von Sinnen nur witzig, weil oder wenn sie dick sind? Ich bezweifle es und finde ein solches Denken auch sehr kurzsichtig, weil es die Person auf Oberflächlichkeiten reduziert. Wir sind mehr als die Summe unserer Einzelteile, und unser Gewicht ist nur ein Faktor unter vielen, auch wenn er viele andere Faktoren beeinflusst. Oder anders gesagt: Ich bin so viel mehr als nur mein Fett!

Jetzt könntest du glatt als Tarzan durchgehen.
- Alexander Klaws

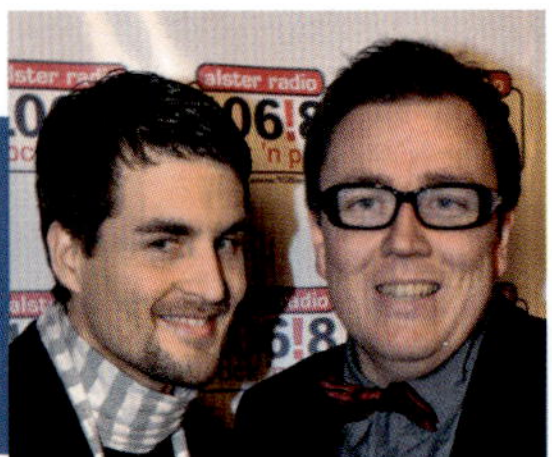

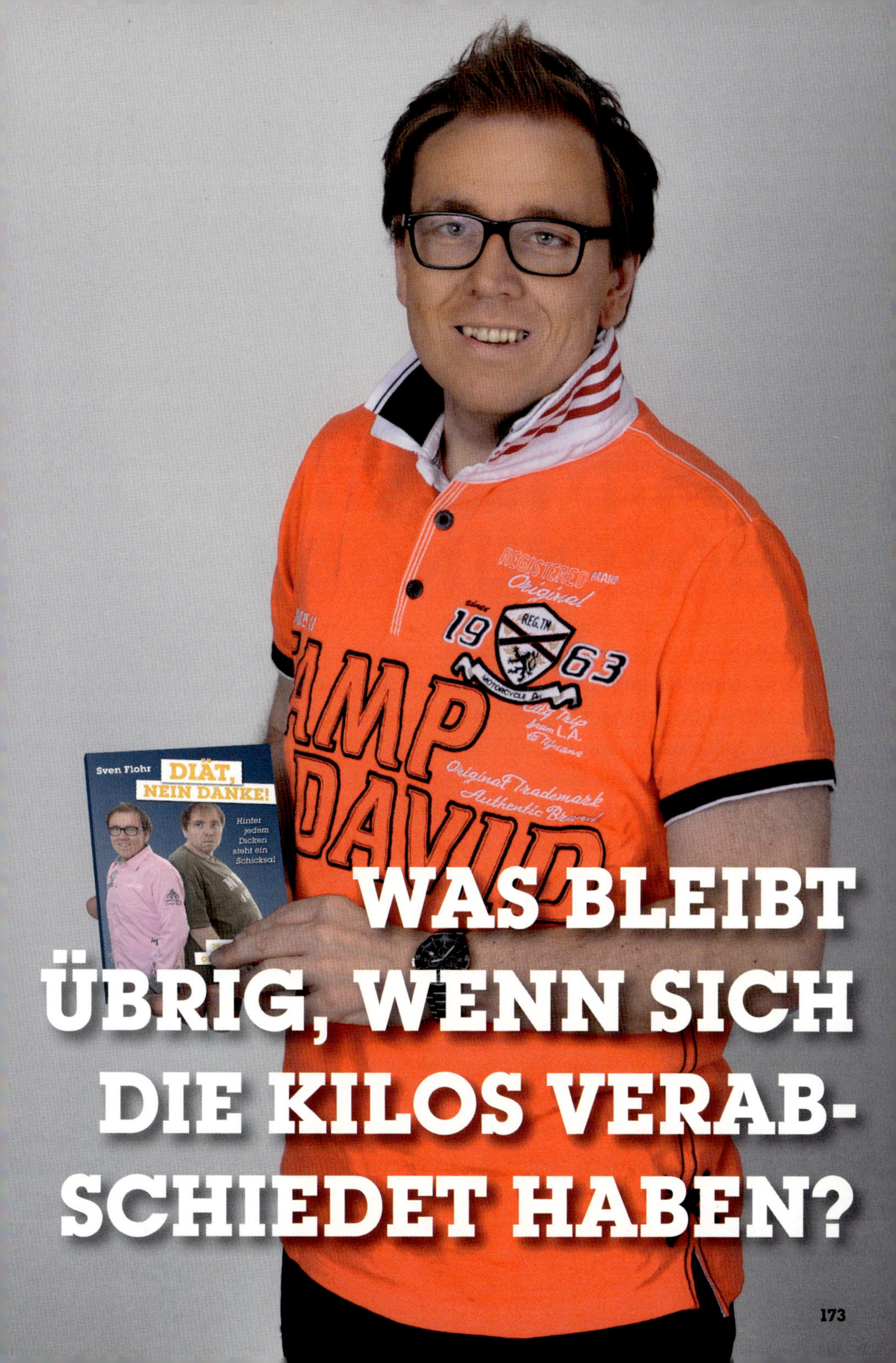

WAS BLEIBT ÜBRIG, WENN SICH DIE KILOS VERABSCHIEDET HABEN?

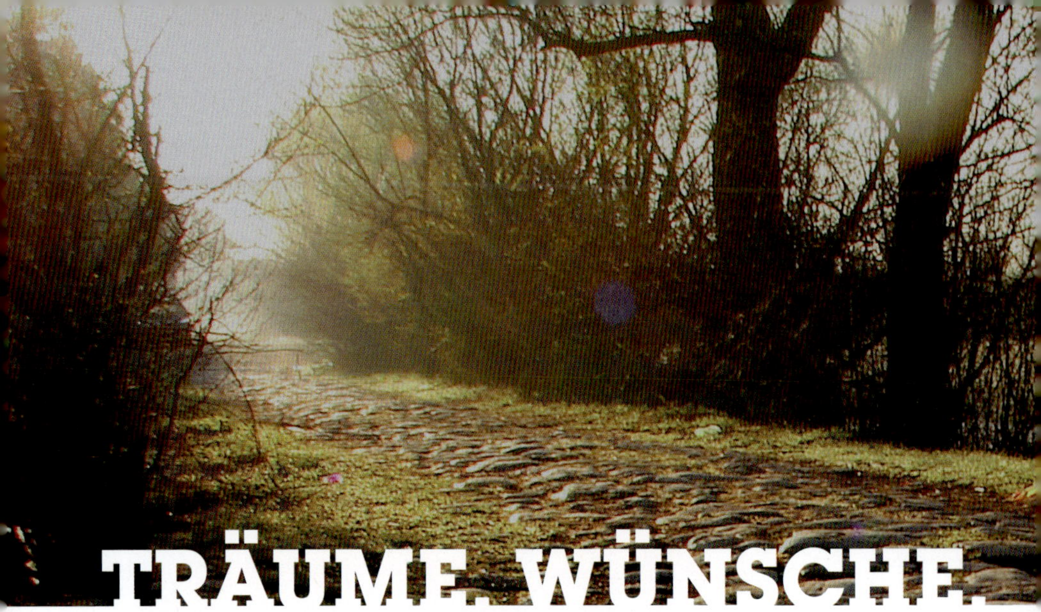

TRÄUME, WÜNSCHE, HOFFNUNGEN

Ich wäre voll und ganz zufrieden damit, wenn ich mein Gewicht dauerhaft im zweistelligen Bereich, also unter 100 Kilogramm, halten könnte. Für einen Mann mit meiner Körpergröße ist das bei einer etwas muskulösen Statur völlig okay. Um dieses Ziel zu erreichen, werde ich allerdings permanent daran arbeiten müssen. Aber das ist es mir wert, jetzt, da ich die andere Seite kennen gelernt habe. Ich will nie wieder dorthin zurück, wo meine Reise ihren Anfang genommen hat, zurück zu Atemnot, Schweißausbrüchen, Rückenschmerzen, Scham und Unwohlsein.

Rückblickend finde ich schon, man kann zumindest umgangssprachlich von einer Krankheit oder einer Sucht sprechen, die ich überwunden habe. Habe ich Angst davor, rückfällig zu werden? Nicht wirklich! Dadurch, dass ich nie absoluten Verzicht üben musste, kann ich mir auch weiterhin etwas gönnen und es dann auch bewusst genießen, oder auch sagen: Nein danke, ich brauche das nicht (mehr). Frei nach dem Motto: zulassen, loslassen, weglassen.

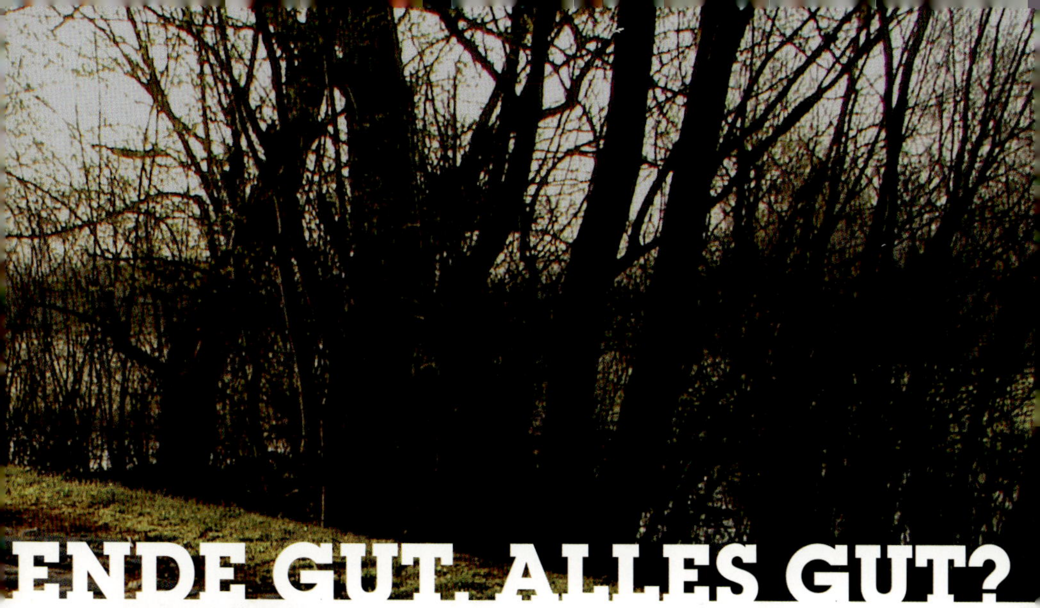

ENDE GUT, ALLES GUT? FAST …

Ich denke, dass ich mittlerweile auf einem guten Weg bin. Ein paarmal bin ich wahrscheinlich falsch abgebogen oder musste feststellen, dass die vermeintliche Abkürzung in Wahrheit ein riesiger Umweg war. Die entscheidende Kurve habe ich aber rechtzeitig gekriegt. Es war sicherlich nicht immer ein leichter Weg, aber ich bin fest davon überzeugt, dass Sie ihn genauso gut gehen können wie ich. Ich hoffe, dieses Buch hilft Ihnen dabei, einige der Umwege und Stolpersteine zu meiden, die ich dabei mitgenommen habe. Nur eine Sache kann ich Ihnen nicht abnehmen: Den ersten Schritt müssen Sie selber gehen.

Wege entstehen dadurch, dass man sie geht. (Franz Kafka)

Noch einen Schritt weiter gedacht: Noch habe ich keine Kinder. Aber sollte es eines Tages so weit sein, hoffe ich, dass die Welt bis dahin etwas weiter ist als heute, damit den folgenden Generationen ein ähnlich beschwerlicher (und in Hinsicht auf die vielen unwirksamen Diäten wirklich sinnloser) Leidensweg erspart bleibt.

In den USA gehen die Gesundheitsforscher davon aus, dass bis mindestens zum Jahr 2050 die Zahl der fettleibigen Menschen weiter zunehmen wird. Da wir Deutschen unseren Freunden hinter dem großen Teich meistens ein paar Jahre hinterherhängen, was Trends angeht, darf man gespannt sein. Das dickste Volk in Europa sind wir schon jetzt. Angesichts dieser Entwicklung hoffe ich inständig, dass die neuen Erkenntnisse endlich die überholten Halbwahrheiten und Mythen rund ums Abnehmen ablösen.

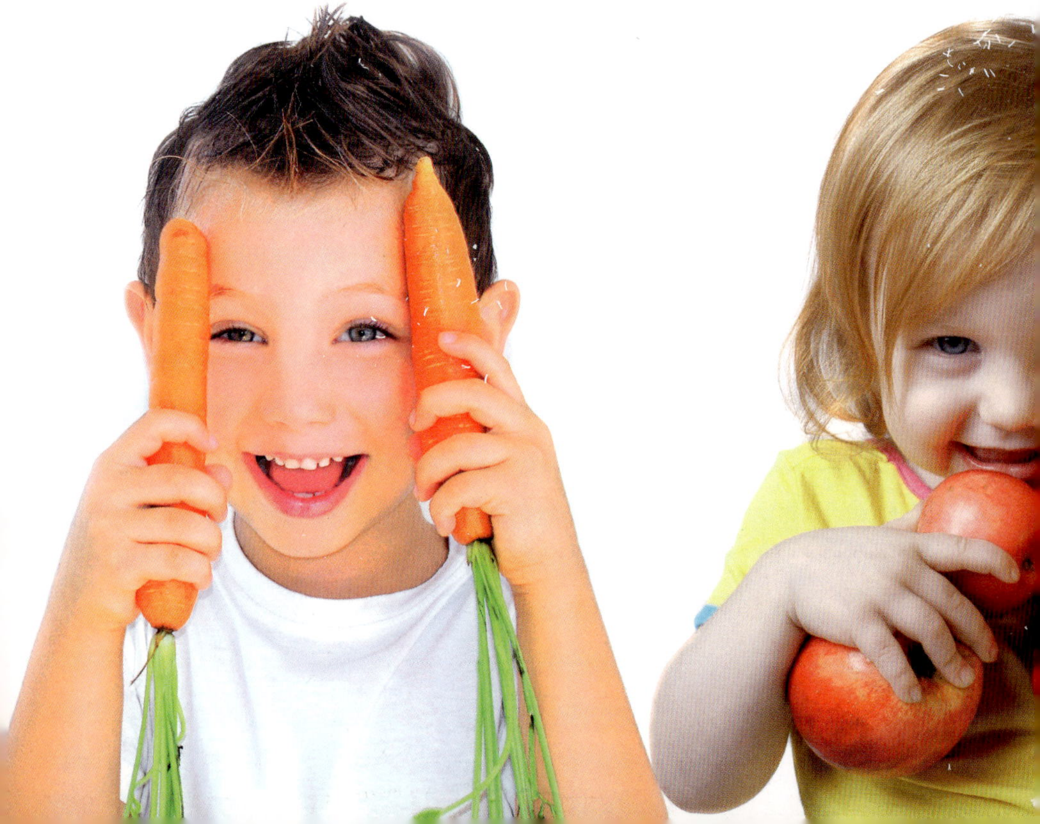

JEMAND AN DIE KINDER DENKEN?

Wie bei den meisten Dingen im Leben sollte man vielleicht von klein auf damit anfangen. Viele Schulen haben das Problem zumindest in Teilen erfasst und thematisieren gesunde Ernährung bereits im Grundschulalter. Dass die Lehrerinnen und Lehrer wieder eine Sache mehr in den Stundenplan aufnehmen müssen, die eigentlich die Eltern leisten müssten, ist wiederum ein Thema für sich. Tatsache ist aber, dass viele Kinder von zu Hause wenig bis gar kein Wissen um gesunde Ernährung mit auf den Weg bekommen. Die Milch kommt eben aus dem Supermarkt, und wenn die Werbung eine Kalorienbombe als gesunden Snack für Zwischendurch anpreist, wird das schon stimmen.
Da verwundert es auch nicht weiter, wenn sich in Zukunft Begebenheiten wie die folgende häufen sollten. Sie ist angeblich einer NEON-Leserin widerfahren: An der Supermarktkasse zeigt ein kleines Mädchen auf den Kohlrabi, den die Leserin gerade auf das Laufband gelegt hat, und fragt ihre Mutter: »Mami, was ist das da?« Die Mutter antwortet: »Keine Ahnung, wie das heißt, aber das kaufen eh nur Öko-Tussis.«

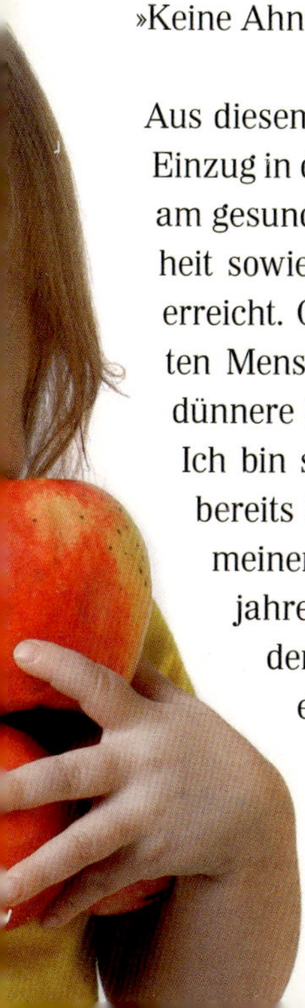

Aus diesem Grund bin ich unbedingt dafür, dass gesunde Ernährung Einzug in deutsche Lehrpläne hält. Wenn den Kindern präventiv Spaß am gesunden Essen und Bewegung, Wissen über die eigene Gesundheit sowie ein positives Selbstbild vermittelt wird, wäre schon viel erreicht. Gleichzeitig sollte man Kindern im Rahmen eines toleranten Menschenbildes früh klarmachen, dass es immer dickere und dünnere Menschen geben wird, und das Dicksein entstigmatisieren. Ich bin sicher, dass auf diese Weise viele Fälle von Essstörungen bereits im Keim erstickt werden könnten. Das wäre nicht nur aus meiner persönlichen Sicht wünschenswert, dass das jedem das jahrelange Herumplagen mit den Pfunden ersparen würde, sondern auch aus volkswirtschaftlicher Sicht im Hinblick auf die explodierenden Kosten im Gesundheitssystem. Da ist die Politik gefragt, aber das ist nicht meine Baustelle (obwohl, man soll ja niemals nie sagen!).

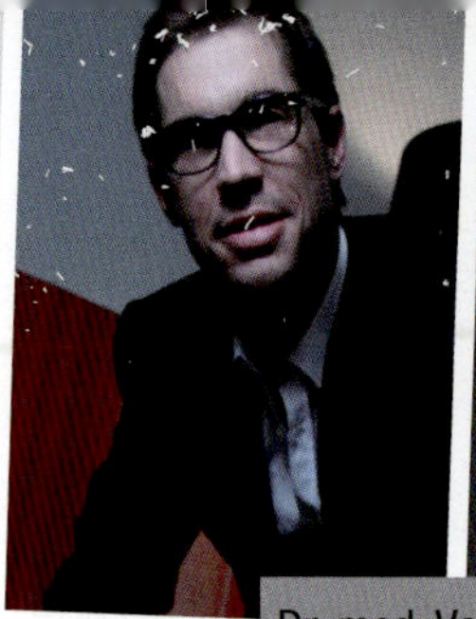

Dr. med. Volker Rippmann

EINE LETZTE AN MEINE

Bliebe noch eine letzte Sache zu sagen, die ich nicht unter den Teppich kehren möchte. Nennen wir es die »Physik des Abnehmens«: Auch wenn es für viele Menschen keinen besonders erstrebenswerten Zustand darstellt, aber selbst ein praller Bierbauch kann irgendwo noch »formschön« sein. Zumindest kann man sich darauf einigen, dass auch »rund« eine Form ist. Wer jetzt aber eine größere Menge an Gewicht abnimmt, muss mit ansehen, wie aus der ehemaligen Wohlstandskugel langsam aber sicher eine unförmige, hängende Fettschürze wird. Das liegt in der Natur der Sache. Die Haut wurde über Jahre hinweg immer weiter gedehnt. Nun fordert die Schwerkraft ihren Tribut. Auch mit Sport kann man dem nur bedingt entgegenarbeiten, wegtrainieren lassen sich solche Hautfalten leider nicht. Je höher die Differenz zwischen Ausgangsgewicht und neuem Gewicht ist, desto großflächiger fallen diese Hautlappen logischerweise aus. Aus eigener Erfahrung kann ich berichten, dass die hängenden Überreste meiner Wampe beim Laufen eine echte Behinderung darstellen. Oder besser gesagt: darstellten. Denn ich habe mich dazu entschlossen, mich von meiner allzu anhänglichen Begleitung zu trennen – aus ästhetischen, medizinischen wie aus praktischen Gründen. Ich kann nicht sagen, dass ich übermäßig stolz auf diesen Schritt bin. Von unnötigen medizinischen Eingriffen halte ich gar nichts. Glauben Sie mir, ich habe intensiv über eine Magenverkleinerung nachgedacht. Bei aller Verlockung auf schnelle Erfolge habe ich aber bewusst die Finger davon gelassen. Ich rate auch weiterhin jedem dicken Menschen davon ab, solange es nicht die Ultima Ratio ist und alle anderen Bemühungen vergeblich waren. Ich glaube, bis auf wenige Extremfälle liegt der Schlüssel zum Erfolg in einem selbst. Vielleicht werden einige von Ihnen jetzt sagen, so eine OP sei teuer, überflüssig oder sogar eine Form von Verstümmelung.

»ERINNERUNG« FETTEN JAHRE...

Diese Einwände kann ich nachvollziehen, aber ich sehe es aus einem anderen Blickwinkel: DASS ICH MICH MEIN LEBEN LANG SO SEHR GEHEN LIESS, DAS GRENZTE AN SELBSTVERSTÜMMELUNG. Aber ich habe es erfolgreich geschafft, meinem Speck zu Leibe zu rücken. Er war zwar ein Teil von mir, aber es war an der Zeit für ihn zu gehen. Mit der OP ist diese Trennung endgültig vollzogen, ich habe einen Schlussstrich unter dieses Kapitel meines Lebens gesetzt und ich habe endgültig mein Fett weggekriegt.

Gerade in letzter Zeit gab es wieder Berichte über missglückte und sogar tödlich verlaufene Schönheits-OPs. Das hat mich nicht abgeschreckt, denn ich habe mich sehr intensiv um einen Arzt bemüht, dem ich voll vertrauen kann. Bei meiner Suche durfte ich feststellen, dass es einige Tuningdocs gibt, die eine Operation so nebenher zwischen Frühstück und Gänsebraten anbieten. Ein anderer medizinischer Kollege sprach von einem massiven Eingriff mit anschließender Bettruhe über mindestens sechs Wochen. Das führte zunächst zu einer massiven Verunsicherung bei mir. Solchen Doktoren und Ärzten wollte ich mich nicht anvertrauen.

Schließlich bekam ich von einer sehr besorgten Freundin einen Tipp, der sich für mich als Glücksgriff erwies. So kam es dazu, dass Dr. med. Volker Rippmann in mein Leben trat. Schnell bekam ich einen Termin in seiner neuen Metropolitan Klinik in Berlin. Und ich fuhr erwartungsvoll in die Hauptstadt.

Dr. Rippmann nahm sich viel Zeit für mich, klärte mich sachlich über die Risiken und Chancen auf, zeigte mir anhand von Zeichnungen, was er vorhatte. Beeindruckend fand ich, dass er klarstellte, dass er bestimmte Operationen auch für Geld nicht machen würde. Das hat mir imponiert. Nachdem ich mich für die Operation entschieden hatte, behandelte er mich als aufgeklärten Kunden und gab mir durch seine präzise und unaufgeregte Art Sicherheit. Vor allem: Dr. Rippmann hatte diese Operation schon viele Male durchgeführt. Falls etwas passieren sollte, wusste er, wie er zu reagieren hatte.

Ich hatte Respekt vor der Operation. Schön war deshalb für mich, dass ich die OP nicht in einem typischen Krankenhaus machen ließ, sondern in der Privatklinik von Dr. Rippmann. Ich fühlte mich eher wie in einem Hotel: schöne Farben, nette Leute, keine weißen Kittel, kein Geruch nach Putzmittel auf Linoleum. Weniger schön war, dass meine Krankenkasse sich mit keinem Euro an den Kosten beteiligte, obwohl ich nachweislich körperlich und hygienisch durch den Bauchlappen beeinträchtigt war. Aber das blieb für mich eine Notiz am Rande. Ich wollte endlich einen Abschluss meines alten Lebens finden.

Martin Fletcher bereitete mich natürlich seelisch auf den Eingriff vor. Er suggerierte mir, ich könne mich ruhig auf die Operation einlassen, mein Körper würde damit weiter zur Ruhe kommen. Das passierte schon auf dem OP-Tisch. »Herr Flohr, ich schicke Sie jetzt in den Schlaf«, meinte der Narkosearzt. »Gute Nacht und auf Wiedersehen.« Und zack! war ich weg. Einen Wimpernschlag danach kam ich im Aufwachzimmer wieder zu mir.

Dr. Rippmann kam mit der Nachricht: »Es ist alles tadellos verlaufen. Ich bin hochzufrieden mit dem Eingriff.« Ich antwortete, noch von der Narkose ein wenig benommen: »Ich will tanzen. Ich muss los auf die Bühne!« Nach einer Stunde war ich wieder einigermaßen klar. Ein wenig zwickte es, das war alles. Ich hatte gedacht, dass mir nach dem Eingriff etwa zwei Kilogramm fehlen würden. 5,4 Kilo sind es geworden! Umgerechnet 22 Stück Butter habe ich mit der OP verloren.

Nach der OP bekam ich über das Narbenpflaster ein Mieder und eine eng sitzende Bauchkompresse umgebunden. Ich fühlte mich eingeschnürt wie Kaiserin Sissi. Aber da ich in den nächsten zwei, drei Tagen nicht vorhatte, meine heißgeliebten Sit-ups zu machen, nahm ich das mit Freude hin.

Schon wenige Stunden nach der OP verlor das Etablissement seinen gemütlichen Hotelcharme. Ich wurde hochgescheucht. Das sei gut gegen Thrombose, wurde mir erklärt. Mir war noch ein wenig schwindelig

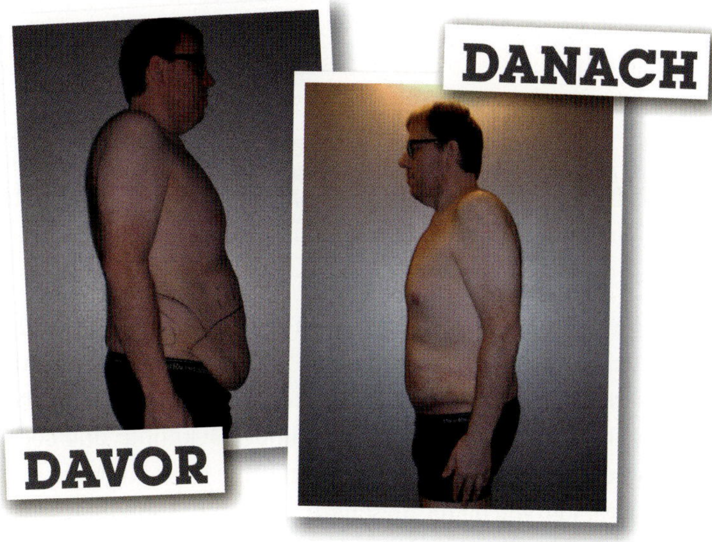

bei den ersten Aufstehversuchen, aber das gab sich bald. Die Grundfunktionen wie Gehen und Stuhlgang waren schnell wiederhergestellt. Herrlich. Schon am nächsten Tag wurde ich aus der Klinik entlassen und zog ins benachbarte Hotel, um für die Nachuntersuchungen verfügbar zu sein.

Sechs Wochen etwas Schonung, kein Sport. Es war weniger der Schmerz der mich belastete, als vielmehr die Gewissheit, zu Hause zu sein und nichts wirklich reißen zu können. Die verordnete Zwangsruhe ist natürlich für einen Menschen wie mich, der stets und ständig unter Strom steht, schlimmer als jeder Schmerz.

Aber schon zwei Wochen nach der OP fing ich sachte wieder mit meiner Arbeit an. Ich hatte Schlimmeres erwartet.

Aber was viel wichtiger war: Mit dem körperlichen Ballast war auch der seelische Ballast weg. Genau das, was ich erreichen wollte! Abschluss. Ruhe. Und nach etlichen Jahren wieder ein freier Blick auf meine unteren Gliedmaßen.

Es war genau die richtige Entscheidung. Für mich. Aber meine Botschaft an Sie, geneigter Leser, lautet: Lassen Sie es gar nicht erst so weit kommen. Ansätze dazu finden sich hier im Buch. Wer darüber hinaus konkrete und persönliche Hilfe möchte, der möge bitte weiterlesen.

DIE IDEE: DAS TRAININGS-SEMINAR

Wie so vieles in meinem Leben fing es auch dieses Mal mit einer verrückten Idee an: Von meinen Hörern, die meinen Abnehmprozess verfolgt hatten, gab es reichlich positives Feedback. Hinzu kam eine Reihe von Anfragen durch Freunde, Bekannte und sogar wildfremde Menschen über soziale Netzwerke, die stets ähnlich klangen: »Mensch Flohr, toll, wie du das geschafft hast! Kannst du mir nicht auch ein paar Tipps geben?« Genau diese Frage konnte ich nicht mehr hören, obwohl ich stets gern und ausführlich jedem meine Geschichte erzählte. Und deshalb: Jetzt seid ihr dran, oder wie der Hamburger sagt: »Und nu kommst du.«
So entstand die Idee, dass 20 Hörer von alster radio 106!8 mich bei meinem Endspurt begleiten würden und gemeinsam mit professioneller Unterstützung meines Teams innerhalb eines Monats 100 kg abspecken sollten. Es wurden letzten Endes sogar 109 kg daraus – eine beachtliche Leistung, wie ich finde, und der beste Beweis, dass das Konzept nicht nur für mich, sondern auch für andere Menschen erfolgreich ist.

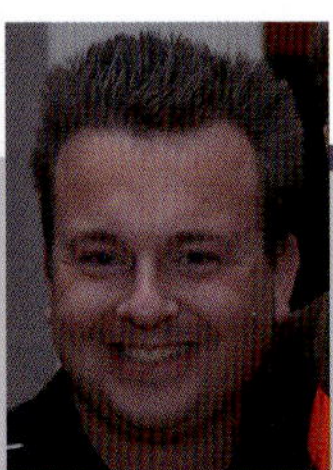

Steffen Bachmann:
„Ich bin begeistert, 4 kg Fett weg in der Weihnachtszeit. Das Konzept hat mich überzeugt. Ich bleibe dran."

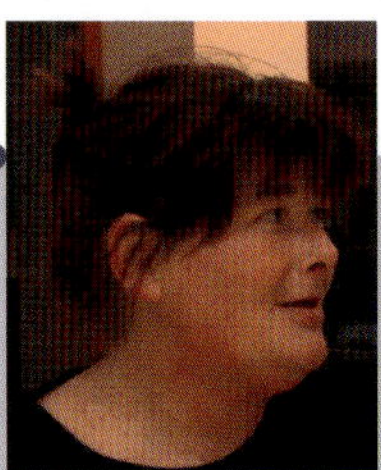

Inga Thomas:
„Das ist der helle Wahnsinn, bei Redaktionsschluss nach vier Monaten 23 kg einfach weg. Das neue Konzept bestimmt mein Leben und dabei bin ich noch ganz entspannt. Unglaublich."

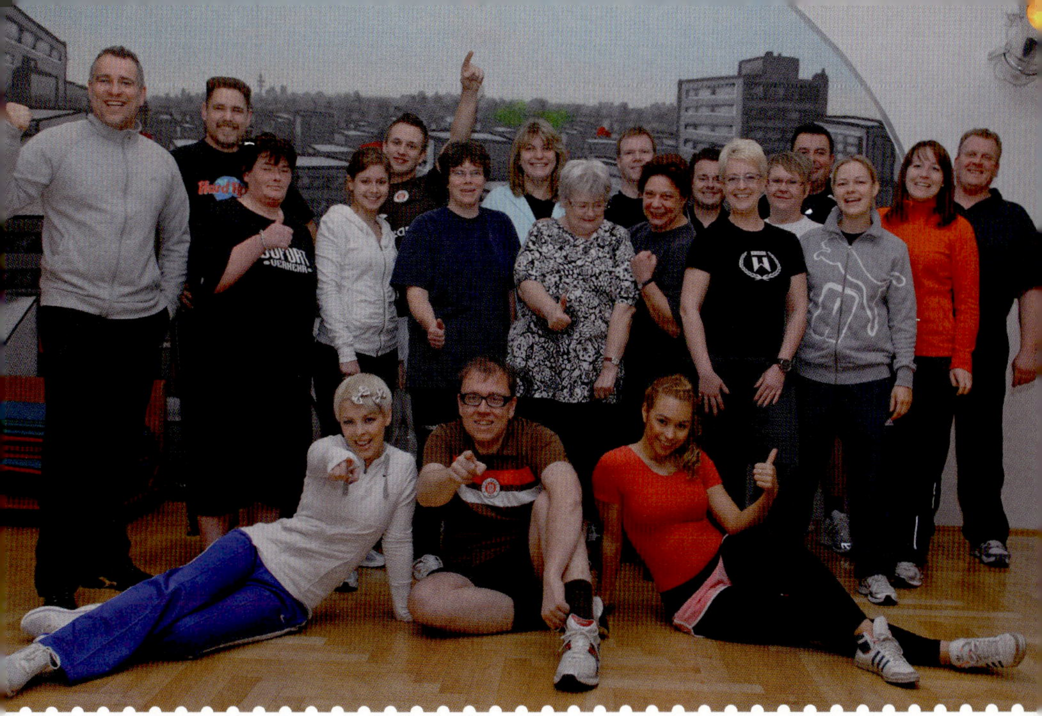

Auch auf diese Aktion folgte wieder ein derart großes Echo, dass Tim Tuchel, Martin Fletcher und ich zu dem Schluss gekommen sind, dass man daraus noch mehr machen sollte. Dass wir noch mehr Menschen dabei helfen können, ihr Leben erfolgreich umzustellen und dauerhaft abzunehmen. Ganz egal, ob 5 oder 50 Kilo. Dazu sind wir bereit.

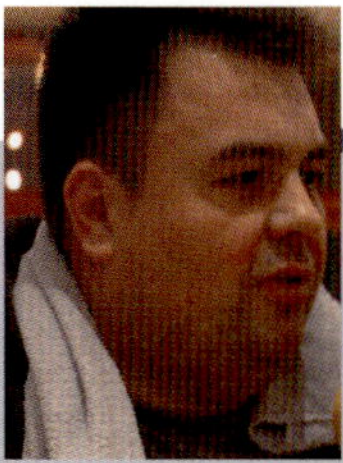

Marc Rothenstein:
„Durch das gezielte Rückentraining bin ich das erste Mal seit Jahren wieder beschwerdefrei. Zu meiner erfolgreichen Ernährungsumstellung hat Hypnose einen wesentlichen Beitrag geleistet."

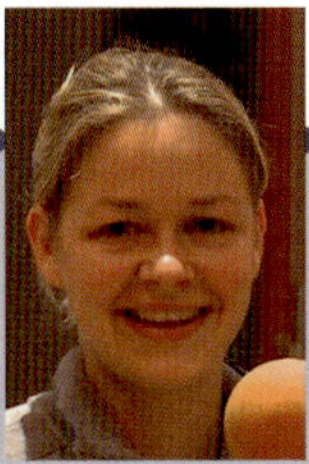

Jennifer Dettmann:
„Hypnose hat mich noch stärker gemacht, sie hilft mir bei der Umsetzung meiner anspruchsvollen Ziele."

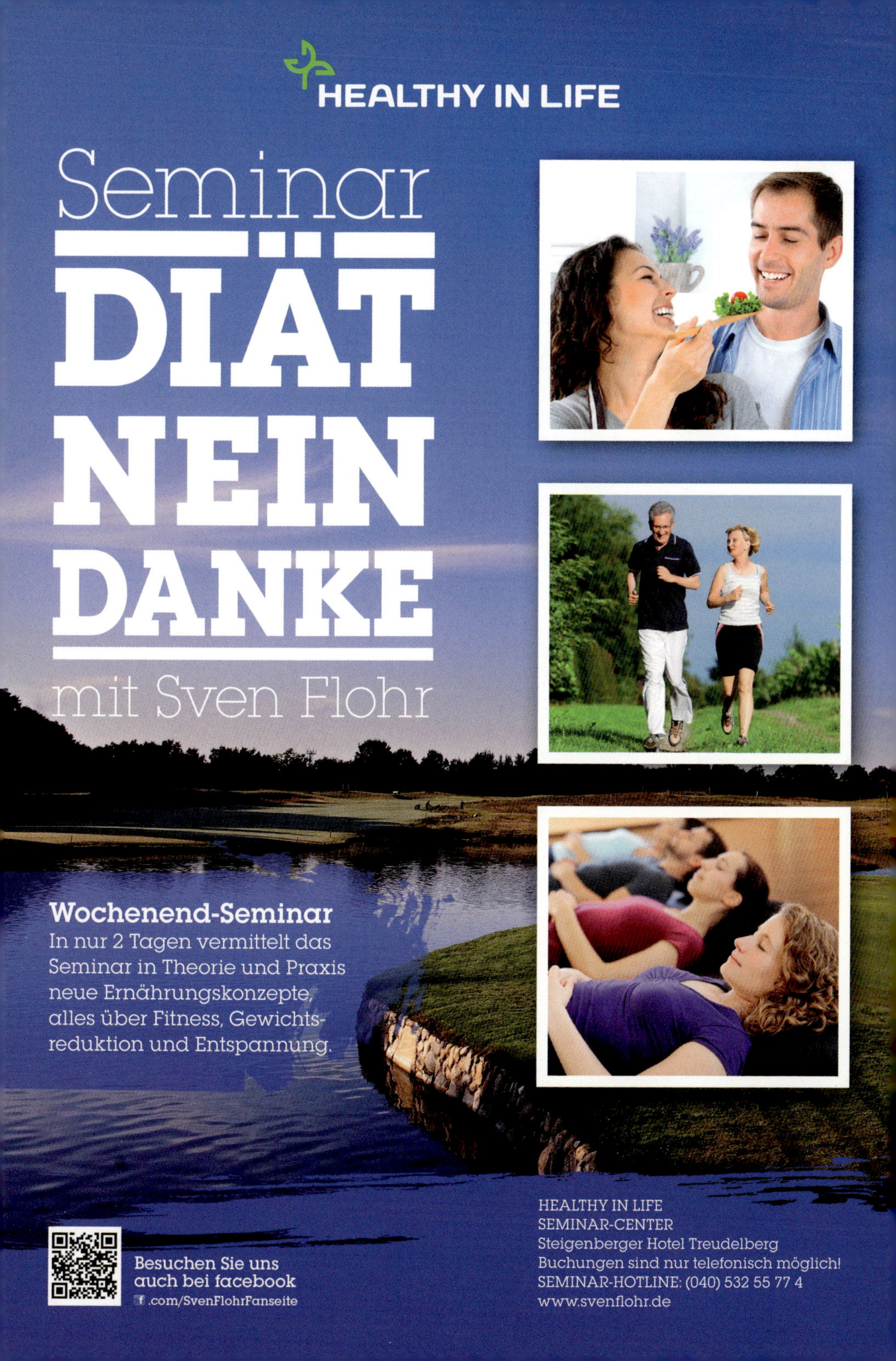
HEALTHY IN LIFE
Seminar
DIÄT
NEIN
DANKE
mit Sven Flohr
Wochenend-Seminar
In nur 2 Tagen vermittelt das Seminar in Theorie und Praxis neue Ernährungskonzepte, alles über Fitness, Gewichtsreduktion und Entspannung.
Besuchen Sie uns auch bei facebook
.com/SvenFlohrFanseite
HEALTHY IN LIFE
SEMINAR-CENTER
Steigenberger Hotel Treudelberg
Buchungen sind nur telefonisch möglich!
SEMINAR-HOTLINE: (040) 532 55 77 4
www.svenflohr.de

MERCI, CHÉRIE!

Kommen wir zum für mich wohl schwierigsten Teil des Buches. Schwierig nur, weil ich jetzt Angst habe, ich könnte jemanden vergessen, der es verdient hat, hier erwähnt zu werden. Daher schon jetzt dafür ein großes »Entschuldigung«, wenn es passiert.

Ich will die letzten Zeilen nutzen, um mich bei einigen Menschen zu bedanken, die maßgeblich an der Entstehung und Umsetzung dieses Projekts beteiligt waren. Für mich selbst bedeutet dieses Buch mehr als nur ein paar bunte Zeilen auf weißem Papier. Ich habe vielmehr ein Stück meines Lebens aufgearbeitet, und dafür bin ich dankbar.
Danke an all diejenigen, die eine Rolle im Buch spielen, ohne euch hätte ich nicht so viel zu erzählen gehabt. Dank geht an Tim Tuchel und Martin Fletcher für meinen neuen Lebensabschnitt. Auch Enzo und Mirka aus dem italienischen Restaurant meines Vertrauens sei Dank gesagt, da ich zu jeder Zeit ernährungsbewusst bekocht wurde. Danke an meine Familie und Freunde, die mich auf meinem nicht immer leichten Weg begleitet haben, und ich weiß, dass ich nicht immer einfach zu nehmen bin!
Wo wir gerade beim Thema »Nehmen« sind: Danke an Herrn Dr. Volker Rippmann, denn er hat professionell ein Stück von mir genommen, das nicht mehr zu mir passte. Danke an ihn und sein Team für die sehr gut gelungene Operation.
Zu guter Letzt danke ich einem Menschen von ganzen Herzen, ohne den ich weder das Buch hätte schreiben können noch überhaupt meinen Weg so hätte gehen können, wie ich ihn beruflich und persönlich gegangen bin. Nur durch die wirklich tolle Unterstützung und das mir entgegengebrachte Vertrauen von Ulrich Bunsmann war dies möglich. Danke dafür.

Bevor ich es jetzt doch noch vergesse: Ich danke Ihnen dafür, dass Sie sich Zeit genommen haben und mein Buch gelesen haben. Ich hoffe, Ihnen auf Ihrem Weg zur Seite stehen zu können, und dass eines Tages vielleicht auch Sie Danke sagen können!

Bildnachweise:

Fotoatelier Dedic Titel, 8, 81, 102/103, 105, 125, 173, 183
Robert Fels (fotogether) 136
Sven Flohr Privatarchiv
Fotolia
Kai Kölln 168
mg design GmbH
Jack`Tin 40, 71, 72, 77, 78, 82, 83, 85, 86, 87, 89, 92/93, 96, 97, 98, 99, 100, 101, 104, 107, 121, 124, 126, 127, 129, 131, 133, 138, 140, 143, 145, 154/155, 164

Haftungsausschluss:

Der Inhalt dieses Buches wurde vom Autor sorgsam erarbeitet, dennoch erfolgen alle Angaben, Hinweise und Empfehlungen ohne Gewähr. Weder der Autor noch der Verlag können für entstandene Schäden oder Nachteile eine Haftung übernehmen.